全国中医药行业高等教育"十四五"规划教材
全国高等中医药院校规划教材（第十一版）配套用书

病理学习题集

（供中医学、针灸推拿学、中医骨伤科学、
中西医临床医学、护理学等专业用）

主　编　刘春英（辽宁中医药大学）
　　　　高维娟（河北中医学院）
副主编　（按姓氏笔画排序）
　　　　王娅兰（重庆医科大学）
　　　　杜月光（浙江中医药大学）
　　　　李瑞琴（河南中医药大学）
　　　　何彦丽（广州中医药大学）
　　　　应小平（陕西中医药大学）
　　　　张锡流（广西中医药大学）

中国中医药出版社
·北京·

图书在版编目（CIP）数据

病理学习题集 / 刘春英，高维娟主编 .—3 版 .—
北京：中国中医药出版社，2021.11（2025.5 重印）
全国中医药行业高等教育"十四五"规划教材配套用书

ISBN 978-7-5132-7171-4

Ⅰ.①病…　Ⅱ.①刘…　②高…　Ⅲ.①病理学—中医
学院—习题集　Ⅳ.① R36-44

中国版本图书馆 CIP 数据核字（2021）第 187974 号

中国中医药出版社出版

北京经济技术开发区科创十三街 31 号院二区 8 号楼
邮政编码　100176
传真　010-64405721
廊坊市祥丰印刷有限公司印刷
各地新华书店经销

开本 787×1092　1/16　印张 23　字数 502 千字
2021 年 11 月第 3 版　2025 年 5 月第 3 次印刷
书号　ISBN 978-7-5132-7171-4

定价　89.00 元
网址　www.cptcm.com

服务热线　010-64405510　　微信服务号　zgzyycbs
购书热线　010-89535836　　微商城网址　https://kdt.im/LIdUGr
维权打假　010-64405753　　天猫旗舰店网址　https://zgzyycbs.tmall.com

如有印装质量问题请与本社出版部联系（010-64405510）
版权专有　侵权必究

全国中医药行业高等教育"十四五"规划教材
全国高等中医药院校规划教材（第十一版） 配套用书

《病理学习题集》编委会

主　编　刘春英（辽宁中医药大学）
　　　　　高维娟（河北中医学院）
副主编　（按姓氏笔画排列）
　　　　　王娅兰（重庆医科大学）
　　　　　杜月光（浙江中医药大学）
　　　　　李瑞琴（河南中医药大学）
　　　　　何彦丽（广州中医药大学）
　　　　　应小平（陕西中医药大学）
　　　　　张锡流（广西中医药大学）
编　委　（按姓氏笔画排列）
　　　　　石　磊（滨州医学院）
　　　　　石安华（云南中医药大学）
　　　　　白美玲（河北北方学院）
　　　　　刘　杨（山西中医药大学）
　　　　　齐洁敏（承德医学院）
　　　　　李姝玉（北京中医药大学）
　　　　　李素云（上海中医药大学）
　　　　　李能莲（甘肃中医药大学）
　　　　　杨　婧（黑龙江中医药大学）
　　　　　张宏颖（大连医科大学）
　　　　　张国民（湖南中医药大学）
　　　　　陈昱江（贵州中医药大学）
　　　　　林信富（福建中医药大学）
　　　　　苑光军（黑龙江中医药大学佳木斯学院）
　　　　　周晓红（河北中医学院）
　　　　　施　旻（江西中医药大学）
　　　　　夏　雷（山东中医药大学）
　　　　　郭军鹏（长春中医药大学）
　　　　　郭茂娟（天津中医药大学）
　　　　　高　原（辽宁中医药大学）
　　　　　龚道银（成都中医药大学）
　　　　　熊　凡（湖北中医药大学）
　　　　　戴建国（南京中医药大学）

编写说明

病理学是研究疾病发生发展和转归、阐明疾病本质的医学基础学科，是联系基础医学与临床医学极为重要的桥梁课程。因此，病理学为中医药教育的一门主干课程，是中医药院校各专业学生的必修课。

《病理学习题集》是全国中医药行业高等教育"十四五"规划教材、全国高等中医药院校规划教材（第十一版）《病理学》的配套教材，是在全国中医药行业高等教育"十二五"规划教材、全国高等中医药院校规划教材配套教学用书《病理学习题集》（第二版）的基础上，由《病理学》（第十一版）编委会成员修订编写而成，是高等中医药院校本科生、研究生、临床医师及医药工作者学习病理学的参考书。

本习题集所命习题范围与现行全国高等中医药院校本科教学大纲一致，覆盖教材全部知识点。内容编排与相应教材的章、节一致，方便学生同步练习，也便于与教材配套复习。全书共26章，各章题型分两类：第一类为选择题，包括A型题（最佳选择题，即五个备选答案只有一项是最佳选择）、B型题（配伍题）、X型题（多选题）；第二类为非选择题，包括名词解释、填空题、问答题、病例分析题。每章题后列有参考答案，供学生做题后核对。

命题工作是一项科学性、规范性要求很高的工作，随着教材和教学内容的不断更新与发展，恳请各高等中医药院校师生在使用本习题集时，提出宝贵的修改意见，使本习题集得以不断完善，更好地适应教学及各类考试需要。

刘春英　高维娟
2021 年 7 月

目 录

绪 论 ▷▷▷▷

一、选择题

(一)A型题

1.病理学是研究

A.疾病的病因、发病机制、病理变化、结局和转归的医学基础学科

B.疾病的病因的医学基础学科

C.疾病发病机制的医学基础学科

D.疾病病理变化的医学基础学科

E.疾病结局和转归的医学基础学科

2.病理解剖学着重研究

A.患病机体的形态结构变化

B.疾病的病因

C.疾病发病机制

D.疾病的结局

E.疾病的转归

3.病理生理学着重研究

A.患病机体的功能、代谢变化和发病机制

B.疾病的病因

C.疾病的形态结构变化

D.疾病的结局

E.疾病的转归

二、非选择题

(一)名词解释

1.活体组织检查　　　　　　　2.动物实验

(二)填空题

1.人体形态学研究方法包括____①____、____②____、细胞学检查。

2.实验病理学研究方法包括____①____、____②____。

参考答案

一、选择题

(一)A 型题

1.A　　2.A　　3.A

二、非选择题

(一)名词解释

1.简称活检,即用局部切除、钳取、穿刺等方法,从患者活体获取病变组织进行病理检查,是确定诊断,尤其是良、恶性肿瘤诊断的重要方法。

2.是在动物身上复制某些人类疾病的模型,研究疾病的病因、发病机制以及药物或其他因素对疾病的疗效和影响等,这对于研究人类疾病有着非常重要的意义。

(二)填空题

1.①尸体剖检　②活体组织检查

2.①动物实验　②组织与细胞培养

第一章 细胞和组织的适应、损伤与修复 ▷▷▷▷

一、选择题

(一)A 型题

1.下列哪一种细胞损伤后最易获得完全再生

    A.肝细胞   B.皮脂腺细胞   C.肾小管上皮细胞

    D.表皮细胞   E.平滑肌细胞

2.全身营养不良时,首先发生萎缩的组织或器官是

    A.肌肉组织   B.脂肪组织   C.肝、肾

    D.脑   E.心肌

3.细胞水肿时,细胞质内的细小颗粒是

    A.脱落的核糖体   B.扩张的高尔基体   C.扩张的溶酶体

    D.肿胀的线粒体和内质网   E.凝固的蛋白质

4.与坏死组织溶解有密切关系的细胞器是

    A.溶酶体   B.线粒体   C.内质网

    D.核糖体   E.高尔基复合体

5.关于萎缩,下述哪项是错误的

    A.细胞内线粒体数量减少   B.间质有增生

    C.血液供应不足可致萎缩   D.实质细胞数目减少

    E.只要是器官、组织或细胞的体积缩小就是萎缩

6.关于水样变性,下述哪项是错误的

    A.细胞肿大,胞质内有细小颗粒

    B.胞质可清亮呈空泡状

    C.内质网明显扩张呈囊泡状

    D.线粒体不肿大

    E.严重时可导致细胞崩解坏死

7.虎斑心是指心肌的

    A.颗粒变性   B.水样变性   C.玻璃样变性

    D.脂肪变性   E.萎缩

8.纤维素样坏死一般不见于

A.风湿病　　　　　　　B.系统性红斑狼疮　　　　C.恶性高血压病

D.结节性多动脉炎　　　E.良性高血压病

9.黏液样变一般不见于

A.甲状腺功能低下时的皮下组织

B.间叶组织来源的肿瘤

C.风湿性心肌炎

D.多形性腺瘤

E.慢性支气管炎

10.关于干酪样坏死,下述哪项是错误的

A.坏死灶呈淡黄色　　　　B.镜下见坏死不彻底、组织轮廓尚存

C.容易钙化　　　　　　　D.有时可发生液化

E.坏死物中可有结核菌

11.病理性钙化时,沉积在组织中的钙盐光镜下观察的特点是

A.蓝色颗粒或团块状　　　B.棕褐色团块状　　　　C.黑褐色细颗粒状

D.粉红色颗粒状　　　　　E.金黄色颗粒或片状

12.下述哪项不属于机化

A.深部脓肿向体表穿破,脓液流出形成的窦道

B.大叶性肺炎后合并的肺肉质变

C.肾梗死后的瘢痕形成

D.缩窄性心包炎的发生

E.血栓由肉芽组织取代

13.有关坏疽,下述哪项是错误的

A.是一种较大面积的坏死　　B.易见于肝脏

C.分为干性、湿性和气性　　D.局部颜色变黑

E.可发生在与外界相通的脏器

14.干酪样坏死是

A.一种凝固性坏死,坏死细胞结构消失,但组织结构轮廓仍能保持一段时间

B.一种液化性坏死,坏死细胞结构消失,组织结构轮廓不能保持

C.一种特殊类型的凝固性坏死,主要由结核菌引起,坏死组织分解彻底,不见组织轮廓

D.一种坏疽,由腐败菌引起,坏死组织发黑发臭

E.一种脂肪坏死,坏死组织发黄似奶酪

15.有关肉芽组织的描述正确的是

A.组织细胞增生为主的结节状病灶

B.局灶性炎性息肉

C.局灶性炎性假瘤

D.以肥大细胞增生为主的炎症病灶

E.富含毛细血管和成纤维细胞的修复组织

16.下列哪种组织的再生能力较差

A.表皮　　　　　　　　B.血细胞　　　　　　　C.骨骼肌

D.黏膜上皮　　　　　　E.神经纤维

17.下列有关化生概念的描述正确的是

A.一种较幼稚组织转换为成熟组织的过程

B.一种分化成熟的细胞类型被另一种分化成熟的细胞类型替代的过程

C.胚胎组织转变为另一种成熟组织的现象

D.成熟的组织细胞转为另一种不成熟的组织细胞的过程

E.不同组织细胞类型之间取代的现象

18.细胞水肿最常见的器官是

A.肝、心、肾　　　　　B.胃、小肠　　　　　　C.脾、胰

D.子宫、卵巢　　　　　E.膀胱、直肠

19.较大面积坏死伴不同程度腐败菌感染,使坏死组织呈黑褐色,称为

A.坏死　　　　　　　　B.坏疽　　　　　　　　C.凝固性坏死

D.梗死　　　　　　　　E.液化性坏死

20.瘢痕组织的特点是富含

A.毛细血管　　　　　　B.炎细胞　　　　　　　C.成纤维细胞

D.胶原纤维　　　　　　E.水分

21.梗死与坏疽的主要区别在于

A.动脉阻塞的程度　　　B.静脉回流的好坏　　　C.有无明显腐败菌感染

D.病变的严重程度　　　E.发生的部位

22.肝细胞出现胞浆疏松化和气球样变属于下列哪种病变

A.细胞水肿　　　　　　B.细胞脂肪变　　　　　C.细胞玻璃样变

D.细胞肥大　　　　　　E.细胞间变

23.脂肪变性时,苏丹Ⅲ染色可将细胞内的脂滴染成

A.黑色　　　　　　　　B.蓝色　　　　　　　　C.橘红色

D.黄色　　　　　　　　E.棕色

24.判断细胞坏死的主要形态学标志是

A.细胞质的改变　　　　B.细胞核的改变　　　　C.细胞间质的改变

D.细胞膜的改变　　　　E.细胞器的改变

25.下列哪种脏器梗死后常发生液化性坏死

A.心　　　　　　　　　B.胃　　　　　　　　　C.脑

D.肝　　　　　　　　　E.脾

26.关于凝固性坏死,下列叙述正确的是
　A.坏死组织细胞结构消失,但组织结构的轮廓仍可存在一段时间
　B.好发于心、肾、脾、脑等器官
　C.其发生与溶酶体酶水解作用较强有关
　D.坏死组织干燥、皱缩、颜色发黑、有明显臭味
　E.坏死组织迅速分解、液化成浑浊状液体

27.属于病理性肥大和增生的是
　A.妊娠期的子宫肥大　　　　B.哺乳期的乳腺肥大及增生
　C.老年男性前列腺的肥大　　D.运动员的肌肉肥大
　E.长期重体力劳动者的心室肥大

28.关于肥大,下列叙述正确的是
　A.是细胞、组织或器官的一种适应性反应
　B.主要是组成器官的细胞数量增多所致
　C.炎症时的局部淋巴结增大属于肥大
　D.肥大的器官功能多减弱
　E.是一种损伤性改变

29.下列哪项属于代偿性肥大
　A.高血压时左心室向心性肥厚
　B.肺气肿时肺体积增大
　C.缺碘所致的甲状腺增大
　D.慢性扁桃体炎时的扁桃体增大
　E.老年人的前列腺肥大

30.下列哪一种组织、细胞损伤后几乎不能再生
　A.皮肤　　　　　B.中枢神经细胞　　　　C.周围神经纤维
　D.肠黏膜　　　　E.骨

31.慢性萎缩性胃炎时胃黏膜出现吸收上皮、杯状细胞,称为胃黏膜的
　A.上皮肥大　　　B.上皮增生　　　　C.上皮萎缩
　D.肠上皮化生　　E.不典型增生

32.肝脂肪变是指
　A.肝细胞变成脂肪细胞　　B.肝内脂肪细胞增多
　C.肝细胞内出现明显脂肪滴　D.肝血管内出现脂肪栓塞
　E.肝包膜下脂肪浸润

33.再生能力强的组织、细胞是
　A.表皮、骨、结缔组织及淋巴造血组织
　B.表皮、骨、心肌细胞及神经细胞
　C.表皮、上皮、淋巴细胞及横纹肌细胞

D.表皮、内皮、心肌细胞及结缔组织

E.表皮、神经纤维、淋巴造血组织、骨骼肌细胞

34.血管壁的玻璃样变性常见于

A.细动脉　　　　　　　B.小静脉　　　　　　　C.大、中动脉

D.大、中静脉　　　　　E.毛细血管

35.区别死后组织自溶与坏死最可靠的根据是

A.是否保持组织轮廓　　　B.电镜下细胞器广泛破坏　　C.细胞内酶消失

D.病变组织周围有无炎症反应

E.细胞核溶解消失

36.最易发生脂肪变的器官是

A.肝　　　　　　　　　B.肾　　　　　　　　　C.脑

D.胃　　　　　　　　　E.心

37.下列哪一项属于失用性萎缩

A.老年人性腺的萎缩

B.肢体骨折后长期不活动引起的肌肉萎缩

C.慢性消耗性疾病引起的萎缩

D.由肿瘤挤压邻近组织器官引起的萎缩

E.成年后胸腺的萎缩

38.细胞损伤中最早出现的一种变性为

A.脂肪变　　　　　　　B.细胞水肿　　　　　　C.玻璃样变

D.纤维素样变　　　　　E.黏液样变

39.细胞和组织的损伤性变化是

A.肥大　　　　　　　　B.增生　　　　　　　　C.化生

D.变性　　　　　　　　E.再生

40.萎缩细胞胞浆中的脂褐素是

A.肿胀的线粒体　　　　　B.没有完全消化的细胞器碎片

C.沉积的黑色素　　　　　D.含铁血黄素颗粒

E.沉积的钙盐

41.患者,男,52岁,三年前诊断为下肢脉管炎,近两月来出现左下肢第一足趾逐渐变黑、变硬、干燥、疼痛,此足趾最为可能的病变为

A.干性坏疽　　　　　　B.湿性坏疽　　　　　　C.黑色素瘤

D.出血性坏死　　　　　E.液化性坏死

42.雌激素水平过高所导致的子宫内膜增生过长属于

A.生理性增生　　　　　B.内分泌性增生　　　　C.肿瘤性增生

D.不典型增生　　　　　E.代偿性增生

43.下列除哪项外,均为骨折愈合过程的几个阶段

    A.血肿形成   B.肉芽肿形成   C.纤维性骨痂形成

    D.骨性骨痂形成   E.骨痂改建

44.下列组织除哪项外,均可发生鳞状上皮化生

    A.支气管黏膜上皮   B.胆囊黏膜上皮   C.子宫颈黏膜上皮

    D.肾球囊脏层上皮   E.肾盂黏膜上皮

45.高血压患者全身血管病变主要是

    A.大动脉硬化   B.中动脉硬化   C.细动脉硬化

    D.小动脉黏液样变   E.动脉中层钙化

46.患者,男,40岁,有肾炎病史近十年,近年来症状加重,少尿、夜尿、贫血,此时大多数肾小球最可能出现的病变是

    A.纤维化及玻璃样变   B.弥漫性内皮细胞增生   C.弥散性血管内凝血

    D.上皮细胞足突融合   E.弥漫性充血

47.患者,男,40岁,有长期饮酒史,近年来肝区不适,肝脏病变首先要考虑肝细胞发生了

    A.肝细胞嗜酸性变   B.肝细胞凋亡   C.肝细胞大片坏死

    D.肝细胞脂肪变   E.肝细胞水样变

48.患者,男,60岁,患慢性支气管炎多年。以肺内感染入院,痰检发现,痰内脱落的气管黏膜为鳞状上皮,细胞无异型性,此为气管上皮的

    A.异型增生   B.非典型增生   C.肠上皮化生

    D.食管上皮化生   E.鳞状上皮化生

49.气性坏疽是一种特殊形式的湿性坏疽,它的产生主要是患处合并下列哪种细菌的感染

    A.链球菌   B.金黄色葡萄球菌   C.大肠杆菌

    D.产气荚膜杆菌   E.破伤风杆菌

50.下列选项中与凋亡描述不符的是

    A.受基因调控

    B.累及散在单个或数个细胞

    C.引起周围组织炎症反应

    D.为耗能的主动过程

    E.细胞固缩,核染色质边集,形成凋亡小体

(二)B型题

    A.凝固性坏死   B.液化性坏死   C.干酪样坏死

    D.纤维素样坏死   E.溶解坏死

1.脾脏贫血性梗死是

2.结核病时发生的坏死是

3.恶性高血压病时小血管壁发生的坏死是

　A.颗粒变性　　　　　　　B.脂肪变　　　　　　C.气球样变

　D.黏液样变　　　　　　　E.玻璃样变

4.高血压病时的细动脉病变是

5.甲状腺功能低下时皮下组织常见的病变是

6.慢性酒精中毒肝细胞常出现的病变是

　A.凝固性坏死　　　　　　B.黏液样、纤维素样坏死　　C.脂肪变

　D.水样变性　　　　　　　E.嗜酸性变

7.风湿病时结缔组织的病变是

8.急性病毒性肝炎时肝细胞的主要病变是

9.严重贫血时心肌病变是

　A.生理性萎缩　　　　　　B.营养不良性萎缩　　　C.失用性萎缩

　D.压迫性萎缩　　　　　　E.内分泌性萎缩

10.肾盂积水引起的肾实质萎缩属于

11.老年人的某些器官萎缩属于

12.骨折后固定肢体肌肉的萎缩属于

　A.质地松软,淡黄似奶酪样

　B.坏死组织分解、液化成混浊液体

　C.坏死组织灰白色较干燥、坚实

　D.坏死组织干燥皱缩、颜色发黑

　E.坏死组织呈蜂窝状、棕黑色,奇臭

13.凝固性坏死的特点是

14.干酪样坏死的特点是

15.液化性坏死的特点是

　A.发绿有脓苔　　　　　　B.液化成混浊液体　　　C.干燥皱缩、发黑

　D.局部肿胀、暗绿或污黑色

　E.呈蜂窝状、棕黑色,奇臭

16.干性坏疽的特点

17.气性坏疽的特点

18.湿性坏疽的特点

　A.表皮细胞　　　　　　　B.肝细胞　　　　　　C.肾小管上皮细胞

　D.骨骼肌细胞　　　　　　E.平滑肌细胞

19.再生能力最弱的细胞是

20.再生能力最强的细胞是

（三）X 型题

1.属于病理性萎缩的有

    A.更年期后性腺萎缩   B.恶病质时的全身性萎缩

    C.动脉硬化性脑萎缩   D.成年后胸腺萎缩

    E.长期饥饿时的肌肉萎缩

2.肉芽组织的功能有

    A.填补缺损   B.排出异物   C.异物的机化

    D.坏死组织和血栓的机化   E.抗感染及保护创面

3.再生能力较强的组织、细胞有

    A.黏膜上皮   B.平滑肌   C.淋巴造血细胞

    D.表皮细胞   E.心肌

4.健康肉芽组织的特点有

    A.色鲜红   B.触之易出血   C.分泌物多

    D.表面呈颗粒状   E.质软湿润

5.下列哪些疾病可发生脏器萎缩

    A.长期肾盂积水   B.长期厌食   C.垂体功能低下

    D.四氯化碳中毒   E.恶性肿瘤晚期

6.对于细胞水肿的论述,正确的有

    A.细胞膜钠泵功能低下   B.线粒体肿大、嵴变短   C.内质网扩张

    D.胞浆内出现细小颗粒或胞浆清亮

    E.胞浆内出现脂肪空泡

7.属于化生的疾病有

    A.慢性萎缩性胃炎时,胃黏膜出现肠上皮灶

    B.慢性支气管炎时,支气管黏膜出现鳞状上皮灶

    C.软组织损伤处出现骨母细胞形成骨组织灶

    D.肺内出现鳞状上皮癌灶

    E.慢性宫颈炎时,宫颈腺上皮出现鳞状上皮灶

8.肉芽组织变为瘢痕组织时

    A.胶原纤维数量增加   B.组织内水分减少   C.毛细血管数量减少

    D.炎细胞数量增加   E.炎细胞数量减少

9.对于坏死的描述,正确的有

    A.坏死大多由变性发展而来

    B.坏死组织周围有炎性反应

    C.细胞核的变化是坏死的主要标志

    D.坏死是不可逆的变化

    E.坏死的形态改变主要是组织和细胞的自溶性变化

10.肝脂肪变性的原因和机制有

    A.长期饥饿使脂库动员加强

    B.肝毒物质使肝细胞损伤

    C.长期食入过多脂肪或酗酒

    D.脂蛋白合成增加

    E.脂肪酸氧化障碍

11.关于变性的叙述,正确的有

    A.多为可逆性改变

    B.病因持续存在时,可转化为坏死

    C.主要表现为细胞质的改变

    D.引起器官功能亢进

    E.属一种适应性改变

12.器官、组织和细胞的损伤性变化包括

    A.萎缩   B.肥大   C.化生

    D.变性   E.坏死

13.细胞坏死的主要标志是

    A.核固缩   B.核融合   C.核碎裂

    D.核分裂   E.核溶解

14.玻璃样变可发生在

    A.陈旧的纤维瘢痕组织

    B.高血压病患者的细动脉壁

    C.纤维化的肾小球

    D.酒精性肝病时肝细胞胞浆内

    E.动脉粥样硬化的斑块

15.关于凝固性坏死的叙述,正确的有

    A.坏死组织干燥、坚实   B.其机制可能是蛋白质凝固的结果

    C.颜色呈暗红色   D.常见于心、肾、脾

    E.坏死早期,组织结构轮廓仍隐约可见

16.属于液化性坏死的有

    A.脑梗死   B.肺脓肿   C.脂肪坏死

    D.心肌梗死   E.阿米巴肝脓肿

17.坏死的结局有

    A.溶解吸收   B.分离排出   C.机化

    D.包裹   E.钙化

18.组织、细胞的适应性改变有

    A.肥大   B.变性   C.增生

　　D.化生　　　　　　　　E.萎缩

19.关于化生的叙述,正确的有

　　A.是一种适应性变化

　　B.常发生于上皮组织或结缔组织

　　C.往往丧失了原来组织的部分功能

　　D.化生不会引发癌变

　　E.通常在同源性细胞的范围内化生

20.鳞状上皮化生可发生于

　　A.支气管黏膜上皮　　　　B.纤维结缔组织　　　　C.子宫颈黏膜上皮

　　D.胆囊黏膜上皮　　　　　E.肾盂黏膜上皮

21.新生肉芽组织的主要成分有

　　A.新生毛细血管　　　　　B.成纤维细胞　　　　　C.平滑肌细胞

　　D.炎细胞　　　　　　　　E.胶原纤维

22.肉眼观察心脏萎缩时可见到

　　A.心脏体积缩小　　　　　B.颜色呈深褐色　　　　C.冠状动脉呈蛇形弯曲

　　D.心脏重量减轻　　　　　E.心室壁变薄

23.影响再生修复的因素有

　　A.感染　　　　　　　　　B.异物　　　　　　　　C.局部神经支配

　　D.营养状态　　　　　　　E.激素及药物

24.下列关于细胞凋亡的描述正确的是

　　A.是主动耗能过程

　　B.一般发生于单个细胞或散在数个细胞

　　C.溶酶体释放,细胞自溶

　　D.周围无炎症反应

　　E.DNA降解电泳呈现梯形条带

25.骨折愈合过程包括

　　A.血肿形成　　　　　　　B.纤维性骨痂形成　　　　C.骨痂改建或再塑

　　D.骨性骨痂形成　　　　　E.肉芽肿形成

二、非选择题

(一)名词解释

1.增生　2.肥大　3.萎缩　4.化生　5.变性　6.脂肪变性　7.虎斑心　8.玻璃样变性
9.凋亡　10.坏死　11.坏疽　12.坏死组织机化　13.病理性钙化　14.修复　15.再生
16.肉芽组织

(二)填空题

1.萎缩的器官和组织,其实质细胞的 ① 缩小或 ② 减少。小儿麻痹症患者的下肢肌萎缩属___③___萎缩；骨折长期固定后的患肢部分肌萎缩属___④___萎缩；肾盂积水引起肾实质萎缩属___⑤___萎缩。

2.萎缩、增生、肥大和化生均为___①___反应。增生是指细胞的___②___，而肥大是指细胞的___③___。

3.细胞水肿时，细胞___①___增大，胞质内___②___含量增加，病变较重时可使整个细胞膨大如气球，故又称___③___。

4.细胞水肿、脂肪变性常发生于___①___、___②___、___③___等脏器的实质细胞。鉴别细胞内空泡为水还是脂肪，可用___④___染色。

5.细胞水肿时胞浆内的颗粒实质是___①___、___②___。

6.坏死组织为灰白色、比较干燥坚实的固体，称为___①___。组织坏死后分解液化而呈液体状，称为___②___。

7.干酪样坏死常由___①___引起，肉眼可见状似___②___的物质。

8.液化性坏死常见于___①___，凝固性坏死常见于___②___等器官。

9.坏疽可分为三种类型：___①___、___②___、___③___。

10.干性坏疽多发生于___①___，呈___②___色，与周围健康组织___③___清楚。其血流特点是___④___，___⑤___。

11.子宫、肺发生的坏疽多属___①___坏疽，因坏死组织含___②___较多，适合___③___生长繁殖，病情发展迅速，全身___④___症状严重。

12.气性坏疽主要见于严重的深达___①___的___②___创伤，同时合并___③___的感染，分解坏死组织并产生大量气体，使病变组织呈___④___状。

13.坏死的结局有___①___、___②___、___③___和___④___。

14.位于皮肤或黏膜的坏死组织脱落后形成的组织缺损，称为___①___。肾、肺等器官的坏死组织脱落后经输尿管或气管排出，留下的空腔称为___②___。

15.机体的组织和细胞损伤后，由周围同种健康组织细胞增生修复的过程称为___①___，可分为___②___和___③___两种类型。

16.完全再生是指再生的组织细胞完全保持___①___；不完全再生是指缺损的组织主要由___②___修复的过程。

17.机体各类细胞根据再生能力可分为三类：皮肤的鳞状上皮及胃肠道黏膜上皮属___①___细胞；各种腺上皮细胞属___②___细胞；神经细胞、心肌细胞属___③___细胞。

18.肉芽组织主要由新生___①___和___②___构成，并伴有___③___的浸润。肉芽组织在创伤愈合过程中的作用主要包括：___④___、___⑤___、___⑥___。

19.由工作负荷增加引起的肥大称___①___，由激素刺激引起的肥大称为___②___。

20.由一种分化成熟组织转化为另一种分化成熟组织的过程称为___①___，常见的类型有___②___和___③___。

21.鳞状上皮化生常见于___①___，肠上皮化生常见于___②___。

22.皮肤创伤愈合可分___①___和___②___两种。前者特点是___③___、___④___、___⑤___、

_____⑥_____;后者特点是 ____⑦____ 、 ___⑧___ 、 ___⑨___ 、 ___⑩___ 、 ___⑪___ 、 ___⑫___ 。

(三)问答题

1.简述影响再生修复的因素(全身因素和局部因素)。

2.何为坏死?简述坏死组织镜下所见的细胞核变化。

3.简述病理性钙化的常见类型及特点。

4.试比较干性坏疽与湿性坏疽的异同。

5.简述肉芽组织的结构特点、功能和转归。

6.简述干酪样坏死的肉眼和镜下病变特点。

7.简述肝脂肪变性的发生机制及病理变化。

8.玻璃样变常发生在哪些部位?请举例说明。

9.请简述坏死和凋亡的区别。

10.坏死的结局有哪些?

参考答案

一、选择题

(一)A 型题

1.D	2.B	3.D	4.A	5.E	6.D	7.D	8.E	9.E	10.B
11.A	12.A	13.B	14.C	15.E	16.C	17.B	18.A	19.B	20.D
21.C	22.A	23.C	24.B	25.C	26.A	27.C	28.A	29.A	30.B
31.D	32.C	33.A	34.A	35.D	36.A	37.B	38.B	39.D	40.B
41.A	42.B	43.B	44.D	45.C	46.A	47.D	48.E	49.D	50.C

(二)B 型题

1.A	2.C	3.D	4.E	5.D	6.B	7.B	8.D	9.C	10.D
11.A	12.C	13.C	14.A	15.B	16.C	17.E	18.D	19.D	20.A

(三)X 型题

1.BCE	2.ACDE	3.ACD	4.ABDE	5.ABCE	6.ABCD
7.ABCE	8.ABCE	9.ABCDE	10.ABCE	11.ABC	12.DE
13.ACE	14.ABCDE	15.ABDE	16.ABCE	17.ABCDE	18.ACDE
19.ABCE	20.ACDE	21.ABD	22.ABCDE	23.ABCDE	24.ABDE
25.ABCD					

二、非选择题

(一)名词解释

1.器官或组织内实质细胞数目增多,使该器官体积增大即为增生。

2.由于实质细胞体积增大而引起组织和器官体积增大,称为肥大。

3.发育正常的实质细胞、组织和器官的体积缩小,称为萎缩。

4.一种分化成熟的细胞类型,由于适应环境改变或受理化因素刺激而转变为另一种分化成熟的细胞类型的过程,称为化生。

5.由于物质代谢障碍而致细胞质内或间质内出现异常物质,或正常物质的异常蓄积,称为变性。

6.脂肪变性指非脂肪细胞质内出现明显脂滴。

7.由于严重贫血等原因,心肌细胞可发生脂肪变性,在左心室内膜下和乳头肌处脂肪变性的心肌呈现平行的黄色条纹,与正常心肌的暗红色相间排列,状似虎斑,故称虎斑心。

8.玻璃样变性又称透明变性,是指细胞内、纤维结缔组织或细动脉壁等处,于 HE 染片中呈现均质、红染、半透明的蛋白质蓄积。

9.凋亡是指在生理或病理状态下,细胞发生由基因调控的有序的主动消亡过程,亦称为程序性细胞死亡。

10.坏死是指活体内局部组织、细胞的死亡。

11.坏疽是指较大面积坏死并伴不同程度腐败菌感染,使坏死组织呈黑褐色。

12.由肉芽组织取代坏死组织的过程,称坏死组织的机化。

13.在骨和牙齿以外的组织内有固体性钙盐的沉积,称为病理性钙化。

14.组织缺损后,由邻近健康组织的细胞分裂、增生来修补和恢复的过程,称为修复。

15.由损伤周围的同种细胞分裂、增殖参与修复的现象,称为再生。

16.肉芽组织是有旺盛增生能力的幼稚的结缔组织,主要由新生的毛细血管、成纤维细胞和一定量的炎细胞构成。

(二)填空题

1.①体积 ②数量 ③去神经性 ④失用性 ⑤压迫性

2.①适应性 ②数目增多 ③体积增大

3.①体积 ②水分 ③气球样变

4.①心 ②肝 ③肾 ④冰冻切片苏丹Ⅲ

5.①肿胀的线粒体 ②扩张的内质网

6.①凝固性坏死 ②液化性坏死

7.①结核杆菌 ②干酪

8.①脑组织 ②心、肾、脾

9.①干性坏疽 ②湿性坏疽 ③气性坏疽

10.①肢体 ②黑色 ③界限 ④动脉阻塞 ⑤静脉较通畅

11.①湿性 ②水分 ③腐败菌 ④中毒

12.①肌肉 ②开放性 ③产气荚膜杆菌 ④蜂窝

13.①溶解吸收 ②分离排出 ③机化 ④包裹、钙化

14.①溃疡 ②空洞

15.①再生　②完全再生　③不完全再生

16.①原有的结构和功能　②纤维结缔组织

17.①不稳定　②稳定　③永久性

18.①毛细血管　②成纤维细胞　③炎细胞　④抗感染和保护创面　⑤机化或包裹
⑥填补缺损

19.①代偿性肥大　②内分泌性肥大

20.①化生　②鳞状上皮化生　③肠上皮化生

21.①宫颈和支气管黏膜　②胃黏膜

22.①一期愈合　②二期愈合　③损伤范围小及缺损少　④创缘整齐及对合紧密
⑤无切口感染　⑥愈合时间短　⑦损伤范围大　⑧缺损多　⑨创缘不整齐或无法对合
⑩有伤口感染　⑪愈合时间长　⑫瘢痕大

(三)问答题

1.全身因素有年龄、营养、激素和药物和疾病的影响;局部因素有感染及异物、局部血液循环和神经支配、电离辐射等。

2.活体的局部组织、细胞的死亡,称为坏死。镜下观细胞核的变化有核固缩、核碎裂、核溶解(消失)。

3.营养不良性钙化特点:无全身钙磷代谢障碍,血钙不升高,常见于变性、坏死组织发生钙盐沉积。转移性钙化特点:由于全身钙、磷代谢障碍,使血钙或血磷升高,使钙盐在正常肾小管、肺泡壁、胃黏膜等处沉积。

4.干性坏疽与湿性坏疽的比较见表1-1。

表1-1　干性坏疽与湿性坏疽的区别

	好发部位	发病条件	病变特点	后果
干性坏疽	肢体末端	动脉阻塞,静脉回流通畅	干枯皱缩,黑褐色,与健康组织边界清楚	腐败轻,发展慢,全身症状轻
湿性坏疽	与外界相通的内脏器官及淤血的四肢	动脉阻塞,静脉回流受阻	明显肿胀,污黑色,恶臭,与健康组织边界不清	腐败严重,全身严重中毒

5.结构特点:主要由新生毛细血管和成纤维细胞构成,并有一定量的炎细胞浸润。功能:填补缺损、保护创面与抗感染、机化或包裹坏死组织等。转归:肉芽组织形成后,间质水分逐渐减少;成纤维细胞产生大量胶原纤维,逐渐转变为纤维细胞,形成纤维结缔组织;毛细血管逐渐闭合;炎细胞逐渐减少,肉芽组织转变成瘢痕组织。

6.干酪样坏死的肉眼观:质地松软,淡黄色,似干酪。镜下观:组织结构消失,呈一片红染的无定形颗粒状物。

7.发生机制可归纳为脂蛋白合成障碍、脂肪酸的氧化障碍、大量的甘油三酯在肝细胞中堆积。病理变化:肝体积增大,边缘钝,淡黄色,质软,切面油腻感;镜下见肝细胞内有许多圆形小空泡,并可融合成大空泡,于冰冻切片中,被苏丹Ⅲ染成橘红色。

8.玻璃样变是指在细胞内或间质中出现蛋白质异常蓄积,因其在常规 H-E 染色切片中呈均质、粉红染、半透明状,故又称为透明变性,常发生在以下三种不同的部位:①纤维结缔组织玻璃样变,是胶原纤维老化的表现;②细动脉管壁玻璃样变,多见于高血压病;③细胞内玻璃样变,可见于酒精性肝炎患者的肝细胞。

9.凋亡是受基因调控的有序的主动的细胞死亡过程,多累及散在单个或数个细胞;不引起周围组织炎症反应;凋亡过程消耗能量,呈现细胞固缩,核染色质边集,形成凋亡小体等变化。而坏死一般累及大片细胞,坏死时由于细胞溶酶体释放,细胞崩解自溶,常引起周围组织的炎症反应。

10.坏死的结局:溶解吸收,分离排出,机化,包裹、钙化等形式。

第二章　局部血液循环障碍 ▷▷▷▷

一、选择题

(一)A 型题

1.淤血的局部组织
    A.小动脉扩张　　　　　　　B.色鲜红　　　　　　　C.血液中氧分压升高
    D.血流减慢　　　　　　　　E.功能亢进

2.左心衰竭最易引起
    A.肺淤血　　　　　　　　　B.肝淤血　　　　　　　C.肾淤血
    D.脾淤血　　　　　　　　　E.下肢淤血

3.静脉性充血时局部静脉血液回流
    A.增多　　　　　　　　　　B.减少　　　　　　　　C.可增多或减少
    D.不变　　　　　　　　　　E.减少,同时伴有心衰

4.右心衰竭可导致
    A.肺淤血　　　　　　　　　B.坏死后性肝硬化　　　C.槟榔肝
    D.肺出血性梗死　　　　　　E.脾贫血性梗死

5.槟榔肝的形成是由于
    A.肝脏出血和肝细胞坏死
    B.肝小叶间静脉淤血和纤维组织增生
    C.肝细胞坏死和纤维组织增生
    D.小胆管和纤维组织增生
    E.肝小叶中央静脉、肝窦淤血和肝细胞脂肪变性

6.左心衰竭时常出现
    A.肝淤血　　　　　　　　　B.颈静脉怒张　　　　　C.下肢水肿
    D.粉红色泡沫痰　　　　　　E.胸腔积液

7.心力衰竭细胞最常见于
    A.左心衰竭引起的肺淤血　　B.右心衰竭　　　　　　C.肺水肿
    D.肺炎　　　　　　　　　　E.肝淤血

8.肺淤血时,肺内出现胞浆含有棕黄色含铁血黄素颗粒的巨噬细胞称为
    A.肺泡上皮细胞　　　　　　B.异物巨细胞　　　　　C.炎细胞

D.单核细胞   E.心力衰竭细胞

9.血栓形成是指

A.血液发生凝固形成固体质块的过程

B.活体组织内红细胞聚集形成固体质块的过程

C.在活体组织内白细胞凝聚形成固体质块的过程

D.心血管内血液成分发生凝固形成固体质块过程

E.在活体的心血管内,血液有形成分形成固体质块的过程

10.混合血栓最多见于

A.毛细血管内   B.左心室内   C.主动脉内

D.下肢静脉内   E.心瓣膜上

11.延续性血栓的形成顺序为

A.白色血栓、混合血栓、红色血栓

B.红色血栓、白色血栓、混合血栓

C.混合血栓、红色血栓、白色血栓

D.混合血栓、白色血栓、红色血栓

E.红色血栓、混合血栓、白色血栓

12.与血管壁黏着最不牢固的血栓是

A.血栓头   B.血栓体   C.血栓尾

D.微血栓   E.风湿病心瓣膜赘生物

13.栓子运行的途径一般是

A.顺压力运行   B.逆压力运行   C.顺血流运行

D.逆血流运行   E.A-V 内交叉运行

14.最常见的栓子是

A.血栓栓子   B.脂肪栓子   C.空气栓子

D.羊水栓子   E.寄生虫栓子

15.左心室附壁血栓最易引起

A.肺栓塞   B.心室血流受阻   C.心肌梗死

D.心室壁穿孔   E.脑栓塞

16.组织内局限性大出血后被肉芽组织取代的现象称为

A.血栓机化   B.血栓再通   C.血肿机化

D.坏死机化   E.瘢痕形成

17.循环血液中出现不溶性的异常物质,随血流运行而阻塞小血管腔的过程称

A.血栓形成   B.栓塞   C.梗死

D.栓子运行   E.血栓栓塞

18.因血液供应中断而导致局部组织的缺血性坏死称为

A.凝固性坏死   B.液化性坏死   C.梗死

D.干酪样坏死 　　　　　　　E.坏疽

19.活体心血管内的血液有形成分凝集成的固体质块随血流运行而阻塞血管腔的过程称为

A.血栓形成 　　　　　　B.血栓 　　　　　　C.血栓栓塞

D.梗死 　　　　　　E.栓子运行

20.机化的血栓中形成新的管腔而使部分血流得以恢复的过程称

A.血栓溶解 　　　　　　B.侧支循环形成 　　　　　　C.血栓机化

D.血栓硬化 　　　　　　E.血栓再通

21.血栓机化是指血栓中有

A.血小板凝集成小梁状 　　　　　　B.纤维蛋白及巨噬细胞

C.异物巨细胞及纤维细胞 　　　　　　D.新生毛细血管及成纤维细胞

E.大量淋巴细胞及纤维细胞

22.下肢静脉的血栓脱落可栓塞

A.冠状动脉 　　　　　　B.脑动脉 　　　　　　C.肺动脉或其分支

D.门静脉 　　　　　　E.肠系膜动脉

23.引起肺动脉栓塞的栓子一般来自

A.左心房附壁血栓 　　　　　　B.二尖瓣疣状血栓 　　　　　　C.门静脉的血栓

D.动脉或左心房的血栓 　　　　　　E.下肢深静脉或右心血栓

24.促进血小板黏集反应最主要的活性物质是

A. ATP 　　　　　　B. ADP 和血栓素 A_2 　　　　　　C. 5-HT

D.前列环素 　　　　　　E.肾上腺素

25.在凝血过程中起关键作用的是

A.血小板活化 　　　　　　B.组织因子的激活 　　　　　　C.第Ⅻ因子的激活

D.血栓素 A_2 的释出 　　　　　　E.纤维蛋白网形成

26.脂肪栓塞患者死亡的最常见原因是

A.急性左心衰竭 　　　　　　B.急性右心衰竭或窒息 　　　　　　C.中毒性休克

D.肾功能衰竭 　　　　　　E.脑出血

27.下列哪项栓塞易导致弥散性血管内凝血

A.脂肪栓塞 　　　　　　B.空气栓塞 　　　　　　C.羊水栓塞

D.氮气栓塞 　　　　　　E.血栓栓塞

28.诊断羊水栓塞的主要依据是在下列何处发现羊水成分

A.肺大静脉和毛细血管内 　　　　　　B.肺小血管和毛细血管内 　　　　　　C.肺泡腔内

D.细支气管内 　　　　　　E.支气管动脉内

29.潜水员过快地从海底升到海面容易发生

A.肺水肿 　　　　　　B.肺不张 　　　　　　C.血栓栓塞

D.脂肪栓塞 　　　　　　E.氮气栓塞

30.大量空气迅速进入血液循环引起猝死的原因是

A.脑栓塞   B.心肌硬化   C.肺梗死

D.心肌梗死   E.急性心衰和呼衰

31.混合血栓的成分为

A.血小板和白细胞

B.血小板和红细胞

C.纤维蛋白和红细胞

D.纤维蛋白网和红细胞、白细胞、血小板小梁

E.血小板小梁、纤维蛋白网和大量红细胞

32.下列哪种因素与血栓形成无关

A.血流缓慢   B.心血管内膜损伤   C.纤溶酶增加

D.血流中出现涡流   E.血液黏滞度增加

33.心脏附壁血栓常属于

A.红色血栓   B.混合血栓   C.白色血栓

D.透明血栓   E.延续性血栓

34.贫血性梗死最常发生在

A.心、肾、脾   B.肺、胃、脾   C.胆囊、肺

D.小肠、子宫、肺   E.阑尾、直肠、膀胱

35.心、脾、肾等器官梗死后的组织多属于

A.液化性坏死   B.凝固性坏死   C.干酪样坏死

D.干性坏疽   E.湿性坏疽

36.梗死灶的形状取决于

A.坏死灶的大小   B.梗死灶内的含血量   C.该器官的血管分布

D.坏死的类型   E.侧支循环的建立

37.透明血栓见于

A.主动脉   B.大静脉   C.中等动脉

D.毛细血管   E.心腔内

38.肺内小动脉个别分支阻塞的结果为

A.贫血性梗死   B.出血性梗死   C.凝固性坏死

D.液化性坏死   E.一般不引起严重后果

39.出血性梗死的形成,除动脉阻塞外,还应具备

A.吻合支丰富、组织致密

B.静脉通畅、组织疏松

C.静脉淤血、双重循环、组织疏松

D.静脉淤血、组织致密

E.双重循环、组织致密

40.在 HE 染色切片上见到肺泡腔内有粉红色液体成分可诊断为

    A.肺出血   B.肺结核   C.肺气肿

    D.肺水肿   E.肺羊水吸入

41.关于血栓的叙述,下列哪项是错误的

    A.静脉血栓多于动脉血栓   B.下肢血栓多于上肢血栓

    C.层状血栓是混合血栓   D.毛细血管内多为纤维素性血栓

    E.静脉血栓多为红色血栓

42.漏出性出血多发生于

    A.毛细血管   B.小静脉   C.大静脉

    D.小动脉   E.大动脉

43.下述哪种情况一般不发生气体栓塞

    A.颈部外伤或手术   B.胸部外伤或手术   C.胎盘早期剥离

    D.大隐静脉切开   E.锁骨下静脉插管

44.含细菌的血栓脱落所引起的梗死为

    A.单纯性梗死   B.贫血性梗死   C.出血性梗死

    D.败血性梗死   E.广泛性梗死

45.下列哪个器官的梗死灶为地图形

    A.小肠   B.脾   C.肾

    D.肺   E.心

46.下列哪个器官在动脉阻塞后极少发生梗死

    A.肾   B.脾   C.心

    D.肝   E.脑

47.下面哪项是正确的

    A.皮下瘀斑是外出血   B.颅内出血是外出血   C.鼻出血称咯血

    D.胃出血称衄血   E.上消化道出血可引起呕血

48.某一因中毒性休克并发 DIC 死亡的患者,解剖后在肺、肾、脑等组织切片中可见到

    A.白色血栓   B.红色血栓   C.透明血栓

    D.混合血栓   E.附壁血栓

49.患者,男,20 岁,因交通事故致盆骨及右股骨骨干双骨折,在处理时突发呼吸困难、窒息等症状,首先要考虑患者发生了

    A.创伤性休克   B.失血性休克   C.继发感染

    D.骨肿瘤   E.肺脂肪栓塞

50.一健康孕妇,足月妊娠,分娩时突然出现全身无力、呼吸困难、紫绀、休克,应首先考虑为

    A.过敏性休克   B.羊水栓塞   C.心力衰竭

    D.肺水肿   E.急性溶血

51.某患者有明显气促、缺氧、发绀、咳粉红色泡沫痰等症状,X线显示整个肺透亮度降低,可考虑为

    A.肺出血　　　　　　　　B.肺气肿　　　　　　　C.肺结核

    D.肺淤血与水肿　　　　　E.肺羊水吸入

52.肺动脉栓塞引起患者猝死的机制,下列哪项除外

    A.肺动脉阻塞和痉挛　　　B.心冠状动脉痉挛　　　C.支气管动脉痉挛

    D.急性右心衰竭　　　　　E.肺硬化

53.患者髂静脉有血栓形成,下列哪项结局不易发生

    A.阻断血流　　　　　　　B.机化　　　　　　　　C.钙化

    D.血流完全正常　　　　　E.脱落

54.血栓的结局中下列哪项是错误的

    A.软化、溶解、吸收　　　B.脱落引起栓塞　　　　C.机化、再通

    D.钙化　　　　　　　　　E.排出

(二)B型题

    A.出血　　　　　　　　　B.血肿　　　　　　　　C.外出血

    D.积血　　　　　　　　　E.漏出性出血

1.血液流出并聚集于组织间隙称为

2.血液流入体腔内称为

3.红细胞通过通透性增高的血管壁进入组织间隙称为

    A.白色血栓　　　　　　　B.红色血栓　　　　　　C.混合血栓

    D.透明血栓　　　　　　　E.血凝块

4.急性风湿病心瓣膜上的疣状赘生物是

5.左心房内球形血栓是

6.左心室附壁血栓是

    A.贫血性梗死　　　　　　B.出血性梗死　　　　　C.干酪样坏死

    D.干性坏疽　　　　　　　E.液化性坏死

7.脾动脉分支阻塞可引起

8.肾梗死为

9.肠扭转可引起

    A.贫血性梗死　　　　　　B.出血性梗死　　　　　C.干酪样坏死

    D.凝固性坏死　　　　　　E.液化性坏死

10.结核病可引起

11.脑组织坏死属于

12.股静脉血栓脱落可引起肺

    A.脂肪栓塞　　　　　　　B.氮气栓塞　　　　　　C.羊水栓塞

    D.空气栓塞　　　　　　　E.瘤细胞栓塞

13.胸部手术时要防止

14.产妇死亡后,尸检时发现肺的小动脉内有角化上皮细胞,其发生了

15.肺小动脉被肝癌细胞阻塞时称为

    A.肺动脉栓塞   B.脑动脉栓塞   C.门静脉栓塞

    D.肝动脉栓塞   E.肠系膜下动脉栓塞

16.肠系膜下静脉血栓脱落可引起

17.股静脉血栓脱落可引起

18.左心腔内血栓脱落可引起

    A.细小动脉扩张   B.小静脉、毛细血管扩张

    C.大、中型动脉扩张   D.细小动脉管壁玻璃样变

    E.局部组织器官的血管内血量减少

19.动脉性充血的主要病理变化

20.静脉性充血的主要病理变化

    A.细小静脉扩张   B.小静脉、毛细血管扩张

    C.大、中型动脉扩张   D.细小动脉管壁硬化

    E.局部组织器官动脉输入血量增多

21.充血的概念是

22.血压长期升高可能引起

    A.血栓机化   B.血栓软化   C.血栓再通

    D.血栓钙化   E.血栓栓塞

23.血栓被纤溶酶溶解的过程称为

24.下肢静脉血栓脱落造成肺动脉阻塞的现象称为

25.已经被血栓阻塞的血管重新恢复血流的过程称为

(三)X型题

1.静脉性充血是由于

    A.静脉受压   B.静脉阻塞   C.静脉内压力增高

    D.心力衰竭   E.静脉壁通透性增高

2.长期静脉淤血的后果有

    A.淤血性水肿   B.淤血性出血

    C.间质纤维组织增生   D.实质细胞萎缩、变性及坏死

    E.细小动脉扩张充血

3.淤血对机体的影响取决于淤血的

    A.器官或组织的性质   B.发生的速度   C.程度

    D.部位   E.持续的时间

4.血栓形成的条件主要为

    A.血流缓慢   B.心血管内膜的损伤   C.血液凝固性增高

D.纤维蛋白溶酶增加　　　　E.癌细胞释放出凝血因子

5.内皮细胞具有防止心血管内血液凝固的功能是因为

A.它是一个单细胞屏障

B.分泌凝血酶调节蛋白

C.合成组织型纤溶酶原活化因子

D.分泌 ADP 酶

E.合成蛋白 S

6.慢性肝淤血的病理变化有

A.肝窦扩张淤血　　　　　　B.中央静脉内有微血栓形成

C.中央静脉扩张淤血　　　　D.小叶周边肝细胞脂肪变性

E.中央静脉周围肝细胞萎缩、消失

7.慢性肺淤血的病理变化有

A.肺泡壁毛细血管扩张充血

B.肺泡内可有血浆渗出

C.肺泡内可见红细胞

D.肺泡内有大量中性粒细胞和纤维素渗出

E.肺泡内常见心力衰竭细胞

8.能引起肺淤血的疾病有

A.肺源性心脏病　　　　B.心肌梗死　　　　C.高血压性心脏病

D.风心病二尖瓣狭窄　　E.肺动脉栓塞

9.可以引起槟榔肝的疾患有

A.上腔静脉受压　　　　B.门静脉高压症　　　C.肺源性心脏病

D.三尖瓣狭窄　　　　　E.缩窄性心包炎

10.漏出性出血可见于

A.维生素 C 缺乏　　　　B.再生障碍性贫血　　　C.败血症引起 DIC

D.过敏性紫癜　　　　　E.血友病

11.下列哪些情况容易引起血栓形成

A.严重烧伤　　　　　　B.长期卧床　　　　C.产后大出血

D.静脉内膜炎　　　　　E.动脉瘤形成

12.心血管内膜损伤易发生血栓的机制为

A.激活内源性凝血系统

B.内皮下胶原暴露激活第Ⅻ因子

C.血小板易于黏集

D.释放血管性血友病因子(vW 因子)激活凝血过程

E.灭活 ADP

13.白色血栓的特点是

    A.主要成分是红细胞和纤维素

    B.多在心血管内膜损伤处形成

    C.常见于心脏瓣膜及动脉内膜

    D.是静脉内延续性血栓的起始部

    E.易脱落成为栓子

14.混合血栓的成分包括

    A.血小板   B.红细胞   C.白细胞

    D.胶原纤维   E.纤维蛋白网

15.血栓对机体的影响

    A.血管破裂处可止血

    B.炎症灶血管内的血栓可防止细菌的扩散

    C.可阻塞血管造成梗死

    D.可脱落造成栓塞

    E.心瓣膜上的血栓反复形成与机化可造成瓣膜变形

16.可成为栓子的物质有

    A.瘤细胞团   B.脂肪滴   C.气体

    D.羊水   E.寄生虫虫卵

17.空气栓子进入血循环的原因有

    A.输血输液不当   B.胸部大静脉损伤   C.颈静脉损伤

    D.下肢骨粉碎性骨折   E.潜水员由海底迅速上升至海面

18.脂肪栓塞可见于

    A.长骨粉碎性骨折   B.严重脂肪组织挫伤

    C.血脂过高及严重糖尿病   D.头颈部手术

    E.肺部创伤

19.出血性梗死发生的原因和条件是

    A.严重淤血   B.双重血液循环   C.组织疏松

    D.高度水肿   E.动脉血供应中断

20.血管内膜损伤时容易发生血栓形成,其原因是

    A.损伤的内皮细胞释放二磷酸腺苷

    B.损伤的内皮细胞释放组织因子

    C.裸露的胶原纤维吸附血小板

    D.裸露的胶原激活血小板

    E.裸露的胶原激活XII因子

21.心肌梗死时

    A.多为贫血性梗死   B.梗死灶呈地图形

C.梗死灶常发生液化　　　D.梗死灶周围可见充血出血带

E.常继发附壁血栓形成

22.下列哪些血栓属于混合性血栓

A.心肌梗死处的附壁血栓　　B.静脉血栓的体部　　C.心房内的球形血栓

D.动脉瘤内层状血栓　　E.微循环内血栓

23.急性肺淤血的大体病理改变有

A.肺体积增大,质地软

B.肺体积增大,质地变硬

C.切面可见粉红色泡沫状液体

D.表面可见棕褐色斑点

E.肺切面灰白色

24.血栓可能的结局是

A.机化　　　B.再通　　　C.钙化

D.溶解和吸收　　E.黏液变性

25.关于透明血栓,正确的是

A.形成于微循环内　　　B.只有在显微镜下才能观察到

C.见于 DIC　　　D.由血小板构成

E.由纤维蛋白构成

二、非选择题

(一)名词解释

1.减压后充血　2.充血　3.淤血　4.槟榔肝　5.心力衰竭细胞　6.血栓形成　7.栓塞 8.梗死　9.栓子　10.肺褐色硬化　11.白色血栓　12.混合血栓　13.红色血栓　14.透明血栓　15.血栓机化　16.再通　17.静脉石

(二)填空题

1.充血可分　①　和　②　两种类型。

2.组织器官长期淤血的后果是　①　、　②　、　③　、　④　。

3.肾、脾梗死的形态在切面上一般呈　①　,心肌梗死的形状呈　②　,肠梗死呈 ③　,肺梗死呈　④　。

4.出血性梗死形成机制,除动脉阻塞外,还须具备2个条件:　①　、　②　。

5.肺出血性梗死,多在____基础上合并肺动脉血栓形成或栓塞所致。

6.慢性肝淤血常见于　①　,又称　②　。

7.来自下肢静脉的血栓栓子通常栓塞在　①　。

8.出血按其发生机制可分两类:　①　、　②　。

9.造成栓塞的栓子种类很多,其中以　①　栓子最常见。

10.引起梗死的最常见原因是　①　。

11.栓塞主要分为 ___①___ 、___②___ 、___③___ 、___④___ 四类。

12.血栓可分为 ___①___ 、___②___ 、___③___ 和 ___④___ 四种类型。

13.梗死可分为 ___①___ 、___②___ 、___③___ 三类。

14.梗死对机体的影响主要取决于 ___①___ 、___②___ 、___③___ 三方面。

15.血栓形成的条件包括 ___①___ 、___②___ 、___③___ 三个方面。

(三)问答题

1.比较充血和淤血的不同。

2.试述血栓形成、栓塞、梗死各自的特点和相互关系。

3.简述栓子的种类。

4.比较贫血性和出血性梗死的特点。

5.简述肾、脾、脑梗死的病理变化和对机体的影响。

6.简述静脉系统栓子运行途径。

7.请描述慢性肝淤血的大体和镜下病理学改变。

8.试述淤血形成的原因。

9.试述血栓可能的结局。

10.试述血栓形成的后果。

(四)病案分析题

1.患者,男,56岁,因患肺癌行肺叶切除,术后卧床休息。第8天早晨起床上厕所时突然发生呼吸困难、缺氧、休克。试分析:患者临床表现的原因及其发生机制。

2.患者,男,58岁,心前区反复疼痛24小时入院。1周前,患者感冒,反复于睡眠中出现心前区闷胀、疼痛,向左肩放射伴出汗,服用速效救心丸缓解。1天前患者睡眠时突然出现心前区闷胀、疼痛难忍,频繁咳嗽,并咳粉红色泡沫痰,随即气促、心慌、不能平卧。患者既往有高血压、高脂血症。请分析该患者的心、肺可能出现的病理改变及其产生的原因。

参考答案

一、选择题

(一)A型题

1.D	2.A	3.B	4.C	5.E	6.D	7.A	8.E	9.E	10.D
11.A	12.C	13.C	14.A	15.E	16.C	17.B	18.C	19.C	20.E
21.D	22.C	23.E	24.B	25.A	26.B	27.C	28.B	29.E	30.E
31.D	32.C	33.B	34.A	35.E	36.C	37.D	38.E	39.C	40.D
41.E	42.A	43.D	44.D	45.E	46.D	47.E	48.C	49.E	50.B
51.D	52.E	53.D	54.E						

(二)B型题

1.B	2.D	3.E	4.A	5.C	6.C	7.A	8.A	9.B	10.C
11.E	12.B	13.D	14.C	15.E	16.C	17.A	18.B	19.A	20.B
21.E	22.D	23.B	24.E	25.C					

(三)X型题

1.ABD	2.ABCD	3.ABCDE	4.ABC	5.ABCDE	6.ACDE
7.ABCE	8.BCD	9.CDE	10.ABCDE	11.ABCDE	12.ABCD
13.BCD	14.ABCE	15.ABCDE	16.ABCDE	17.ABC	18.ABC
19.ABCE	20.ABCDE	21.ABDE	22.ABCD	23.AC	24.ABCD
25.ABCE					

二、非选择题

(一)名词解释

1.局部器官或组织长期受压,当压力突然降低或消除时,局部细、小动脉反射性扩张造成的充血。

2.局部组织或器官内因动脉血输入增多而导致的含血量增多,称充血。

3.由于静脉回流受阻,血液淤积于小静脉及毛细血管内,使局部组织或器官含血量增多,称淤血。

4.慢性肝淤血时,肝体积增大,重量增加,包膜紧张,质地较实。切面可见肝小叶中央因淤血而呈深红色,小叶外周因脂肪变而呈灰黄色,相邻肝小叶中央淤血区和周围脂肪变区形成红黄相间的条纹状结构,似槟榔的切面,称槟榔肝。

5.左心衰竭引起慢性肺淤血时,巨噬细胞常将红细胞吞噬,红细胞内的血红蛋白被分解为棕黄色颗粒状的含铁血黄素,这种吞噬含铁血黄素颗粒的巨噬细胞称心力衰竭细胞。

6.活体心血管内血液有形成分形成固体质块的过程,称血栓形成。

7.随循环血液流动的不溶性异常物质阻塞血管的过程称为栓塞。

8.器官或组织因血流迅速阻断而引起的缺血性坏死称为梗死。

9.循环血液中阻塞血管的不溶性异常物质称为栓子。

10.长期肺淤血可引起肺间质的纤维组织增生及网状纤维胶原化,肺质地变硬,且由于含铁血黄素的沉积,肺组织呈深褐色,称肺褐色硬化。

11.由血小板和少量纤维素构成的血栓,肉眼观呈灰白色,质地较坚硬,与血管壁黏着牢固,称白色血栓。

12.由血小板小梁、纤维蛋白网、网内的大量红细胞及少量白细胞组成,呈现红白相间的层状波纹,又称层状血栓。

13.当混合血栓继续延长增大,以至完全阻塞血管腔时,则血流停止,血液迅速凝固,其成分主要为红细胞,色暗红,称为红色血栓。它是延续性血栓的尾部,易脱落。

14.发生于微循环内的血栓,主要由纤维素构成,镜下呈粉红色,均质半透明,故称透明血栓。由于其只能在显微镜下见到,又称微血栓,常发生于弥散性血管内凝血(DIC)。

15.由肉芽组织取代血栓的过程称血栓机化。

16.在血栓机化过程中,由于血栓干燥收缩或部分被溶解,其内部或与血管壁的间隙出现裂隙,周围新生毛细血管内皮细胞长入并被覆于裂隙表面形成新的血管,且互相沟通,使被阻塞的血管部分地重建血流,这一过程称为再通。

17.如血栓未发生软化与机化,则钙盐可在血栓内沉积,使血栓全部钙化成坚硬的质块。在静脉内的血栓发生钙化,即称为静脉石。

(二)填空题

1.①生理性充血　②病理性充血

2.①淤血性水肿　②淤血性出血　③实质细胞损伤　④淤血性硬化

3.①锥体形　②不规则形或地图状　③节段性　④锥体形

4.①严重淤血　②组织疏松

5.严重肺淤血

6.①右心衰竭　②槟榔肝

7.①肺动脉及其分支

8.①破裂性出血　②漏出性出血

9.①血栓

10.①血栓形成

11.①血栓栓塞　②脂肪栓塞　③羊水栓塞　④气体栓塞

12.①白色血栓　②混合血栓　③红色血栓　④透明血栓

13.①贫血性梗死　②出血性梗死　③败血性梗死

14.①梗死发生的部位　②梗死灶的大小　③有无细菌感染

15.①血管内皮损伤　②血流状态改变　③血液凝固性增高

(三)问答题

1.充血和淤血的比较见表2-1。

表2-1　充血与淤血的比较

	充血	淤血
概念	因动脉血输入过多而致局部组织或器官的血管内血量增多	由于静脉回流受阻,血液淤积于静脉及毛细血管内,使局部组织或器官含血量增多
原因	炎症、减压后等引起细小动脉扩张	静脉受压、静脉腔狭窄或阻塞、心力衰竭等
病变	局部组织器官轻度肿胀,颜色鲜红,温度增加,代谢旺盛,血流加速	局部组织器官体积增大,重量增加,颜色暗红,温度降低,代谢低下,血流缓慢
后果	时间较短,一般不引起不良后果	长时间淤血可引起淤血性水肿、出血,实质细胞萎缩、变性、坏死,间质纤维组织增生

2.血栓形成是指活体心血管内血液的有形成分形成固体质块的过程。血栓阻塞血管

可造成梗死。血栓脱落可成为血栓栓子,栓子又可阻塞血管,引起栓塞。

栓塞是指随循环血液流动的不溶性异常物质阻塞血管的过程。不溶性异常物质称为栓子,栓子类型很多,但 90%是脱落的血栓栓子。栓塞可造成梗死。

梗死是指器官或组织因血流迅速阻断而引起的缺血性坏死。引起血管阻塞的原因有血栓形成、动脉栓塞、血管受压闭塞、动脉痉挛。如果血管阻塞又不能建立有效的侧支循环,就可造成梗死。

3.栓子的种类很多,可以是固体、液体和气体。其中最常见的是血栓栓子,其他如进入血液的脂滴、空气、肿瘤细胞团、羊水等,也可成为栓子,引起栓塞。

4.贫血性和出血性梗死的特点比较见表 2-2。

表 2-2 贫血性梗死与出血性梗死的特点比较

	贫血性梗死(白色梗死)	出血性梗死(红色梗死)
发生条件	动脉阻塞+组织结构致密、侧支循环不丰富	动脉阻塞+严重淤血、双重循环、组织疏松
好发部位	心、脾、肾	肺、肠
病变特点	灰白色、质坚实,周围有暗红色充血出血带。镜下:可为凝固性或液化性坏死,坏死灶内无或仅有少量红细胞	暗红色、质软。镜下:组织坏死伴有大量红细胞,坏死可为凝固性或液化性坏死

5.肾梗死多为左心和动脉系统来源的血栓栓塞所致,梗死灶常为多发性。梗死区多呈锥体形,切面呈楔形;梗死灶色苍白、干燥,在梗死的周围有暗红色出血带;梗死组织为凝固性坏死;小范围肾梗死多无症状,部分患者可出现肾区疼痛或血尿。

脾梗死发生原因与肾梗死大致相似,但更多见于感染性心内膜炎患者。慢性脾大如慢性疟疾、血吸虫病及慢性粒细胞性白血病等患者也常发生脾梗死。肉眼见脾梗死多发生在脾前缘近切迹处,梗死灶大小不等,常有多数梗死灶同时存在,也可融合成大片状;脾梗死的形态与肾梗死相似,但梗死区常有含铁血黄素及橙色血质沉着,形成含铁结节;脾梗死可累及包膜,表面有纤维素渗出;呼吸时可引起脾包膜摩擦,出现左季肋区刺痛,一般对机体影响不大。

多数脑梗死病例是在脑动脉粥样硬化基础上并发脑血管痉挛、血栓形成或栓塞而发生。梗死部位多位于大脑半球外侧部、豆状核、尾状核及内囊,其次为枕叶或脑桥;因脑组织含脂质及水分多,坏死组织不易凝固,常发生软化、液化而形成蜂窝状疏松的腔。脑梗死的后果取决于梗死的部位及大小,由此可出现相应的神经症状,即从局部肌肉麻痹到一侧肢体的偏瘫,严重者发生昏迷甚至死亡。

6.(1)静脉系统和右心腔栓子随血流方向进入肺动脉系统,阻塞相应大小血管腔,引起栓塞。某些体积小而又富于弹性的栓子(如脂肪栓子)可通过肺泡壁毛细血管回流入左心,再进入体循环系统,阻塞动脉小分支。

(2)当房室间隔缺损时,静脉系统栓子可进入左心,随动脉血运行,阻塞相应动脉,引起栓塞。在一些罕见情况下,静脉栓子可逆血流方向运行。如下腔静脉内的栓子,在剧烈咳嗽、呕吐等腹腔内压力骤增,其可能逆血流方向运行,进入下腔静脉所属分支,引起栓塞。

(3)来自肠系膜静脉等门静脉系统的栓子,可引起肝内门静脉分支的栓塞。

7.慢性肝淤血时,肝小叶中央区因严重淤血呈暗红色,肝小叶周边部肝细胞则因脂肪变性呈黄色,致使在肝的切面上出现红(淤血区)、黄(肝脂肪变区)相间的状似槟榔切面的条纹,称为槟榔肝。镜下见肝小叶中央肝窦高度扩张淤血、出血,肝细胞萎缩甚至消失。肝小叶周边部肝细胞脂肪变性。

8.(1)静脉受压:多种原因可压迫静脉引起静脉管腔狭窄或闭塞,血液回流障碍,导致组织或器官淤血。例如,肿瘤压迫局部静脉引起相应组织淤血;妊娠时增大的子宫压迫髂总静脉引起下肢淤血;肠疝嵌顿、肠套叠、肠扭转压迫肠系膜静脉引起肠管淤血;肝硬化时,肝内纤维组织增生和假小叶的形成,常压迫肝窦和小叶下静脉,静脉回流受阻,门静脉压升高,导致胃肠道和脾脏淤血。

(2)静脉腔阻塞:静脉血栓形成或侵入静脉内的肿瘤细胞形成瘤栓,可阻塞静脉血液回流,局部出现淤血。例如下肢深静脉血栓形成后,患者会出现患肢的淤血、水肿、疼痛等。

(3)心力衰竭:心力衰竭时,心脏不能排出正常容量的血液进入动脉,心腔内血液滞留,压力增高,阻碍了静脉的回流,造成淤血。二尖瓣或主动脉瓣狭窄和关闭不全、高血压病后期或心肌梗死等引起左心衰竭,肺静脉压增高,造成肺淤血。因慢性支气管炎、支气管扩张症、硅沉着病等疾病引起肺源性心脏病,右心出现衰竭,导致体循环淤血,常见有肝淤血,严重时脾、肾、胃肠道和下肢也出现淤血。

9.(1)软化、溶解和吸收:新形成的血栓内的纤溶酶激活和白细胞崩解释放的溶蛋白酶可使血栓软化并逐渐被溶解吸收。血栓的溶解快慢取决于血栓的大小和新旧程度。小的新鲜血栓可被快速完全溶解;大的血栓多为部分软化,若被血液冲击可形成碎片状或整个脱落,随血流运行到组织器官中,在与血栓大小相应的血管中停留,造成血栓栓塞。

(2)机化和再通:如果纤溶酶系统活性不足,血栓存在时间较长时则发生机化。在血栓形成后的1~2天,已开始有内皮细胞、成纤维细胞和肌成纤维细胞从血管壁长入血栓并逐渐取代血栓。由肉芽组织逐渐取代血栓的过程,称为血栓机化。较大的血栓约2周便可完全机化,此时血栓与血管壁紧密黏着不再脱落。在血栓机化过程中,由于水分被吸收,血栓干燥收缩或部分溶解而出现裂隙,周围新生的血管内皮细胞长入并被覆于裂隙表面形成新的血管,并相互吻合沟通,使被阻塞的血管部分重建血流,称为再通。

(3)钙化:长时间存在的血栓可发生钙盐沉着,称为钙化(calcification)。血栓钙化后成为静脉石或动脉石。机化的血栓在纤维组织玻璃样变的基础上也可发生钙化。

10.多数情况下,血栓形成对机体有不同程度的不利影响,这取决于血栓的部位、大小、类型和血管腔阻塞的程度,以及有无侧支循环的建立。

(1)阻塞血管:动脉血管管腔未完全阻塞时,可引起局部器官或组织缺血,实质细胞萎缩。若完全阻塞而又无有效的侧支循环时,则引起梗死。如脑动脉血栓引起脑梗死;心冠状动脉血栓引起心肌梗死。静脉血栓形成发生于深部静脉时,若未能建立有效的侧支循环,则引起淤血、水肿、出血,甚至坏死。

(2)栓塞:当血栓与血管壁黏着不牢固时,或在血栓软化、碎裂过程中,血栓整体或部分脱落成为栓子,随血流运行,引起栓塞。若栓子内含有细菌,可引起组织的败血性梗死或脓肿形成。

(3)心瓣膜变形:风湿性心内膜炎和感染性心内膜炎时,心瓣膜上可反复形成血栓,发生机化后可使瓣膜增厚变硬、瓣叶之间粘连,造成瓣膜口狭窄;瓣膜增厚、卷缩,腱索增粗缩短,则引起瓣膜关闭不全。

(4)广泛性出血:微循环内广泛性纤维素性血栓形成,在纤维蛋白凝固过程中凝血因子大量消耗,加上纤维素形成后促使纤溶酶原激活,导致血液凝固障碍,可引起患者全身广泛性出血和休克。

(四)病案分析题

1.可能发生肺动脉栓塞。其发生机制:①患者手术时,可有不同程度失血,继而血小板增多、黏性增加,凝血因子活化使血液凝固性增加;②卧床休息导致下肢血流缓慢;③组织损伤也可使凝血因子Ⅲ增多等,具备形成血栓的条件,可能在下肢静脉内形成血栓;④患者起床上厕所活动后血栓脱落,造成肺动脉大分支栓塞,从而导致呼吸困难、缺氧和休克。

2.心脏:心肌贫血性梗死,具体表现为细胞结构消失,组织轮廓存在。原因:冠状动脉硬化导致心肌缺血,心肌组织结构致密,血管吻合支少。

肺:急性肺淤血,具体表现为肺泡壁毛细血管扩张充血,肺泡腔内充满水肿液伴漏出性出血。原因:左心衰竭所致肺循环淤血。

第三章 炎 症 ▷▷▷▷
··

一、选择题

(一)A型题

1.引起炎症最常见的因素是

  A.坏死组织   B.物理性因素   C.化学性因素

  D.生物性因素   E.异常免疫反应

2.下列哪项最符合炎症的概念

  A.是致炎因子引起的血管反应

  B.是组织对损伤的防御反应

  C.是具有血管系统的活体组织的损伤反应

  D.是具有血管系统的活体组织对致炎因子引起的损伤所发生的以防御为主的反应

  E.是机体血管系统对致炎因子所产生的反应

3.炎症局部的基本病变是

  A.变性、坏死、增生   B.变质、渗出、增生   C.炎症介质的释放

  D.血管变化及渗出物形成   E.局部物质代谢紊乱

4.哪一项是渗出液对机体的有害作用

  A.带来多种抗体、补体及溶菌物质

  B.体腔内纤维素渗出并发生机化

  C.稀释毒素及有害刺激物

  D.纤维素渗出可限制细菌蔓延

  E.纤维素渗出有利于白细胞的吞噬作用

5.炎症最有防御意义的改变是

  A.白细胞渗出   B.分解代谢亢进   C.血浆渗出

  D.纤维素渗出   E.炎症介质形成

6.炎症速发性短暂反应时,血管壁通透性增高的机制是

  A.细静脉内皮细胞收缩   B.细动脉内皮损伤   C.血管基膜降解

  D.内皮细胞吞饮作用增强   E.穿胞通道开放活跃

7.下列哪项不属于炎症灶内代谢变化

  A.分解代谢增高   B.胶体渗透压增高   C.晶体渗透压增高

D.耗氧量增高　　　　　　　E.代谢性碱中毒

8.渗出液与漏出液在下列哪项无明显区别

    A.蛋白量　　　　　　　　B.细胞数　　　　　　　　C.比重

    D.凝固性　　　　　　　　E.液体量

9.炎症时白细胞渗出聚集在局部组织内的现象称为白细胞

    A.附壁　　　　　　　　　B.游出　　　　　　　　　C.浸润

    D.黏着　　　　　　　　　E.运动

10.炎症时吞噬细胞杀灭、清除病原体或异物主要依靠细胞内的

    A.高尔基复合体　　　　　B.滑面内质网　　　　　　C.溶酶体

    D.粗面内质网　　　　　　E.线粒体

11.从腹腔中抽出的液体特征为:高比重,静置后凝固,混浊且呈黄色。其最可能是下列何种疾病引起的

    A.右心衰竭　　　　　　　B.门脉性肝硬化　　　　　C.腹膜炎

    D.肾小球肾炎　　　　　　E.腹部肿瘤

12.炎症时炎细胞渗出的主要因素是

    A.血管壁通透性增高

    B.血管内压过高

    C.血管壁严重受损使白细胞漏出

    D.炎症介质的作用

    E.血浆胶体渗透压升高

13.趋化作用是指白细胞的

    A.边集、附壁及其在组织内游走

    B.自血管内游出的过程

    C.吞噬、黏着病原体的过程

    D.沿血管壁作阿米巴运动

    E.向着某些化学物质定向游走

14.假膜性炎是以下列哪种成分渗出为主

    A.白蛋白　　　　　　　　B.球蛋白　　　　　　　　C.红细胞

    D.白细胞　　　　　　　　E.纤维蛋白

15.渗出物中出现下列哪种成分,表示血管损害最重

    A.白蛋白　　　　　　　　B.球蛋白　　　　　　　　C.红细胞

    D.白细胞　　　　　　　　E.纤维蛋白原

16.渗出的炎细胞中哪种移动最迅速

    A.巨噬细胞　　　　　　　B.中性粒细胞　　　　　　C.淋巴细胞

    D.浆细胞　　　　　　　　E.嗜碱性粒细胞

17.以变质性炎为主的疾病是

　　A.大叶性肺炎　　　　　　　B.脑膜炎　　　　　　　　C.病毒性肝炎

　　D.细菌性痢疾　　　　　　　E.小叶性肺炎

18.绒毛心是指心外膜的

　　A.纤维素性炎　　　　　　　B.浆液性炎　　　　　　　C.化脓性炎

　　D.增生性炎　　　　　　　　E.变质性炎

19.假膜性炎是指

　　A.皮肤的纤维素性炎　　　　B.黏膜的化脓性炎　　　　C.浆膜的纤维素性炎

　　D.浆膜的化脓性炎　　　　　E.黏膜的纤维素性炎

20.假膜是由大量

　　A.纤维蛋白及白细胞、脱落上皮细胞组成

　　B.白细胞及组织碎屑、浆液组成

　　C.浆液及红细胞、白细胞组成

　　D.血小板及红细胞、白细胞组成

　　E.红细胞、白细胞、巨噬细胞组成

21.以中性粒细胞渗出为主伴组织坏死的炎症是

　　A.假膜性炎　　　　　　　　B.浆液性炎　　　　　　　C.出血性炎

　　D.肉芽肿性炎　　　　　　　E.化脓性炎

22.急性炎症引起局部肿胀的主要因素是

　　A.充血及渗出　　　　　　　B.局部组织分子浓度升高

　　C.组织细胞增生　　　　　　D.炎症介质的形成

　　E.组织细胞变性坏死

23.急性炎症时组织变红的主要原因是

　　A.组织水肿　　　　　　　　B.血管扩张充血　　　　　C.血管内血栓形成

　　D.肉芽组织形成　　　　　　E.组织内炎细胞浸润

24.急性化脓性炎症组织中最多的炎细胞是

　　A.中性粒细胞　　　　　　　B.嗜酸性粒细胞　　　　　C.淋巴细胞

　　D.浆细胞　　　　　　　　　E.巨噬细胞

25.慢性炎症组织中最常见的炎细胞是

　　A.嗜酸性粒细胞　　　　　　B.淋巴细胞　　　　　　　C.肥大细胞

　　D.嗜碱性粒细胞　　　　　　E.中性粒细胞

26.炎性息肉的结构特点是

　　A.结缔组织增生形成境界清楚的结节状病灶

　　B.淋巴细胞增生形成的结节状病灶

　　C.多核巨细胞形成的结节状病灶

　　D.结缔组织和多核巨细胞增生形成的结节状病灶

E.黏膜上皮、腺上皮和肉芽组织增生并向黏膜表面突出

27.炎症介质的主要作用是使

    A.局部氢离子浓度升高   B.组织分解代谢加强   C.细胞酶系统障碍

    D.组织间液渗透压增高   E.血管壁通透性增高

28.脓细胞是指

    A.吞噬化脓菌的中性粒细胞   B.单核细胞

    C.渗出的中性粒细胞   D.变性坏死的中性粒细胞

    E.吞噬了病原体的炎细胞

29.炎症局部疼痛的主要因素是神经末梢被

    A.细胞增生压迫

    B.渗出物压迫及炎症介质刺激

    C.局部充血及血流量增多刺激

    D.组织分解代谢加强刺激

    E.局部组织变性坏死刺激

30.肉芽肿主要由下列哪种细胞增生而成

    A.肥大细胞   B.巨噬细胞   C.淋巴细胞

    D.成纤维细胞   E.中性粒细胞

31.患者,女,30岁,腰椎结核并在腰椎旁形成冷脓肿,破溃后流脓不断。此处已形成

    A.空洞   B.瘘管   C.溃疡

    D.窦道   E.糜烂

32.患者,男,26岁,肛旁脓肿破溃后流脓不断。入院检查,肛旁创口为外口,内口与直肠相通,此病理通道是

    A.空洞   B.瘘管   C.窦道

    D.溃疡   E.糜烂

33.患者,男,55岁,患支气管扩张症合并感染,形成支气管瘘、胸腔积脓。其胸腔积液镜检可见大量

    A.红细胞   B.单核细胞   C.中性粒细胞

    D.纤维素   E.淋巴细胞

34.患者,女,23岁,患风湿病4年,听诊可以闻及心包摩擦音。考虑心包膜表面渗出物的主要成分是

    A.脓液   B.纤维素   C.中性粒细胞

    D.淋巴细胞   E.红细胞

35.患者,女,42岁,咽痛、发热(38℃)两天后,突然高热、寒战,继之皮肤、黏膜出现多发性出血斑点,全身淋巴结及脾脏轻度肿大。查血:白细胞总数$13.5 \times 10^9/L$,分叶核60%,杆状核25%。血培养检出葡萄球菌。此时患者为

    A.毒血症   B.菌血症   C.败血症

D.脓毒败血症　　　　　　　　E.中毒性休克

36.患者手臂被开水烫伤后红肿、疼痛,冷敷后稍减轻,但未起水疱。此种病变应称为

　　A.淤血　　　　　　　　　　B.浆液性炎　　　　　　　C.炎性水肿

　　D.脓肿　　　　　　　　　　E.蜂窝织炎

37.患者,男,50岁,X线片检查发现右肺上叶有直径3cm的高密度阴影,边界较清,密度不甚均匀。该病变经手术切除,标本进行病理检查发现:主要为纤维组织增生,部分区域肺泡上皮及支气管上皮增生,单核细胞、淋巴细胞浸润。此时应诊断为

　　A.肺的良性肿瘤　　　　　　B.肺的肉芽肿性炎　　　　C.间质性肺炎

　　D.肺的瘢痕形成　　　　　　E.肺的炎性假瘤

38.变质是指

　　A.炎症局部组织发生的变性、坏死

　　B.炎症局部组织发生的水肿、坏死

　　C.炎症局部组织发生的萎缩、坏死

　　D.炎症局部组织发生的坏死、纤维化

　　E.炎症局部组织发生的坏死、化生

39.浆液性炎症渗出液中的蛋白成分主要是

　　A.纤维蛋白　　　　　　　　B.白蛋白　　　　　　　　C.球蛋白

　　D.血红蛋白　　　　　　　　E.脂蛋白

40.有关浆液性炎的描述,下列哪项是错误的

　　A.多见于黏膜、浆膜　　　　B.渗出的蛋白主要是白蛋白

　　C.可有少量中性粒细胞浸润　D.局部组织不会发生变性、坏死

　　E.后期可有组织的增生

41.化脓菌感染时,局部组织浸润的炎细胞主要是

　　A.淋巴细胞　　　　　　　　B.嗜酸性粒细胞　　　　　C.中性粒细胞

　　D.巨噬细胞　　　　　　　　E.浆细胞

42.过敏性哮喘患者,其支气管壁浸润的炎细胞主要是

　　A.淋巴细胞　　　　　　　　B.嗜酸性粒细胞　　　　　C.中性粒细胞

　　D.巨噬细胞　　　　　　　　E.浆细胞

43.寄生虫感染时,炎症病灶中主要浸润的炎细胞是

　　A.淋巴细胞　　　　　　　　B.嗜酸性粒细胞　　　　　C.嗜中性粒细胞

　　D.巨噬细胞　　　　　　　　E.浆细胞

44.关于白细胞渗出的描述错误的是

　　A.白细胞渗出是一个主动的、耗能的过程

　　B.白细胞渗出过程包括靠边、附壁、游出和趋化

　　C.白细胞的渗出与血管壁的通透性有关

　　D.白细胞渗出的部位主要是毛细血管和细静脉

E.急性炎症早期以嗜中性粒细胞渗出为主

45.具有调理素作用的补体成分是

    A. C3b   B. C3a   C. C5a

    D. C7   E. C8

46.被称为过敏毒素的物质是

    A. C3a 和 C3b   B. C3a 和 C5a   C.组胺

    D.缓激肽   E. 5-羟色胺

47.阿司匹林等非甾体消炎药之所以具有解热止痛的功能是由于抑制了下列哪种物质的产生

    A.前列腺素   B.白细胞三烯   C.组胺

    D.缓激肽   E.一氧化氮

48.下列疾病中属于浆液性炎的是

    A.Ⅱ度烧伤   B.病毒性肝炎   C.急性肾小球肾炎

    D.细菌性痢疾   E.小叶性肺炎

49.下列疾病中属于纤维素性炎的是

    A.风湿性关节炎   B.病毒性肝炎   C.急性肾小球肾炎

    D.白喉   E.小叶性肺炎

50.下列疾病中属于变质性炎的是

    A.伤寒   B.病毒性肝炎   C.膜性肾小球肾炎

    D.大叶性肺炎   E.细菌性痢疾

51.下列疾病中属于化脓性炎的是

    A.伤寒   B.病毒性肝炎   C.急性肾小球肾炎

    D.小叶性肺炎   E.细菌性痢疾

52.关于炎症介质的描述错误的是

    A.是在炎症过程中产生并参与炎症反应的化学介质

    B.可来自细胞和血液

    C.主要通过与靶细胞表面的受体结合发挥作用

    D.一种炎症介质可作用于一种或多种靶细胞

    E.炎症介质产生后在局部可持续存在

(二)B 型题

    A.变质性炎   B.化脓性炎   C.增生性炎

    D.浆液性炎   E.假膜性炎

1.乙型脑炎属于

2.流行性脑膜炎属于

3.细菌性痢疾属于

A.中性粒细胞　　　　　B.嗜酸性粒细胞　　　　C.淋巴细胞

D.单核细胞　　　　　　E.肥大细胞

4.急性化脓性炎局部浸润的主要炎细胞是

5.寄生虫感染局部浸润的主要炎细胞是

6.病毒感染局部浸润的主要炎细胞是

A.朗汉斯巨细胞　　　　B.异物巨细胞　　　　　C.嗜碱性粒细胞

D.嗜酸性粒细胞　　　　E.中性粒细胞

7.在过敏性哮喘的支气管壁上可见

8.在外科缝线周围的是

9.在结核结节中的是

A.金黄色葡萄球菌　　　B.溶血性链球菌　　　　C.大肠杆菌

D.肺炎双球菌　　　　　E.变形杆菌

10.引起脓肿最常见的病原菌是

11.引起蜂窝织炎常见的病原菌是

A.化脓菌入血大量繁殖及产生毒素,引起全身各器官多发性脓肿

B.细菌入血大量繁殖,产生毒素,引起明显全身症状

C.少量细菌入血,很快被单核巨噬细胞系统清除

D.大量细菌毒素或毒性代谢产物入血,引起明显全身症状

E.细菌在局部病灶内大量繁殖

12.败血症是指

13.脓毒败血症是指

14.毒血症是指

A.PG　　　　　　　　　B.组胺　　　　　　　　C.C3a 和 C5a

D.C3b　　　　　　　　　E.溶酶体酶

15.具有致痛作用的炎症介质是

16.具有调理素作用的炎症介质是

17.被称为过敏毒素的炎症介质是

A.小叶性肺炎　　　　　B.大叶性肺炎　　　　　C.慢性支气管炎

D.肺结核　　　　　　　E.肺气肿

18.属于纤维素性炎的疾病是

19.属于化脓性炎的疾病是

20.属于肉芽肿性炎的疾病是

(三)X 型题

1.炎症的基本病理变化包括

A.变质　　　　　　　　B.化生　　　　　　　　C.增生

D.渗出　　　　　　　　E.钙化

2.渗出液的特点有

    A.较混浊   B.相对密度高   C.含细胞数少

    D.静置时可凝固   E.含蛋白质

3.血管壁通透性增加的机制有

    A.内皮细胞收缩

    B.内皮细胞损伤

    C.新生毛细血管壁的高通透性

    D.白细胞附壁

    E.内皮细胞穿胞作用增强

4.炎症介质的作用包括

    A.扩张血管

    B.血管壁通透性增高

    C.趋化作用

    D.发热

    E.疼痛

5.炎症病灶中纤维素渗出对机体有利的方面有

    A.发生机化粘连   B.促进吞噬细胞吞噬   C.防止细菌扩散

    D.使病灶局限化   E.组织再生修复的支架

6.炎症增生包括

    A.上皮增生   B.毛细血管增生   C.腺体增生

    D.巨噬细胞增生   E.纤维组织增生

7.炎症增生有别于肿瘤性增生的是

    A.机体的异常增生   B.机体的修复增生过程

    C.机体的防御为主的反应   D.增生组织无异型性

    E.病因去除后增生停止

8.关于白细胞渗出过程,下列哪些不正确

    A.是一个耗能的主动过程

    B.发生在局部血液循环障碍的基础上

    C.白细胞游走无方向性

    D.大量糖皮质激素可抑制白细胞游出

    E.是由于血管壁损伤,白细胞从损伤处漏出

9.浆液性渗出易发生于

    A.皮肤   B.浆膜   C.黏膜

    D.疏松结缔组织   E.致密结缔组织

10.白细胞渗出的防御作用是

    A.吞噬病原体   B.参与免疫反应   C.杀伤与降解吞噬体

D.稀释毒素　　　　　　　　E.吸收渗出液

11.下列哪些属于增生性炎症
　　A.子宫颈炎性息肉　　　　B.急性肾小球肾炎　　　　C.急性肾盂肾炎
　　D.伤寒　　　　　　　　　E.炎性假瘤

12.下列哪些是感染性肉芽肿
　　A.伤寒肉芽肿　　　　　　B.结核肉芽肿　　　　　　C.矽结节
　　D.胶质小结　　　　　　　E.异物肉芽肿

13.单核巨噬细胞可演变为
　　A.伤寒细胞　　　　　　　B.类上皮细胞　　　　　　C.泡沫细胞
　　D.朗汉斯巨细胞　　　　　E.异物巨细胞

14.蜂窝织炎病变不易局限的原因主要是
　　A.发生在较疏松组织　　　B.细菌分泌链激酶　　　　C.组织坏死明显
　　D.细菌分泌透明质酸酶　　E.无肉芽组织包裹

15.下列哪些物质是炎症介质
　　A.三磷酸腺苷　　　　　　B.补体　　　　　　　　　C.5-羟色胺
　　D.组胺　　　　　　　　　E.前列腺素

16.炎症的全身反应包括
　　A.发热　　　　　　　　　B.白细胞增多
　　C.单核巨噬细胞系统增生　D.贫血
　　E.恶病质

17.下列属于化脓性炎的是
　　A.小叶性肺炎　　　　　　B.白喉性心肌炎　　　　　C.急性肾盂肾炎
　　D.疖　　　　　　　　　　E.急性阑尾炎

18.炎症局部以嗜酸性粒细胞浸润为主的疾病是
　　A.血吸虫病　　　　　　　B.过敏性哮喘　　　　　　C.病毒性肝炎
　　D.细菌性痢疾　　　　　　E.大叶性肺炎

19.组胺的作用包括
　　A.血管扩张　　　　　　　B.血管壁通透性增加
　　C.对嗜酸性粒细胞有趋化作用
　　D.疼痛　　　　　　　　　E.发热

20.纤维素性炎常见的发病部位包括
　　A.黏膜　　　　　　　　　B.浆膜　　　　　　　　　C.肺
　　D.肝　　　　　　　　　　E.肾

21.渗出性炎包括
　　A.浆液性炎　　　　　　　B.纤维素性炎　　　　　　C.化脓性炎
　　D.卡他性炎　　　　　　　E.出血性炎

22.下列属于纤维素性炎的疾病有

　　A.气管白喉　　　　　　　　B.大叶性肺炎　　　　　　C.绒毛心

　　D.细菌性痢疾　　　　　　　E.急性肾小球肾炎

23.关于化脓性炎的描述正确的是

　　A.主要由化脓菌引起

　　B.病变特点是以中性粒细胞渗出为主，同时伴有组织坏死

　　C.化脓是中性粒细胞释放的蛋白水解酶对坏死组织溶解液化的过程

　　D.脓肿主要由金黄色葡萄球菌引起

　　E.蜂窝织炎主要由链球菌引起

24.关于慢性炎症的描述正确的是

　　A.病变以增生为主

　　B.局部浸润的炎细胞以淋巴细胞、浆细胞和巨噬细胞为主

　　C.常常有成纤维细胞的增生

　　D.组织损伤主要由致炎因子引起

　　E.炎性假瘤属于特异性慢性炎症

25.具有吞噬作用的细胞主要包括

　　A.巨噬细胞　　　　　　　　B.淋巴细胞　　　　　　　C.嗜酸性粒细胞

　　D.中性粒细胞　　　　　　　E.肥大细胞

二、非选择题

(一)名词解释

1.炎症　2.变质　3.渗出　4.炎细胞浸润　5.炎症介质　6.趋化作用　7.变质性炎　8.渗出性炎　9.浆液性炎　10.纤维素性炎　11.化脓性炎　12.假膜性炎　13.蜂窝织炎　14.脓肿　15.炎性肉芽肿　16.炎性假瘤　17.菌血症　18.毒血症　19.败血症　20.脓毒败血症

(二)填空题

1.炎症局部的基本病变是__①__、__②__和__③__,其中__④__是炎症过程的中心环节。

2.组织损伤后,很快发生血流动力学改变,其顺序为：__①__、__②__、__③__。

3.血管壁通透性增高的机制为：__①__、__②__、__③__、__④__。

4.炎症时液体渗出最主要的机制是__①__。

5.白细胞从血管里游出到炎症病灶要经过__①__、__②__、__③__三个过程,这是一个__④__过程。

6.炎症时的渗出包括__①__渗出和__②__渗出。

7.具有吞噬能力的细胞主要有__①__和__②__。前者又称__③__,后者又称__④__。

8.常见的炎症介质来自细胞的有：__①__、__②__、__③__、__④__等。

9.常见的渗出性炎可分为： ① 、 ② 、 ③ 、 ④ 。

10.急性炎症早期及化脓性炎的主要炎细胞是 ① ,炎症后期及慢性炎症的主要炎细胞是 ② 、 ③ ,寄生虫感染及变态反应的主要炎细胞是 ④ ,病毒感染的主要炎细胞是 ⑤ 。

11.心包膜发生 ① 可导致绒毛心。

12.纤维素性炎是以 ① 渗出为主的炎症,好发于 ② 、 ③ 和 ④ 。

13.根据炎症局部病变的性质可将炎症分为： ① 、 ② 、 ③ 三类。

14.急性炎症的病变常以 ① 、 ② 为主,局部浸润的炎细胞主要是 ③ 。

15.慢性炎症的病变常以 ① 为主,局部浸润的炎细胞主要是 ② 、 ③ 、 ④ 。

16.手术缝线引起的肉芽肿称 ① 性肉芽肿,其主要细胞成分是 ② 、 ③ 、 ④ 。

17.炎症的局部表现为： ① 、 ② 、 ③ 、 ④ 、 ⑤ 。

18.炎症时的全身反应有： ① 、 ② 、 ③ 等。

19.炎症局部以损伤为主的病变是 ① ,以抗损伤为主的病变是 ② 、 ③ 。

20.发生在疏松结缔组织的弥漫性化脓性炎称 ① ,主要由 ② 菌引起,因其能释放 ③ 和 ④ 而使病变弥漫并扩散。伴脓腔形成的局限性化脓性炎称 ⑤ ,主要由 ⑥ 菌引起,因其能释放 ⑦ 而使病变局限化。

21.白细胞吞噬过程可分 ① 、 ② 、 ③ 三阶段。炎症时白细胞渗出的主要防御功能表现为 ④ 和 ⑤ 。

22.炎症的结局为： ① 、 ② 、 ③ 。

23.炎症经血道扩散可引起 ① 、 ② 、 ③ 、 ④ 等四症。

24.炎症介质的主要作用是 ① 和 ② 、 ③ 、 ④ 、 ⑤ 。

(三)问答题

1.简述白细胞在炎症中的作用。

2.为何说炎症是一种防御为主的病理过程?

3.简述炎性增生的主要成分及其在炎症中的作用。

4.列表说明脓肿与蜂窝织炎的区别。

5.简述炎症的局部临床表现及其产生的病理基础。

6.简述液体渗出的意义。

7.请说明漏出液和渗出液的区别及其意义。

8.简述血管壁通透性增加的机制。

9.简述慢性炎症的类型,并说明其病变特点。

10.举例说明急性炎症的主要病理类型及病变特点。

(四)病例分析题

患者,女,60岁。1周前患者用手指挤压鼻尖部疖肿,病灶逐渐扩大,局部红、肿、热、痛,就诊于当地乡镇医院,效果欠佳。患者3天前出现高热、头痛,体温最高达39.4℃。1天前出现恶心、呕吐,呕吐物为胃内容物,无腹泻;并出现右侧上下肢麻痹,伴活动障碍而急诊入院。

既往史:平常经常发生皮肤疖肿;糖尿病病史 3 年,血糖控制不理想;患者 4 周前颈后部发生痈,经当地医院切开引流好转。

试分析:

1.患者鼻尖红、肿、热、痛的发生机制。

2.疖和痈属于哪种类型的炎症?二者有何区别?常见病因是什么?

3.患者挤压鼻尖部疖肿的行为是否恰当?患者出现剧烈头痛、呕吐,右侧上下肢麻痹,伴活动障碍等表现,结合所学知识和现病史,思考其可能发生的部位及病变。

4.结合既往史,患者经常发生皮肤疖肿,可能与罹患哪种疾病有关?

参考答案

一、选择题

(一)A 型题

1.D	2.D	3.B	4.B	5.A	6.A	7.E	8.E	9.C	10.C
11.C	12.D	13.E	14.E	15.C	16.B	17.C	18.A	19.E	20.A
21.E	22.A	23.B	24.A	25.B	26.E	27.E	28.D	29.E	30.B
31.D	32.B	33.C	34.B	35.C	36.C	37.E	38.A	39.B	40.D
41.C	42.B	43.B	44.C	45.A	46.B	47.A	48.A	49.D	50.B
51.D	52.E								

(二)B 型题

1.A	2.B	3.E	4.A	5.B	6.C	7.D	8.B	9.A	10.A
11.B	12.B	13.A	14.D	15.A	16.D	17.C	18.B	19.A	20.D

(三)X 型题

1.ACD	2.ABDE	3.ABCDE	4.ABCE	5.BCDE	6.ABCDE
7.BCDE	8.CE	9.ABCD	10.ABC	11.ABDE	12.AB
13.ABCDE	14.ABD	15.BCDE	16.ABC	17.ACDE	18.AB
19.ABC	20.ABC	21.ABCE	22.ABCD	23.ABCDE	24.ABC
25.AD					

二、非选择题

(一)名词解释

1.炎症是指具有血管系统的活体组织对致炎因子的损伤发生的以防御为主的反应。

2.炎症局部组织发生的各种变性、坏死统称为变质。

3.炎症区血管内的液体、蛋白质和白细胞通过血管壁进入组织间隙、体腔、体表的过程叫渗出。

4.炎症过程中渗出的白细胞聚集于炎症局部组织内的现象称炎细胞浸润。

5.炎症介质指炎症过程中产生并参与引起炎症反应的化学物质。

6.渗出的白细胞向着炎症灶化学刺激物所在部位作单向移动的过程叫作趋化作用。

7.变质性炎是局部组织和细胞的明显变性和坏死,而渗出和增生性变化属于较轻微的炎症。

8.渗出性炎是以渗出性变化为主,而变质和增生性变化较轻的炎症。

9.浆液性炎是以浆液渗出为主的炎症,内含少量白细胞与纤维素的炎症,发生于疏松结缔组织、皮肤、黏膜和浆膜等处。

10.纤维素性炎是以纤维素渗出为主的炎症,内含白细胞,好发于黏膜、浆膜和肺。

11.化脓性炎是中性粒细胞大量渗出,伴有不同程度的组织坏死和脓液形成的炎症。

12.当纤维素性炎发生在黏膜时,渗出的纤维素、白细胞和其下的坏死黏膜组织形成一层灰白色的膜状物,称为假膜,这种炎症称为假膜性炎。

13.蜂窝织炎是疏松结缔组织的弥漫性化脓性炎,好发于皮肤、肌肉和阑尾等处,主要由溶血性链球菌引起。

14.脓肿为局限性的化脓性炎,伴有脓腔形成,多见于皮下组织、肺、肝、脑等处,主要由金黄色葡萄球菌引起。

15.炎性肉芽肿为特异性增生性炎,一般呈慢性经过,特点是巨噬细胞及其演化的细胞增生,形成境界清楚的结节状病灶。

16.炎性假瘤是组织炎性增生形成境界清楚的肿瘤样团块,肉眼和 X 线上都与肿瘤相似,好发于眼眶和肺等处,其有多种成分增生形成。

17.菌血症是指细菌在局部病灶生长繁殖,并经血管或淋巴管入血,血中可查到病原菌,但无明显全身中毒症状。

18.毒血症是指大量细菌毒素或毒性代谢产物被吸收入血,引起全身中毒症状和病理变化,如高热、寒战及实质细胞变性坏死。

19.败血症是指细菌入血后大量繁殖,并产生毒素,引起全身中毒症状和病理变化,如高热、寒战、皮肤黏膜的出血点及脾大等。

20.脓毒败血症是指化脓菌引起的败血症,化脓菌不仅在血中繁殖,且随血流播散,除败血症表现外,由于化脓菌团栓塞可引起肺、肾、肝、皮肤的多发性小脓肿。

(二)填空题

1.①变质　②渗出　③增生　④血管反应

2.①细动脉短暂收缩　②细动脉、毛细血管充血,血流加速　③小静脉充血,血流减慢,血流停滞

3.①内皮细胞收缩　②内皮细胞损伤　③内皮细胞穿胞作用增强　④新生毛细血管壁的高通透性

4.①毛细血管壁的通透性增高

5.①边集、附壁 ②黏着 ③游出 ④主动、耗能

6.①液体 ②白细胞

7.①中性粒细胞 ②单核细胞(巨噬细胞) ③小吞噬细胞 ④大吞噬细胞

8.①血管活性胺 ②花生四烯酸的代谢产物 ③白细胞产物和溶酶体成分 ④细胞因子

9.①浆液性炎 ②纤维素性炎 ③化脓性炎 ④出血性炎

10.①中性粒细胞 ②巨噬细胞 ③淋巴细胞 ④嗜酸性粒细胞 ⑤淋巴细胞

11.①纤维素性炎

12.①纤维蛋白 ②黏膜 ③浆膜 ④肺

13.①变质性炎 ②渗出性炎 ③增生性炎

14.①变质 ②渗出 ③中性粒细胞

15.①增生 ②淋巴细胞 ③巨噬细胞 ④浆细胞

16.①异物 ②异物巨细胞 ③巨噬细胞 ④成纤维细胞

17.①红 ②肿 ③热 ④痛 ⑤功能障碍

18.①发热 ②白细胞增多 ③单核巨噬细胞系统增生及功能增强

19.①变质 ②渗出 ③增生

20.①蜂窝织炎 ②溶血性链球 ③透明质酸酶 ④链激酶 ⑤脓肿 ⑥金黄色葡萄球 ⑦血浆凝固酶

21.①识别和黏着 ②吞入 ③杀伤和降解 ④吞噬作用 ⑤免疫作用

22.①痊愈 ②迁延不愈转为慢性 ③蔓延扩散

23.①菌血症 ②毒血症 ③败血症 ④脓毒败血症

24.①扩张小血管 ②使血管壁通透性增高 ③白细胞趋化作用 ④致热和致痛 ⑤组织损伤

(三)问答题

1.①吞噬作用:白细胞游出到炎症灶后,吞噬和消化病原体及组织碎片的过程。②免疫反应:巨噬细胞处理抗原,将抗原信息递呈给 T 淋巴细胞、B 淋巴细胞;再次接触抗原时,免疫活化的 T 细胞产生细胞因子,B 细胞产生抗体而参与免疫反应。③组织损伤:可释放炎症介质及溶酶体酶等。

2.在炎症的基本病理过程中,渗出和增生是以防御为主的病变。①白细胞从血管内游出到炎症局部,与病原体或组织碎片接触后就能伸出伪足将其包围并逐渐摄入胞浆中予以杀死和消化,这是人体消灭致病因子的一种重要手段。②炎症时一定量液体渗出对人体有保护作用。如渗出的液体可稀释、吸附、中和毒素和杀菌;渗出的纤维素可包围病灶,使之局限化,并能形成支架,促进白细胞发挥吞噬作用和便于组织修复。③炎症时增生的单核巨噬细胞可吞噬病原微生物,清除坏死碎片,参与免疫反应;增生的成纤维细胞和毛细血管内皮细胞,可形成炎性肉芽组织,便于进行修复,防止炎症扩散等。④炎症时一定程度的发热能提高白细胞的吞噬功能,促使抗体形成,促进干扰素产生等,有利于机

体与有害因素做斗争。⑤炎症时血液内白细胞增多、单核吞噬细胞系统增生等也是机体防御反应的另一道防线。

总之,机体通过炎症反应,局限和消灭损伤因子,清除和吸收死亡细胞,最后使局部组织得以修复。所以炎症是机体天然的防御反应,没有炎症反应,细菌就无法控制,创伤就不能愈合。然而,要"一分为二"地看待炎症,炎症时的变质变化是一种损伤为主的反应,而且过度的渗出、增生、发热对人体也有损伤作用。严重的过敏反应性炎症甚至可威胁患者的生命,此时要采取措施控制炎症。

3.炎性增生的主要成分是炎区内的成纤维细胞、血管内皮细胞、单核巨噬细胞,以及上皮细胞或实质细胞。增生具有一定的防御意义,如巨噬细胞吞噬和清除病原微生物及崩解坏死物质;增生的成纤维细胞、血管内皮细胞和炎细胞共同构成炎性肉芽组织,具有局限炎症和修复组织损伤的作用;炎症灶中其他成分的增生可填补该处的组织缺损。但过度增生可使原有组织遭受破坏,影响器官的功能,如肝炎后肝硬化和心肌炎后的心肌硬化等。

4.脓肿与蜂窝织炎的比较见表 3-1。

表 3-1　脓肿与蜂窝织炎的比较

	脓肿	蜂窝织炎
定义	局限性化脓性炎	弥漫性化脓性炎
致病菌	金黄色葡萄球菌	溶血性链球菌
产生机制	细菌产生血浆凝固酶,能使渗出的纤维蛋白原转变为纤维素,使病变局限	细菌产生透明质酸酶,溶解结缔组织基质中的透明质酸;产生链激酶,溶解纤维素,使病变弥漫
部位	皮下和内脏	疏松结缔组织如皮下、肌肉和阑尾
病理变化	在局部形成一个圆形或不规则的脓腔,内有大量中性粒细胞和脓液,周围可有脓肿膜	病变组织明显肿胀,大量中性粒细胞弥漫浸润,与周围组织无明显分界
转归	小的脓肿可吸收,大的需切开排脓,可形成溃疡、窦道、瘘管	轻者可吸收消散,重者经淋巴道扩散引起局部淋巴结肿大及全身中毒

5.炎症的局部表现包括红、肿、热、痛和功能障碍,以体表的急性炎症最为明显。局部发红、发热是由于局部血管扩张、血流加快,局部代谢增强,产热增多所致。局部肿胀与局部炎性充血及渗出物的积聚有关,尤其是水肿,慢性炎症时主要与局部组织增生有关。疼痛是由于局部肿胀压迫以及炎症介质如前列腺素、缓激肽等刺激神经末梢引起。炎性渗出物造成的局部压迫、阻塞及炎症灶内的实质细胞变性、坏死,则可引起局部组织的功能障碍。

6.炎症时液体渗出是机体对致炎因子损伤的防御反应:①稀释、中和毒素,减轻毒素对局部的损伤,并为局部组织带来营养物质;②渗出液中所含的抗体、补体和溶菌酶等有利于杀灭病原微生物;③渗出液中的纤维素交织成网,可以限制病原微生物的移动,便于白细胞的吞噬以消灭病原微生物,在炎症的后期成为修复的支架,并有利于成纤维细胞产生胶原纤维;④渗出液中的白细胞吞噬和杀灭病原微生物;⑤渗出液中的病原微生物和毒素可随淋巴液回流到局部淋巴结,刺激机体产生细胞免疫和体液免疫。

但渗出液过多可影响器官功能和压迫局部组织,给机体带来危害。如严重的喉头水肿可引起窒息,心包积液或胸腔积液可压迫心脏或肺脏。纤维素渗出过多,如果不能被吸收可发生机化和粘连。

7.渗出液的产生是由于血管壁通透性增加及白细胞游出血管所致,漏出液主要是由于血管内流体静压升高时血管内的液体漏出所致。渗出液内含有较多的蛋白及细胞成分,外观混浊,比重大,静止时能自凝,Rivalta试验阳性;漏出液蛋白、细胞数较少,外观淡黄色、透亮,比重轻,静止时不会自凝,Rivalta试验阴性。

渗出液还是漏出液的鉴别,可有助于疾病的诊断,进行正确的治疗。

8.血管壁通透性增加的机制包括血管内皮细胞的收缩、内皮细胞的损伤、内皮细胞穿胞作用加强及新生毛细血管的高通透性

9.根据慢性炎症的形态学特点,慢性炎症可分为一般慢性炎症(非特异性慢性炎)和肉芽肿性炎。

一般慢性炎症的主要形态学特点:①常有较明显的成纤维细胞、血管内皮细胞,以及上皮、腺体和实质细胞等的增生,以替代和修复损伤的组织;②组织破坏主要由致炎因子的持续作用或炎细胞引起;③炎症灶内浸润的炎细胞主要为淋巴细胞、浆细胞和巨噬细胞。

肉芽肿性炎是一种特殊的慢性炎症,炎症局部以巨噬细胞及其衍生的细胞增生形成境界清楚的结节状病灶(即肉芽肿)为特点。

10.急性炎症的主要类型为变质性炎和渗出性炎。

变质性炎以变质、渗出为主,而增生较轻,比如病毒性肝炎就是变质性炎,以肝细胞的变性、坏死为主。

渗出性炎是以渗出为主而变质和增生比较轻的炎症,渗出性炎根据渗出的内容物不同又分为浆液性炎、纤维素性炎、化脓性炎及出血性炎。浆液性炎以浆液渗出为主,渗出的蛋白以白蛋白为主,如蚊虫叮咬引起皮下疏松结缔组织的浆液性炎,局部发生红肿。纤维素性炎以纤维素的渗出为主,血管壁通透性增加比较明显,比如大叶性肺炎,在肺泡内有大量的纤维素渗出,引起肺泡实变。化脓性炎以大量中性粒细胞的渗出为主,同时伴有组织坏死和脓液形成为特点,根据病变部位,可以表现为脓肿、蜂窝织炎、表面化脓和积脓。如急性阑尾炎就属于化脓性炎,阑尾各层有大量的中性粒细胞浸润。出血性炎,渗出物内含有大量红细胞,是由于炎症过程中毒力较强的病原微生物造成血管壁严重损伤,大量红细胞漏出所致。常见于流行性出血热。

(四)病例分析题

1.患者鼻尖发红、发热是由于局部血管扩张、血流加快,局部代谢增强,产热增多所致。局部肿与局部炎性充血及渗出物的积聚有关。疼痛是由于局部肿胀压迫以及炎症介质如前列腺素、缓激肽等刺激神经末梢引起。

2.疖和痈属于脓肿。疖是单个毛囊及其周围组织的化脓性炎,病变较轻,可以自行愈

合,不留瘢痕;痈由多个疖融合而成,病变范围大,可以伴有全身症状,需要切开排脓引流,并会留下瘢痕。其常见病因是金黄色葡萄球菌感染。

3.患者挤压鼻尖部疖肿的行为不恰当,可能会引起局部蔓延及血道播散。患者左侧内囊可能发生脓肿,是由于挤压鼻尖部疖肿,细菌进入血流,在血液内繁殖并随着血流入脑而引起。

4.可能与患糖尿病有关。

第四章　肿　瘤 ▷▷▷▷

一、选择题

(一)A 型题

1.肉瘤是指

　A.由神经组织来源的肿瘤

　B.由上皮组织来源的良性肿瘤

　C.由间叶组织来源的良性肿瘤

　D.由间叶组织来源的恶性肿瘤

　E.由上皮组织来源的恶性肿瘤

2.女性胃癌患者大网膜、卵巢上有多个癌结节,其最大可能是发生了

　A.血道转移　　　　　　B.癌细胞直接蔓延　　　　　C.淋巴道转移

　D.大网膜、卵巢又发生了癌　E.种植性转移

3.良性肿瘤的生长方式主要有

　A.膨胀性生长　　　　　B.浸润性生长　　　　　C.外生性生长

　D.膨胀性、外生性生长　　E.浸润性、外生性生长

4.癌与肉瘤的组织学区别主要是

　A.肿瘤细胞的分化程度　B.肿瘤细胞是否形成癌巢　C.肿瘤的包膜是否完整

　D.肿瘤细胞核分裂象的多少　E.肿瘤间质中是否有淋巴细胞浸润

5.交界性肿瘤是指

　A.介于良恶性之间的肿瘤

　B.介于上皮与间叶组织之间的肿瘤

　C.起源于两种上皮交界处的肿瘤

　D.介于表皮与真皮之间的肿瘤

　E.良性肿瘤癌变

6.原位癌是指

　A.未突破黏膜下层的癌　　　B.未突破基膜仅限于上皮层的癌

　C.未发生转移的癌　　　　　D.未突破肌层的癌

　E.原发部位的癌

7.异型增生是

A.细胞异型性不明显,极性不丧失

B.不会进一步发展为癌

C.细胞有一定异型性但未累及上皮全层

D.肿瘤细胞没有浸润黏膜下层

E.细胞异型性增生但无核分裂

8.下列哪一种肿瘤的组织可能来源于三个胚层

A.无性细胞瘤　　　　　B.精原细胞瘤　　　　　C.癌肉瘤

D.畸胎瘤　　　　　E.腮腺多形性腺瘤

9.平滑肌瘤最常发生于

A.胃肠道　　　　　B.血管壁　　　　　C.胆囊

D.子宫　　　　　E.阑尾

10.最易发生血道转移的癌是

A.胃癌　　　　　B.鼻咽癌　　　　　C.子宫颈癌

D.绒毛膜癌　　　　　E.乳腺癌

11.癌前病变指的是

A.具有癌变可能的良性病变　　B.有癌变可能性的良性肿瘤

C.瘤样增生的良性病变　　D.交界性肿瘤

E.良性肿瘤出现癌变

12.下列哪一种形态的肿块属癌的可能性最大

A.乳头状　　　　　B.火山口状溃疡　　　　　C.息肉状

D.结节状　　　　　E.分叶状

13.淋巴结的转移性肿瘤首先出现于

A.淋巴结门部　　　　　B.淋巴结边缘窦　　　　　C.淋巴结生发中心

D.淋巴结髓窦　　　　　E.淋巴结被膜

14.肿瘤的异型性是指肿瘤的

A.组织代谢异常

B.组织生长异常

C.间质与起源组织在形态上的差异

D.实质与起源组织在形态上的差异

E.组织与起源组织在机能上的差异

15.患者,女,55岁,患乳腺癌。检查见同侧腋窝淋巴结肿大、质硬、无疼痛,应首先考虑为

A.慢性淋巴结炎　　　　　B.淋巴结原发性肿瘤　　　　　C.淋巴结反应性增生

D.淋巴结内有肿瘤转移　　　　　E.急性淋巴结炎

16.血道转移的确切依据是

A.瘤细胞侵入静脉　　　　　B.毛细血管内有瘤栓形成

C.瘤细胞侵入动脉　　　　　D.瘤细胞栓塞于远隔器官

E.在远隔器官形成同一类型肿瘤

17.鳞状上皮癌最基本的特征是

A.发生于原有鳞状上皮覆盖的部位

B.呈外生性生长

C.经淋巴道转移

D.有癌珠形成

E.癌组织的形态具有鳞状上皮的某些特点

18.下列哪项是恶性肿瘤细胞最具特征性的形态学变化

A.核大　　　　　　　　　B.多核　　　　　　　　C.核仁大

D.核分裂　　　　　　　　E.病理性核分裂

19.骨肉瘤通过血道转移,常见在哪一器官形成转移瘤

A.肾脏　　　　　　　　　B.肝脏　　　　　　　　C.脾脏

D.肺　　　　　　　　　　E.脑

20.肿瘤的异型性主要反映了肿瘤的

A.组织起源　　　　　　　B.组织的代谢异常　　　C.生长速度

D.细胞的分化程度　　　　E.组织的浸润性

21.胃癌最多见的组织学类型是

A.类癌　　　　　　　　　B.鳞癌　　　　　　　　C.腺鳞癌

D.癌肉瘤　　　　　　　　E.腺癌

22.下列哪一种良性瘤较易发生恶变

A.皮肤乳头状瘤　　　　　B.皮下脂肪瘤　　　　　C.膀胱乳头状瘤

D.皮下纤维瘤　　　　　　E.子宫平滑肌瘤

23.下列哪一种良性瘤可呈浸润性生长

A.平滑肌瘤　　　　　　　B.脂肪瘤　　　　　　　C.乳头状囊腺瘤

D.畸胎瘤　　　　　　　　E.毛细血管瘤

24.左锁骨上淋巴结转移性腺癌的原发部位最常见为

A.乳腺　　　　　　　　　B.食管　　　　　　　　C.肝脏

D.甲状腺　　　　　　　　E.胃

25.下列肿瘤中,哪一个最常有异位的激素分泌

A.肾细胞癌　　　　　　　B.骨肉瘤　　　　　　　C.乳腺浸润性导管癌

D.胃腺癌　　　　　　　　E.肺小细胞癌

26.恶性肿瘤细胞核深染主要是由于

A.黏多糖聚集　　　　　　B.核融合　　　　　　　C.DNA 增多

D.RNA 增多　　　　　　　E.核膜增厚

27.恶性肿瘤血道转移最常侵犯的器官是

A.肝、肾   B.肝、肺   C.肾、脑

D.肺、骨   E.肝、脾

28.下列哪一项不属于癌前病变

A.黏膜白斑   B.乳腺纤维腺瘤

C.结肠多发性腺瘤性息肉病   D.慢性皮肤溃疡

E.乳腺增生性纤维囊性变

29.最能体现腺癌特点的是

A.发生于腺上皮   B.癌细胞呈腺样排列   C.癌巢形成

D.呈结节状外观   E.异型性明显

30.乳腺纤维腺瘤的特点是

A.呈分叶状外观   B.由增生的腺上皮及纤维组织构成

C.易发生恶变   D.肿瘤实质的腺腔形成不明显

E.包膜不完整,切除后易复发

31.下列哪一项不符合皮肤基底细胞癌

A.好发于面部   B.多见于老年人   C.表面不形成溃疡

D.对放射治疗敏感   E.较少发生转移

32.下列哪一项不符合骨肉瘤

A.好发于青少年   B.易血道转移   C.好发于长骨骨干

D.出现肿瘤性骨样组织   E.可发生病理性骨折

33.确诊霍奇金淋巴瘤最具特征性的细胞是

A.陷窝细胞   B.免疫母细胞   C.镜影细胞

D.异型组织细胞   E.嗜酸性粒细胞

34.下列除哪一种外都是致癌物质

A.5-羟色胺   B.苯胺   C.亚硝胺

D.4-氨基联苯   E.3,4-苯并芘

35.判断骨肉瘤的病理学主要依据是

A.瘤组织排列紊乱   B.瘤细胞异型性明显   C.有病理性核分裂

D.出现肿瘤性骨样组织   E.可见瘤巨细胞

36.下列除哪一种外都是致癌物质

A.砷   B.金   C.铬

D.镍   E.镉

37.废气和烟雾中的主要致癌物质为下列哪一类

A.芳香胺类   B.多环芳烃类   C.亚硝胺类

D.砷   E.氯乙烯

38.在激素与恶性肿瘤发生的研究中,目前认为可能具有致癌作用的激素是

A.甲状腺素   B.孕激素   C.前列腺素

D.雌激素　　　　　　　　E.肾上腺皮质激素

39.印染厂工人发生职业性膀胱癌与下列哪一类物质有关

A.芳香胺类　　　　　　B.多环芳烃类　　　　　　C.亚硝胺类

D.黄曲霉素　　　　　　E.氯乙烯

40.下列哪一种肿瘤的恶性类型不能归入肉瘤

A.脂肪瘤　　　　　　　B.纤维瘤　　　　　　　　C.血管瘤

D.软骨瘤　　　　　　　E.皮肤乳头状瘤

41.诊断恶性肿瘤的主要依据是

A.肿块迅速增大　　　　B.产生剧烈疼痛　　　　　C.细胞异型性明显

D.产生恶病质　　　　　E.局部淋巴结肿大

42.一个恶性肿瘤患者在 X 线检查时发现肺内有多个散在圆形阴影,首先应考虑恶性肿瘤发生了

A.浸润生长　　　　　　B.淋巴道转移　　　　　　C.血道转移

D.种植转移　　　　　　E.外生性生长

43.诊断肿瘤良恶性是根据肿瘤的

A.形状　　　　　　　　B.硬度　　　　　　　　　C.大小

D.间质　　　　　　　　E.实质

44.良性肿瘤对机体的影响主要取决于肿瘤的

A.大小和部位　　　　　B.生长方式　　　　　　　C.生长时间的长短

D.组织来源　　　　　　E.间质中淋巴细胞浸润多少

45.直肠腺癌Ⅲ级为

A.高分化腺癌　　　　　B.低分化腺癌　　　　　　C.腺鳞癌

D.高分化鳞癌　　　　　E.低分化鳞癌

46.确定肿瘤组织的来源是根据肿瘤的

A.生长方式　　　　　　B.异型性　　　　　　　　C.实质

D.间质　　　　　　　　E.大小与形态

47.容易恶变的痣是

A.皮内痣　　　　　　　B.交界痣　　　　　　　　C.混合痣

D.蓝痣　　　　　　　　E.上皮样痣

48.下列哪种疾病不是真性肿瘤

A.畸胎瘤　　　　　　　B.白血病　　　　　　　　C.黑色素瘤

D.恶性淋巴瘤　　　　　E.动脉瘤

49.下列哪一项不符合乳头状瘤的特征

A.被覆上皮的良性肿瘤

B.呈外生性生长形成乳头

C.轴心由结缔组织和血管构成

D.根部宽广成广基

E.少数可恶变

50.下列哪一项不符合腺癌 I 级的特征

A.发生于柱状上皮或腺上皮　　B.癌巢,有腺腔形成

C.腺体异型性小　　　　　　　D.无弥漫性浸润,形成明显肿块

E.分化较低,相对转移较快

51.一个恶性肿瘤既有上皮成分又有间叶成分,称为

A.癌症　　　　　　　B.类癌　　　　　　　C.癌

D.肉瘤　　　　　　　E.癌肉瘤

52.囊腺瘤常见于

A.乳腺　　　　　　　B.甲状腺　　　　　　C.大肠

D.卵巢　　　　　　　E.唾液腺

53.一般情况下,恶性肿瘤出现下列哪种情况时预后较好

A.分化程度高,间质中有较多淋巴细胞浸润

B.分化程度高,但血管中有瘤栓

C.异型性明显,脏器被膜被侵犯

D.分化程度中等,但邻近淋巴结有转移

E.分化程度低,间质血管丰富

54.肿瘤的生长速度主要取决于

A.机体的营养状态　　B.瘤细胞分化程度　　C.肿瘤组织有无出血

D.肿瘤组织有无感染　　E.肿瘤的间质多少

55.分化程度高的肿瘤,下列哪项正确

A.恶性度高　　　　　　B.浸润性生长　　　　C.瘤细胞异型性小

D.容易转移　　　　　　E.容易复发

56.下列哪一种是恶性肿瘤

A.淋巴管瘤　　　　　　B.血管瘤　　　　　　C.髓母细胞瘤

D.乳头状瘤　　　　　　E.脂肪瘤

57.纤维组织来源的恶性肿瘤,按命名原则应称为

A.恶性纤维瘤　　　　　B.纤维瘤　　　　　　C.纤维母细胞瘤

D.纤维瘤恶变　　　　　E.纤维肉瘤

58.癌的转移方式最主要是

A.直接蔓延　　　　　　B.淋巴道转移　　　　C.血行转移

D.种植性转移　　　　　E.支气管播散

59.与黄曲霉毒素关系密切的肿瘤是

A.鼻咽癌　　　　　　　B.肝癌　　　　　　　C.食道癌

D.胃癌　　　　　　　　E.膀胱癌

60.与遗传关系密切的肿瘤是

    A.肾母细胞瘤   B.皮肤乳头状瘤   C.膀胱癌

    D.乳腺纤维腺瘤   E.肝海绵状血管瘤

61.癌与肉瘤最根本的区别是

    A.组织来源不同   B.好发年龄不同   C.肉眼形态不同

    D.良恶性不同   E.转移途径不同

62.Krukenberg 瘤常是指

    A.卵巢囊腺瘤有恶变   B.来自胃或肠的卵巢转移性癌

    C.胃弥漫性浸润性黏液癌   D.卵巢腺癌伴广泛转移

    E.卵巢恶性畸胎瘤累及盆腔

63.易见到角化珠的癌巢一般诊断为

    A.低分化鳞癌   B.分化差的腺癌   C.分化好的鳞癌

    D.移行细胞癌   E.基底细胞癌

64.诊断肿瘤最可靠的方法是

    A.X 线检查   B.脱落细胞学检查   C.核磁共振

    D.病理活体组织检查   E.B 超检查

65.恶性淋巴瘤是

    A.发生于淋巴结的恶性肿瘤

    B.发生于骨髓原始造血细胞的恶性肿瘤

    C.淋巴结反应性增生形成的恶性肉芽肿

    D.淋巴窦上皮增生形成的恶性肿瘤

    E.原发于淋巴结和结外淋巴组织的恶性肿瘤

66.癌的镜下特点主要为

    A.癌细胞分散于间质中,癌细胞和间质的量基本相等

    B.癌细胞呈团块状或巢状,癌巢之间有网状纤维包绕

    C.癌细胞多分散于间质中,间质和血管皆丰富

    D.癌细胞分散于间质中不形成团块,间质少,血管多

    E.癌细胞呈弥漫分布,癌细胞间有网状纤维穿插包绕

67.大肠多发性息肉属于

    A.癌的早期病变   B.癌前病变   C.原位癌

    D.非典型增生   E.无癌变可能的良性病变

68.下列哪一项为高分化鳞癌的特征

    A.癌细胞大小不等   B.发生于原有鳞状上皮的部位

    C.呈外生性生长   D.有角化珠和/或细胞间桥

    E.有病理性核分裂象

69.患者,女,56 岁,右眼睑皮肤有一直径约 0.6cm 微隆起肿块 2 年。2 月前无意中破

溃,有少量渗出,外用消炎药治疗后溃疡不愈合。该病例最可能诊断为

    A.慢性炎症   B.炎性假瘤   C.皮肤良性肿瘤

    D.睑腺炎   E.基底细胞癌

70.患者,男,45岁,因高位小肠梗阻急诊入院。手术切除空肠一段,见肠壁有直径 4cm 球形肿物一个,境界清楚,有包膜,质硬,灰白色,切面为编织状,部分区域见旋涡状。本肿瘤肉眼诊断最可能是

    A.脂肪瘤

    B.平滑肌肉瘤

    C.平滑肌瘤或胃肠间质瘤(GIST)

    D.脂肪肉瘤

    E.肠结核

71.患者,女,15岁。左膝上方肿胀伴疼痛半年余;近来出现咳嗽、咯血,X线检查股骨下端骨质溶解,血清碱性磷酸酶升高,左膝的肿块首先应考虑为

    A.骨肉瘤   B.骨结核   C.骨坏死

    D.骨巨细胞瘤   E.骨转移性肿瘤

72.患者,男,52岁,上腹胀、隐痛,伴乏力、消瘦、食欲下降4个月。体检:腹软,腹部无压痛,贫血;直肠指诊触及结节状硬块,无压痛,不活动。为明确诊断最好采用下列哪项检查

    A.穿刺活检   B.直肠镜检查并活检   C.X线检查

    D.B超检查   E.气钡双重对比造影检查

73.患者,男,65岁,下肢慢性溃疡近5年,经久不愈。最近出现明显疼痛,边缘隆起似火山口,易出血。该病例极有可能发生了皮肤的

    A.鳞状细胞癌   B.慢性溃疡急性发作   C.蜂窝织炎

    D.脓肿形成   E.基底细胞癌

74.患者,女,60岁,发现右乳外上象限肿块3个月,约 3cm×3.5cm,同侧腋窝触及肿大、质硬的淋巴结2枚,全身情况好。为确定肿块性质,最好采用

    A.红外线摄影   B.钼靶X线摄影   C.核磁共振检查

    D.CT检查   E.切除活检

75.一胃癌患者,男,50岁,在X线检查时发现肺内有多个散在圆形阴影。此时首先应考虑

    A.胃癌浸润至肺   B.胃癌继发小叶性肺炎   C.胃癌血道转移至肺

    D.胃癌种植转移至肺   E.肺内又发生肺癌

(二)B型题

    A.癌珠   B.色素颗粒   C.R-S细胞

    D.肿瘤性骨样组织   E.瘤巨细胞

1.霍奇金淋巴瘤可见

2.骨肉瘤可见

  A.乳头状   B.息肉状   C.分叶状

  D.结节状   E.囊状

3.子宫平滑肌瘤多呈

4.膀胱尿路上皮瘤多呈

5.卵巢表面上皮来源的良性肿瘤多呈

  A.外生性生长   B.外生性、膨胀性生长   C.膨胀性生长

  D.浸润性生长   E.外生性、浸润性生长

6.皮肤乳头状瘤多呈

7.脂肪瘤多呈

8.毛细血管瘤多呈

  A.良性滋养叶细胞增生性疾病

  B.恶性肿瘤

  C.癌前病变

  D.交界性肿瘤

  E.间叶性肿瘤

9.葡萄胎是

10.乳腺增生性纤维囊性变是

  A.血管瘤   B.脂肪瘤   C.成熟性畸胎瘤

  D.纤维瘤   E.甲状腺腺瘤

11.肿瘤多为囊性,内含毛发及皮脂样物的是

12.肿瘤多为暗红色,没有包膜的是

13.肿瘤多为黄色、分叶状的是

  A.多环芳烃类   B.亚硝胺类   C.氯乙烯

  D.黄曲霉毒素   E.氨基偶氮染料

14.霉变的花生、玉米及谷类含有的致癌物质主要为

15.咸鱼、腊肠、腌菜中含有的致癌物质主要为

16.煤焦油、煤烟、沥青中含有的致癌物质主要为

  A.良性肿瘤   B.非肿瘤性病变   C.恶性肿瘤

  D.癌前病变   E.原位癌

17.增殖性黏膜白斑是

18.鳞状上皮化生是

19.黑色素瘤是

  A.肿瘤的组织来源   B.肿瘤的大小和部位   C.肿瘤的硬度

  D.肿瘤细胞的分化程度   E.肿瘤有无继发感染

20.良性肿瘤对机体的影响取决于

21.肿瘤恶性程度取决于

    A.EB 病毒　　　　　　　　B.亚硝胺类　　　　　　　　C.黄曲霉毒素

    D.遗传因素　　　　　　　　E.吸烟

22.与肺癌发生关系最密切的因素是

23.与肝癌发生关系较密切的因素是

24.与鼻咽癌发生关系最密切的因素是

    A.癌前病变　　　　　　　　B.原位癌　　　　　　　　　C.早期浸润癌

    D.浸润癌　　　　　　　　　E.转移癌

25.大肠癌浸润深肌层是

26.Krukenberg 瘤是

27.结肠腺瘤性息肉是

28.局限在黏膜下层以内的胃癌是

29.异型增生的细胞占据食管上皮的全层是

    A.鳞状细胞癌　　　　　　　B.腺癌　　　　　　　　　　C.基底细胞癌

    D.浆液性囊腺癌　　　　　　E.尿路上皮细胞癌

30.面部皮肤低度恶性肿瘤是

31.皮肤常见的恶性肿瘤是

32.结肠常见的恶性肿瘤是

33.肾盂常见的恶性肿瘤是

    A.骨肉瘤　　　　　　　　　B.囊腺瘤　　　　　　　　　C.腺癌

    D.浸润性导管癌　　　　　　E.乳头状瘤

34.皮肤可发生

35.卵巢可发生

36.股骨上段干骺端可发生

37.肠可发生

38.乳腺可发生

(三)X 型题

1.下列哪些疾病属于癌前病变

    A.皮肤慢性溃疡　　　　　　B.大肠多发性息肉　　　　　C.增生性黏膜白斑

    D.慢性萎缩性胃炎　　　　　E.乳腺小叶增生

2.下列哪些肿瘤的发生可能与激素分泌紊乱有关

    A.肺癌　　　　　　　　　　B.子宫平滑肌瘤　　　　　　C.乳腺癌

    D.前列腺癌　　　　　　　　E.卵巢腺癌

3.骨肉瘤 X 线的特征性改变是

    A.Codman 三角　　　　　　B.呈鱼肉状　　　　　　　　C.常有出血坏死

    D.瘤细胞有明显异型性　　　E.日光放射状条纹

4.影响肿瘤生长速度的因素是

　　A.肿瘤细胞的倍增时间

　　B.肿瘤的生长分数

　　C.肿瘤细胞的生成与丢失的比例

　　D.处于增殖阶段的肿瘤细胞的比例

　　E.肿瘤的血管形成

5.恶性肿瘤浸润性生长的机制可能是因为瘤细胞

　　A.细胞间黏附性下降

　　B.有运动能力

　　C.与基质附着力增强

　　D.有不断增生的能力

　　E.分泌蛋白溶解酶

6.良性肿瘤对机体的影响主要有

　　A.出血　　　　　　　　　B.组织坏死造成缺损　　　　C.疼痛

　　D.局部压迫或阻塞作用　　E.内分泌腺的肿瘤可分泌激素

7.目前已知与人类肿瘤发生有关的肿瘤病毒有

　　A.乳头状瘤病毒　　　　　B.EB 病毒　　　　　　　　C.乙型肝炎病毒

　　D.腺病毒　　　　　　　　E.人类 T 细胞白血病病毒

8.血源性转移瘤的形态特点

　　A.多个、散在　　　　　　B.球形　　　　　　　　　　C.边界较清楚

　　D.有包膜　　　　　　　　E.出血、坏死少见

9.骨肉瘤最常见于

　　A.股骨下端　　　　　　　B.胫骨上端　　　　　　　　C.胸骨

　　D.肋骨　　　　　　　　　E.脊椎骨

10.恶性肿瘤对机体的影响

　　A.破坏组织结构　　　　　B.继发感染　　　　　　　　C.阻塞或压迫器官

　　D.异位内分泌综合征　　　E.疼痛及恶病质

11.肉瘤的组织学特点

　　A.肿瘤细胞多呈巢状排列　　B.肿瘤细胞弥漫分布　　C.实质与间质分界不清

　　D.间质内血管丰富　　　　　E.肿瘤细胞之间多无网状纤维

12.良性肿瘤特征中下列哪几项是错误的

　　A.生长缓慢　　　　　　　B.核分裂多见,尤其病理分裂象

　　C.膨胀性生长,有包膜　　D.浸润性生长,无包膜

　　E.肿瘤细胞异型性小

13.腺上皮癌根据其形态结构和分化程度可分为以下类型

　　A.管状腺癌　　　　　　　B.黏液癌　　　　　　　　　C.尿路上皮癌

D.囊腺癌   E.乳头状腺癌

14.常见的癌基因有

 A. sis   B. myc   C. p53

 D. abl   E. ras

15.原癌基因激活的方式有

 A.点突变   B.染色体重排   C.基因扩增

 D.过度表达   E.染色体易位

16.下列哪些癌的组织学类型主要为鳞癌

 A.肺癌   B.食管癌   C.胃癌

 D.大肠癌   E.宫颈癌

17.常见肿瘤抑制基因有

 A. p53   B. Rb   C. APC

 D. DCC   E. p16

18.恶性肿瘤细胞的形态特点有

 A.细胞大小不一   B.核与细胞质比例增大 C.核深染，核仁肥大

 D.细胞形态不规则   E.核分裂象减少

19.肿瘤细胞的重要生物学特征是

 A.不同程度失去分化成熟的能力

 B.生长旺盛与整个机体不协调

 C.原因消除后即不再继续增生

 D.高分化肿瘤恶性程度低

 E.与炎症及损伤修复时增生的细胞没有本质区别

20.肿瘤组织结构的一般规律是

 A.任何肿瘤都由实质和间质两部分组成

 B.肿瘤的实质成分不具特异性

 C.通常根据肿瘤间质的形态来识别肿瘤的组织来源

 D.大多数肿瘤的实质由一种组织细胞发生

 E.转移瘤与原发瘤的组织结构一致

21.肿瘤命名的依据是

 A.肿瘤的生物学行为 B.同时结合发生部位 C.有时结合形态特点

 D.肿瘤的组织来源   E.肿瘤的颜色

22.癌的特点是

 A.来自上皮组织   B.质硬、灰白   C.间质血管丰富

 D.癌细胞排列呈巢状 E.早期易发生血行转移

23.癌与肉瘤的区别是

 A.组织来源不同   B.组织结构不同   C.肉眼特点不同

D.生长方式不同 　　　　　E.良恶性不同

24.关于原位癌下列哪些特点正确
　　A.来自上皮组织 　　　　B.未发生转移 　　　　C.都可逆转为正常组织
　　D.未突破上皮基膜 　　　E.进一步发展可成浸润癌

25.关于鳞状细胞癌的正确叙述有
　　A.常发生在原有鳞状上皮的部位
　　B.高分化者癌巢中可见角化珠
　　C.也可发生在正常时没有鳞状上皮而发生鳞化的部位
　　D.多先经血道转移
　　E.多见于青少年

26.分子生物学的观点认为,与肿瘤发生的有关因素为
　　A.癌基因的激活 　　　　B.肿瘤抑制基因的失活
　　C.DNA 修复基因的改变 　　D.细胞凋亡基因的改变
　　E.上述因素综合作用

27.成熟性畸胎瘤中可见到
　　A.皮脂样物 　　　　　　B.毛发 　　　　　　C.皮肤及其附属器
　　D.脂肪、平滑肌 　　　　E.骨、软骨、牙齿

28.肿瘤性增生的特征有
　　A.生长旺盛 　　　　　　B.相对的无止境生长 　　C.与机体不协调
　　D.不同程度地丧失分化成熟的能力
　　E.致瘤因子不存在时,肿瘤仍能继续生长

29.下列哪些符合成熟性畸胎瘤的特征
　　A.常形成囊腔 　　　　　B.常发生于卵巢或睾丸
　　C.见到毛发、皮脂等组织成分 D.常由多个胚叶组织组成
　　E.常发生转移

30.多形性腺瘤的特点是
　　A.由腺上皮和肌上皮细胞构成
　　B.常发生于腮腺
　　C.除腺体外还有其他成分
　　D.切除后不易复发
　　E.可见到黏液样基质和软骨样组织

31.霍奇金淋巴瘤的特征有
　　A.是起源于淋巴组织的恶性肿瘤
　　B.镜下可见 R-S 细胞
　　C.是淋巴结的良性疾病
　　D.瘤组织成分单一

E.瘤组织中见到多种炎症细胞

32.转移瘤较少见的器官或组织有

A.骨 B.脑 C.心脏

D.肝 E.骨骼肌

33.脂肪瘤是

A.一种常见的良性肿瘤 B.起源于脂肪组织 C.质地软、淡黄色

D.境界常清楚、分叶状、有包膜

E.很易复发和恶变

34.下列哪些癌血供比较丰富,常较早发生血道转移

A.乳腺癌 B.胃癌 C.食管癌

D.肝癌 E.绒毛膜癌

35.下列哪些是恶性肿瘤

A.肌母细胞瘤 B.黑色素瘤 C.无性细胞瘤

D.非霍奇金淋巴瘤 E.精原细胞瘤

36.恶性肿瘤浸润性生长可致

A.局部器官的结构破坏 B.瘤组织周围明显炎症反应带

C.周围组织增生形成包膜 D.肿块与周围组织分界不清

E.严重感染

37.膨胀性生长的肿瘤大多数

A.是良性肿瘤 B.有完整的包膜 C.术后不易复发

D.易手术切除 E.易破坏局部器官的结构

38.异型性大的肿瘤特征是

A.生长迅速 B.预后好 C.细胞分化程度低

D.不易转移 E.恶性程度高

39.区别良恶性肿瘤的依据主要是

A.细胞分化程度高低 B.肿瘤的生长速度 C.间质纤维组织多少

D.有无浸润和转移 E.间质血供情况

40.异型增生的特点是

A.细胞具有一定程度的异型性

B.是早期癌

C.不可逆转至正常

D.有可能发展为癌

E.常发生在鳞状上皮

二、非选择题

(一)名词解释

1.肿瘤　2.异型性　3.癌前病变　4.原位癌　5.种植性转移　6.副肿瘤综合征　7.癌症性恶病质　8.原癌基因　9.多形性腺瘤　10.癌肉瘤　11.异位内分泌综合征　12.癌　13.肉瘤　14.肿瘤实质　15.肿瘤演进　16.肿瘤异质化　17.肿瘤抑制基因　18.转移　19.浸润性生长　20.非典型增生　21.印戒细胞癌　22.肿瘤的直接蔓延　23.膨胀性生长　24.外生性生长　25.肿瘤的分级　26.肿瘤的分期　27.畸胎瘤

(二)填空题

1.肿瘤的生长方式有：___①___、___②___、___③___三种。

2.肿瘤的扩散方式有：___①___和___②___。

3.肿瘤的转移途径有：___①___、___②___、___③___。

4.肿瘤的组织结构包括___①___和___②___,其生物学行为主要由___③___决定。

5.肿瘤的命名原则为：___①___、___②___。

6.黏液癌,黏液积聚于细胞内,将细胞核挤向一边,细胞呈___①___,称为___②___。黏液癌的肉眼观呈___③___,故又称___④___。

7.肿瘤细胞的异型性表现为___①___、___②___、___③___,尤其常以___④___为诊断恶性肿瘤的重要依据。

8.血道转移常见的器官是：___①___、___②___。血道转移瘤的特点是：___③___、___④___、___⑤___、___⑥___。

9.肿瘤的异型性包括___①___和___②___两方面。

10.肿瘤恶性程度越高,细胞的异型性越___①___,分化程度越___②___。反之,异型性越小,其分化程度越___③___,常为___④___肿瘤。

11.恶性肿瘤常呈___①___生长,触诊时肿瘤表面___②___,境界___③___,术后易复发。良性肿瘤常呈___④___生长,触诊时肿瘤表面___⑤___,境界___⑥___,术后不易复发。

12.高分化鳞癌癌巢中常可见___①___,癌细胞间可见___②___。

13.根据___①___和___②___,通常将肿瘤分为良性和恶性两大类。

14.影响肿瘤生长速度的因素有：___①___、___②___、___③___。

15.常用恶性肿瘤的分级法:Ⅰ级表示___①___、___②___;Ⅱ级表示___③___、___④___;Ⅲ级表示___⑤___、___⑥___。

16.肿瘤 TNM 分期:T 代表___①___、N 代表___②___、M 代表___③___。

17.良性肿瘤对机体的主要影响是___①___,此外还可发生___②___、___③___。

18.女性乳腺常见的腺瘤是___①___,镜下可见___②___、___③___两种成分。

19.卵巢常见的腺瘤是___①___,根据腺上皮的不同又可分为___②___、___③___两型。

20.腮腺常见的肿瘤是___①___,镜下可见___②___、___③___、___④___、___⑤___等多种成分。

21.息肉状腺瘤多见于___①___、___②___,特点是___③___、___④___。

22.平滑肌瘤最多见于____①____,其次见于____②____。

23.血管瘤可分为:____①____、____②____、____③____。其不同于一般良性肿瘤的特点是____④____、____⑤____。

24.骨肉瘤常见于____①____,好发部位是____②____、____③____。X线特点是形成____④____、____⑤____;镜下特点是____⑥____。

25.恶性淋巴瘤是原发于____①____和____②____的常见恶性肿瘤,常将其分为两型,我国多见的是____③____,另一型是____④____。

26.白血病是起源于____①____的恶性肿瘤,造成患者死亡的主要原因是____②____、____③____、____④____。

27.原癌基因激活的方式有____①____和____②____两种。

28.常见的原癌基因有____①____、____②____、____③____,其引起细胞转化的机制有____④____、____⑤____、____⑥____、____⑦____。

29.常见的肿瘤抑制基因有____①____、____②____、____③____、____④____等。

30.鳞状细胞癌可发生在原有鳞状上皮覆盖的部位,如____①____、____②____、____③____;也可发生在原来无鳞状上皮覆盖的部位,如____④____、____⑤____、____⑥____。后者上皮先经过____⑦____而发生鳞状细胞癌。

31.肿瘤的病理学检查可以确定肿瘤的____①____、____②____、____③____等,为临床治疗提供重要的依据。

32.发生在____①____和____②____部位的皮肤乳头状瘤及____③____部位的尿路上皮乳头状瘤较易发生恶变。

33.实体癌是一种分化程度____①____癌,在癌巢小而少且间质结缔组织多时,称为____②____;在癌巢较大较多而结缔组织相对较少时,称为____③____。

34.肿瘤的发生可能是____①____激活和____②____失活,以及____③____、____④____改变等共同作用的结果。

35.肿瘤的间质成分不具特异性,主要由____①____、____②____组成,以及有数量不等的____③____。生长快的肿瘤往往____④____丰富,而____⑤____体现抗肿瘤免疫。

36.肿瘤组织的异型性小,说明其____①____,____②____。

37.根据肿瘤的细胞动力学概念,几乎所有的化疗药物均针对____①____细胞,因此____②____肿瘤对化疗敏感,而____③____肿瘤对化疗相对耐药。

38.肿瘤的演进包括____①____、____②____、____③____等。

39.肿瘤的异质化,包括肿瘤细胞在____①____、____②____、____③____、____④____等方面的差异。

40.在____①____、____②____、____③____等部位的肿瘤往往是外生性的。

41.癌的淋巴道转移有规律性,乳腺外上象限的癌首先到达____①____,肺癌首先到达____②____,鼻咽癌首先到达____③____,晚期胃癌则转移到____④____。

42.肿瘤血道转移的运行途径:侵入腔静脉的瘤细胞到达____①____;侵入门静脉的瘤细胞到达____②____;侵入肺静脉的____③____;侵入胸、腰、骨盆静脉的____④____。

(三)问答题

1.简述肿瘤性增生与非肿瘤性增生的区别。

2.简述良恶性肿瘤的区别。

3.试述肿瘤的组织结构、异型性及异型性在病理诊断学中的意义。

4.简述肉瘤与癌的区别。

5.肿瘤的生长方式有哪些? 各有哪些特点?

6.肿瘤的病理诊断方法主要有哪些? 各有何用途?

7.何谓异型增生? 分几级? 试述其意义及与上皮内瘤变的关系。

8.试述血道转移的概念、运行途径及临床意义。

9.试述恶性肿瘤的播散方式。

10.举例说明肿瘤命名的一般原则。

11.简述恶性肿瘤浸润和转移的机制。

12.恶性肿瘤对人体的危害有哪些?

13.试述肿瘤的分级和分期及其临床意义。

14.简述血行转移瘤最常见的器官及其形态上的特点。

15.简要回答与肿瘤生长速度相关的因素。

(四)病案分析题

1.患者,15岁,1年前开始左大腿间歇性隐痛,后转为持续性疼痛伴局部肿胀。半年前不慎跌倒,左下肢不能活动。

体检:左膝关节上方纺锤形肿胀。

X线:左股骨下段骨质破坏,轮廓不规则,边界模糊。病变区一端可见Codman三角和日光放射状阴影。

实验室检查:血清碱性磷酸酶升高。

病理性骨折,经牵引治疗无效,行截肢术。

截肢病理检查:左股骨下段骨皮质和骨髓腔大部分破坏,代之以灰红色肉样组织,形成巨大梭形肿块,约180mm×150mm×120mm,质较软,明显出血坏死。病变以干骺端为中心,向骨干蔓延,侵入并破坏周围软组织,无包膜。镜检:肿瘤细胞圆形、梭形、多角形,核大深染,核分裂象多见。瘤细胞弥散分布,血管丰富,可见片状或小梁状肿瘤性骨样组织。

患者截肢后愈合出院。出院后4个月出现胸痛、咳嗽、咯血。截肢局部无异常。

(1)根据病史、病理特点做出诊断。

(2)局部疼痛和病理性骨折是怎样发生的?

(3)如何解释术后4个月出现胸痛、咳嗽、咯血?

2.患者,女,40岁。乳房包块1年,生长速度加快1月余。1年前无意中发现左乳腺外上方有一直径1.0cm大小的肿块,无疼痛,局部不红不热,近1个月生长速度较快,现已长大至拇指大,就诊入院。体格检查:双乳不对称,左侧外上象限明显隆起。皮肤表面呈橘皮样改变,乳头略向下凹陷。扪之发现一个直径 2.0cm 的包块,质地较硬,边界欠清楚,较固定。左侧腋窝可触及 3 个黄豆大淋巴结。手术中病理发现:肿瘤直径约 2cm,呈浸润性生长,状如蟹足,质灰白,有浅黄色小点。镜下,见瘤细胞成巢状排列,与间质分界清楚。瘤细胞呈条索状,无腺腔形成。瘤细胞大小、形态不一,核深染可见病理性核分裂象。巢状瘤细胞之间为大量的纤维增生,其中见到新生的小血管。

问题:

(1)本病的病理学诊断是什么?

(2)乳房皮肤的局部表现是怎样形成的?

(3)腋下淋巴结可能有何病变?

3.患者,男,56 岁。右肋下区疼痛 5 天加重半天来就诊。既往有经常性上腹部疼痛不适,5 年前被诊断为"胃溃疡"。B 超:肝左叶近表面多个占位性病变,大者 3cm×3cm×2cm。胃镜:胃窦小弯侧见 4cm×3.5cm 溃疡,较浅,边缘隆起,不规则,火山口状,左锁骨上窝淋巴结肿大、质稍硬、固定。请拟订诊断的方法和步骤,并做出可能的诊断。

参考答案

一、选择题

(一)A 型题

1.D	2.E	3.D	4.B	5.A	6.B	7.C	8.D	9.D	10.D
11.A	12.B	13.B	14.D	15.D	16.E	17.E	18.E	19.D	20.D
21.E	22.C	23.E	24.E	25.E	26.C	27.B	28.B	29.B	30.B
31.C	32.C	33.C	34.A	35.D	36.B	37.B	38.D	39.A	40.E
41.C	42.C	43.E	44.A	45.B	46.C	47.B	48.E	49.D	50.E
51.E	52.D	53.A	54.B	55.C	56.C	57.E	58.B	59.B	60.A
61.B	62.B	63.C	64.D	65.D	66.B	67.B	68.D	69.E	70.C
71.A	72.B	73.A	74.E	75.C					

(二)B 型题

1.C	2.D	3.D	4.A	5.E	6.A	7.C	8.D	9.A	10.C
11.C	12.A	13.B	14.D	15.B	16.A	17.D	18.B	19.C	20.B
21.D	22.E	23.C	24.A	25.D	26.E	27.A	28.C	29.B	30.C
31.A	32.B	33.E	34.E	35.B	36.A	37.C	38.D		

(三)X 型题

1.ABCD	2.BCD	3.AE	4.ABCDE	5.ABCDE	6.DE
7.ABCE	8.ABC	9.AB	10.ABCDE	11.BCD	12.BD
13.ABDE	14.ABDE	15.ABCDE	16.ABE	17.ABCDE	18.ABCD

19. ABD	20. ADE	21. ABCD	22. ABD	23. ABC	24. ABDE
25. ABC	26. ABCDE	27. ABCDE	28. ABCDE	29. ABCD	30. ABCE
31. ABE	32. CE	33. ABCD	34. DE	35. BCDE	36. AD
37. ABCD	38. ACE	39. ABD	40. ADE		

二、非选择题

(一)名词解释

1.肿瘤是机体在各种致瘤因素作用下,局部组织的细胞在基因水平上失去对其生长的正常调控,导致克隆性异常增生而形成的新生物,常表现为局部肿块。

2.肿瘤的实质在组织结构和细胞形态上,皆与其发源的正常组织有不同程度的差异,这种差异称为异型性。

3.癌前病变是指某些具有癌变潜在可能性的良性病变,如长期未治愈,有少数可能转变为癌。

4.原位癌是指异型增生的细胞累及上皮或表皮全层,但尚未突破基膜向下浸润性生长者。

5.体腔内器官的恶性肿瘤蔓延至器官表面时,瘤细胞可脱落,种植在体腔内其他器官的表面,形成转移瘤,称为种植性转移。

6.由于肿瘤的产物或异常免疫反应或其他不明原因,可引起机体某些系统发生一些病变和临床表现,这些表现不是由原发肿瘤或转移瘤直接引起的,而是通过上述原因间接引起,故称为副肿瘤综合征。

7.恶性肿瘤患者晚期可发生严重消瘦、乏力、贫血、全身衰竭、皮肤干枯呈黄褐色的临床综合征,称为癌症性恶病质。

8.原癌基因是存在于正常细胞内、编码促进细胞生长的基因序列,一般以非激活形式存在。原癌基因在各种环境或遗传等因素作用下,结构发生了改变,激活成为癌基因,从而导致生长信号的过度或持续出现,使细胞发生肿瘤性增生。

9.多形性腺瘤常发生在腮腺,瘤组织由腺体、黏液样及软骨样组织等多种成分混合组成,由腮腺闰管上皮细胞和肌上皮细胞发生。

10.同一肿瘤中既有癌又有肉瘤成分者,为上皮组织和间叶组织同时发生恶变所致。

11.某些非内分泌腺恶性肿瘤,能产生和分泌激素或激素类物质,引起内分泌紊乱的临床症状,称为异位内分泌综合征。

12.癌指来源于上皮组织的恶性肿瘤,多见于中老年人,是人类最常见的一类肿瘤。

13.肉瘤指来源于间叶组织的恶性肿瘤,多见于青少年。

14.肿瘤实质是肿瘤细胞的总称,是肿瘤的主要成分,肿瘤的生物学特征及每种肿瘤的特殊性都是由其决定的。

15.恶性肿瘤在生长过程中变得越来越富有侵袭性的现象,称为肿瘤演进,包括生长加快、浸润周围组织和远处转移等。

16.肿瘤异质化是指由一个克隆来源的肿瘤细胞在生长过程中形成在侵袭能力、生长速度、对激素的反应、对抗癌药的敏感性等方面有所不同的亚克隆的过程。

17.在正常情况下,细胞内还存在一类基因,其产物能抑制细胞生长,即对细胞增殖起着负调控作用,称为肿瘤抑制基因,又称抑癌基因。若这类基因功能失活或缺失,则能促进细胞的肿瘤性转化。

18.转移是指恶性肿瘤细胞从原发部位侵入淋巴管、血管或体腔,迁移到他处继续生长,形成与原发瘤同样类型肿瘤的过程。在他处形成的肿瘤称为转移瘤或继发瘤。

19.浸润性生长是指肿瘤细胞不断分裂增生,侵入周围组织间隙,如树根状浸入并破坏周围组织,是恶性肿瘤最主要的生长方式。

20.非典型增生是指上皮细胞活跃增生,出现一定的异型性但不足以诊断为癌。表现为增生的细胞大小不一,形态多样,核大而浓染,核浆比例增大,核分裂可增多但多呈正常核分裂象;细胞排列紊乱,极向消失。

21.当黏液主要聚集在癌细胞内,核被推挤到细胞的一侧,使癌细胞形状似印戒,称为印戒细胞。主要由这种细胞组成的黏液癌称为印戒细胞癌。

22.恶性肿瘤向周围组织浸润性生长,沿组织间隙、淋巴管、血管或神经束衣侵入并破坏邻近正常组织或器官继续生长的过程称为肿瘤的直接蔓延。

23.膨胀性生长为大多数良性肿瘤的生长方式。肿瘤逐渐生长膨大,不侵袭周围正常组织,对周围组织有推开或挤压作用。常呈结节状生长,有完整包膜。

24.发生在体表、体腔表面或自然管道表面的肿瘤,常向表面生长,形成突起的乳头状、息肉状、蕈状或菜花状肿物,称为外生性生长。

25.肿瘤分级是根据其分化程度的高低、异型性的大小及核分裂的多少来确定恶性程度的级别。近年采用简明易掌握的三级分级法,即Ⅰ级:分化好,恶性度较低;Ⅱ级:中分化,中度恶性;Ⅲ级:低分化,恶性度高。

26.肿瘤分期的主要原则是根据原发瘤大小、浸润范围和深度、周围邻近器官受累情况、有无局部淋巴结及远处淋巴结转移,以及有无血源性或远距离转移等来确定。较为常用的是 TNM 分期(T 代表原发瘤,N 代表淋巴结受累情况,M 代表血行转移)。

27.来源于有多向分化潜能的生殖细胞的肿瘤,由 2～3 个胚层的多种组织成分混杂组成,如同一个畸形的胎儿,故名畸胎瘤。好发于卵巢、睾丸。根据其外观,可分为囊性和实性;根据其组织分化程度,可分为良性和恶性。

(二)填空题

1.①膨胀性生长　②浸润性生长　③外生性生长

2.①直接蔓延　②转移

3.①淋巴道转移　②血道转移　③种植性转移

4.①实质　②间质　③实质

5.①表明肿瘤的良恶性　②表明肿瘤的组织来源

6.①印戒状　②印戒细胞癌　③灰白色、湿润、半透明如胶冻状　④胶样癌

7.①瘤细胞的多形性　②瘤细胞核的多形性　③瘤细胞胞质的改变　④病理性核分裂

8.①肺　②肝脏　③散在多发　④圆形结节状　⑤境界较清楚　⑥可形成癌脐

9.①组织结构异型性　②细胞形态异型性

10.①大　②低　③高　④良性

11.①浸润性　②不光滑　③不清　④膨胀性　⑤光滑　⑥清楚

12.①角化珠　②细胞间桥

13.①肿瘤生物学特性　②肿瘤对机体的影响

14.①肿瘤细胞的倍增时间　②生长分数　③瘤细胞的生成与丢失

15.①分化好　②恶性程度低　③中分化　④中度恶性　⑤低分化　⑥恶性程度高

16.①原发肿瘤　②局部淋巴结受累情况　③血行转移情况

17.①局部压迫和阻塞　②继发性病变　③激素分泌过多

18.①纤维腺瘤　②腺体　③纤维组织

19.①囊腺瘤　②浆液性囊腺瘤　③黏液性囊腺瘤

20.①多形性腺瘤　②腺体　③肌上皮细胞　④黏液样基质　⑤软骨样组织

21.①结肠　②直肠　③有家族史　④易发生癌变

22.①子宫　②胃肠道

23.①毛细血管瘤　②海绵状血管瘤　③混合性血管瘤　④先天性发生　⑤呈浸润性生长

24.①青少年　②股骨下端　③胫骨上端　④日光放射状阴影　⑤Codman 三角⑥肿瘤性骨样组织

25.①淋巴结　②结外淋巴组织　③非霍奇金淋巴瘤　④霍奇金淋巴瘤

26.①骨髓造血干细胞　②严重贫血　③出血　④继发感染

27.①结构改变(突变)　②基因表达调节改变(过度表达)

28.①ras　②sis　③myc　④生长因子或生长因子受体增加　⑤产生突变的信号转导蛋白　⑥转录因子增加　⑦细胞周期调节因子的改变

29.①APC　②p53　③p16　④Rb

30.①皮肤　②口腔　③食管　④支气管　⑤胆囊　⑥肾盂　⑦鳞状上皮化生

31.①良恶性　②组织来源　③分化程度和范围

32.①外耳道　②阴茎　③膀胱

33.①低的腺　②硬癌　③髓样癌

34.①原癌基因　②肿瘤抑制基因　③DNA 修复调节基因　④细胞凋亡调节基因

35.①结缔组织　②血管　③淋巴细胞等单个核细胞　④血管　⑤淋巴细胞

36.①分化程度高　②与其起源的正常组织相似

37.①复制期　②高生长分数　③低生长分数

38.①生长加快　②浸润周围组织　③远处转移

39.①侵袭能力　②生长速度　③对激素的反应　④对抗癌药的敏感性

40.①体表　②体腔表面　③自然管道表面

41.①同侧腋窝淋巴结　②肺门淋巴结　③同侧颈淋巴结　④左锁骨上淋巴结

42.①肺脏　②肝脏　③经左心、主动脉到达全身各器官　④经脊椎静脉丛到达椎骨及脑

(三)问答题

1.①肿瘤性增生:肿瘤细胞具有异常的形态结构、代谢及功能,并在不同程度上失去了发育成熟的能力,甚至接近幼稚的胚胎细胞。肿瘤生长旺盛,并具有相对自主性,即使致瘤因素已不存在,仍能持续性生长。肿瘤常呈持续性生长,与整个机体不协调,而且对机体造成危害。提示致瘤因素已使细胞的基因发生了改变,肿瘤细胞的这些遗传异常可传给子代细胞。②非肿瘤性增生:是适应机体需要的,所增生的组织细胞能分化成熟,并在一定程度上能恢复原来正常组织的结构及功能,原因消除后增生即停止。这些增生有的属于正常新陈代谢所需的细胞更新,有的是针对一定刺激或损伤的防御性、修复性反应,皆为机体生存所需的增生,与机体相协调。

2.良性肿瘤与恶性肿瘤的区别见表 4-1。

表 4-1　良性肿瘤与恶性肿瘤的区别

	良性肿瘤	恶性肿瘤
组织结构及分化程度	分化好,异型性小,与发源组织的形态相似,不见病理性核分裂	分化低,异型性大,与发源组织的形态差别大,可见病理性核分裂
生长速度	缓慢,有时可呈间断性生长与停滞	迅速,常呈失控制性及不协调性生长
继发性变化	一般较少见	常发生坏死、出血及继发感染
生长方式	膨胀性或外生性生长,常有包膜形成,边界清楚,可推动	浸润性或外生性生长,无包膜,边界不清,比较固定
转移	不转移	可有转移(淋巴、血道或种植性转移)
复发	手术后很少复发	易复发
对机体影响	小,主要为局部压迫或阻塞作用,如发生在内分泌腺,可引起功能亢进	严重,压迫、阻塞、破坏组织,出血、感染、转移、恶病质,最后可引起死亡

3.肿瘤组织由实质及间质构成。①实质:由瘤细胞构成,通常根据肿瘤实质的形态来识别各种肿瘤的组织来源,进行肿瘤的命名和分类。②间质:间质成分不具特异性,一般由结缔组织和血管、淋巴管组成,起着支持和营养肿瘤实质的作用。

肿瘤的异型性是指肿瘤的组织结构和细胞形态与其起源组织的差异,这种差异是由于组织细胞的分化程度不同造成的。肿瘤的异型性越大,恶性程度越高。异型性大小是判断良恶性的重要依据。肿瘤的异型性主要包括两个方面:①组织结构异型性:一般良性肿瘤细胞的异型性小,与起源组织相似,因此,这些肿瘤的诊断有赖于组织结构的异型性。而恶性肿瘤的组织结构异型性明显,瘤细胞排列紊乱,失去了正常的排列结构和层次极向紊乱。②细胞的异型性:恶性肿瘤的瘤细胞常有明显的异型性,核分裂象增多,尤其是病理性核分裂象。

由于肿瘤组织异型性的大小反映了肿瘤组织的成熟程度。区别这种异型性是诊断肿瘤,确定其良恶性的主要组织学依据。因此,异型性在肿瘤病理学诊断中具有非常重要的意义。

4.癌与肉瘤的区别见表 4-2。

表 4-2　癌与肉瘤的区别

	癌	肉瘤
组织来源	上皮组织	间叶组织
发病率	较常见,约为肉瘤的 9 倍,多见于 40 岁以上的成人	较少见,大多见于青少年
肉眼特点	质较硬,色灰白,较干燥	质软,色灰红,湿润,鱼肉状
组织学特点	多形成癌巢,实质与间质分界清楚	肉瘤细胞多弥漫分布,实质与间质分界不清,间质内血管丰富,纤维组织少
网状纤维	癌巢周围有网状纤维,癌细胞间多无网状纤维	肉瘤细胞间多有网状纤维
转移	多经淋巴道转移	多经血道转移
免疫组化	表达上皮组织标记	表达间叶组织标记

5.肿瘤的生长方式主要取决于肿瘤的生物学特征,并与发生部位有密切的关系。其生长方式主要有三种:①膨胀性生长:是良性肿瘤的典型生长方式,肿瘤像吹气球样膨胀,因此所形成的肿瘤多呈结节状,有包膜,与周围组织分界清楚。②浸润性生长:是大多数恶性肿瘤的生长方式,随着肿瘤细胞的增生,浸润并破坏周围正常组织。其形成的肿瘤没有包膜,肿瘤与周围正常组织分界不清。③外生性生长:是发生在皮肤及黏膜表面肿瘤常见的生长方式,常向外生长,良恶性肿瘤均可呈外生性生长,但恶性肿瘤在向外生长的同时向深部浸润。

6.①细胞学检查:是将含有细胞成分的渗出物、分泌物、排泄物、刮取物或细针吸取物,做成涂片,检查有无肿瘤细胞的检查方法(如宫颈刮片、食管拉网涂片),是一种简便易行的检查方法,比较适合于普查。②组织学检查:是诊断肿瘤常用的、较准确可靠的方法。使用内窥镜或通过手术切取病变组织,制成切片,观察细胞和组织的形态结构变化,做出诊断。这是临床上术前及术后常用的诊断方法。

此外,新开展的检查方法有:免疫组织化学检查,协助判断肿瘤的组织来源;电子显微镜检查,辅助判断肿瘤细胞的分化程度,判别肿瘤的类型及组织来源;流式细胞术,检测瘤细胞 DNA 含量,作为恶性肿瘤标志之一,反映恶性程度;图像分析技术,提供客观定量标准;分子生物学技术,可用于肿瘤基因分析和基因诊断,协助形态学诊断。

7.非典型增生是指上皮异常增生,表现为增生的细胞大小不一,形态多样,核大而深染,核浆比例增大,核分裂增多,但多为正常核分裂象;细胞排列紊乱,极性消失。非典型增生分为轻、中、重度三级。轻度和中度(分别累及上皮层下部的 1/3 和 2/3 处)在病因去除后可逆转,恢复正常,重度(累及上皮 2/3 以上)则很难逆转,常转变为癌,癌前病变多经非典型增生而癌变。因此,及时预防、诊断、治疗非典型增生,对防癌有重要意义。

上皮内瘤变这一术语描述上皮从非典型增生到原位癌的连续过程。轻度、中度非典型增生分别称为上皮内瘤变Ⅰ级、Ⅱ级,两者合称为低级别上皮内瘤变;重度非典型增生和原位癌统称为上皮内瘤变Ⅲ级,又称为高级别上皮内瘤变。如子宫颈上皮内瘤变Ⅰ级、Ⅱ级和Ⅲ级。

8.血道转移是指恶性肿瘤细胞侵入血管后,可随血流到达远隔器官继续生长,形成转移瘤。血道转移途径有:①侵入体循环静脉经右心到达肺脏;②侵入门静脉到达肝脏;③侵入肺静脉经左心随主动脉血流到达全身;④侵入胸、腰、骨盆静脉的瘤细胞经吻合支进入脊椎静脉丛,到达椎骨及脑。肿瘤细胞可在上述部位形成转移瘤。血道转移中最常见的器官为肺脏,其次为肝脏。

9.①直接蔓延:是指恶性肿瘤细胞连续不断地沿着组织间隙、淋巴管、血管或神经束衣侵入并破坏邻近正常组织或器官,并继续生长。②转移:是指恶性肿瘤细胞从原发部位侵入淋巴管、血管、体腔,迁徙到他处继续生长,形成与原发瘤同类型的继发性肿瘤。转移的途径可分为淋巴道、血道和种植转移三种方式。

10.肿瘤命名的一般原则包括以下几个方面:

(1)良性肿瘤的命名:一般是在起源组织的名称后面加一个“瘤”字,例如腺上皮的良性肿瘤称为腺瘤。

(2)恶性肿瘤的命名:①上皮组织来源的恶性肿瘤统称为“癌”,命名时在上皮组织的名称后面加一个“癌”字,例如腺上皮的恶性肿瘤称为腺癌;②间叶组织来源的恶性肿瘤统称为“肉瘤”,命名时在间叶组织名称后加“肉瘤”二字,例如脂肪组织的恶性肿瘤称为脂肪肉瘤;③若一个肿瘤既有癌的成分,又有肉瘤的成分,则称为癌肉瘤。

11.恶性肿瘤浸润和转移的机制尚未十分明确。在肿瘤的局部浸润过程中,重要的因素是肿瘤中出现浸润能力强的亚克隆和肿瘤内的血管形成。第一步是由细胞黏附分子介导的肿瘤细胞之间的黏附减少,第二步是瘤细胞与基底膜的紧密附着,第三步是细胞外基质的降解,第四步是瘤细胞的移出。瘤细胞侵入血管后随血流运行,如不能被消灭,而是栓塞血管,则可与栓塞处的血管内皮细胞黏附,再以上述机制穿过血管内皮和基底膜,形成新的转移灶。

12.恶性肿瘤对人体的危害比较严重,包括:①局部压迫和阻塞症状;②继发性出血、坏死、穿孔;③继发感染引起发热;④侵犯神经引起顽固性疼痛;⑤引起恶病质,即机体严重消瘦、无力、贫血和全身衰竭的状态;⑥异位内分泌综合征,肿瘤分泌的异位激素可引起内分泌紊乱;⑦副肿瘤综合征,即不是由原发性肿瘤或其转移灶所在部位直接引起,而是通过肿瘤的产物(包括异位激素)或异常免疫反应或其他不明原因所引起的内分泌、神经、消化、造血、骨关节、肾脏及皮肤等系统的病变,并出现相应的临床表现。

13.对恶性肿瘤进行分级是为了描述其恶性程度。通常是根据恶性肿瘤的分化程度、异型性和核分裂数来确定恶性肿瘤的级别的。一般采用三级分级法:Ⅰ级为高分化,分化良好,恶性程度低;Ⅱ级为中分化,中度恶性;Ⅲ级为低分化,恶性程度高。

肿瘤的分期代表了恶性肿瘤的生长范围和播散程度。国际上广泛采用的是 TNM 分期系统。其中 T 是指肿瘤原发灶的情况,N 是指区域淋巴结受累的情况,M 是指远处转移。通过 TNM 三个指标的组合来划出特定的分期。分期低的恶性肿瘤体积小,常无或只有少数淋巴结转移,临床治疗效果较好。分期高的恶性肿瘤体积较大,常伴有淋巴结转移,甚至有远处转移,临床治疗效果较差,生存率低。

肿瘤的分级和分期是临床制定治疗方案和估计预后的重要参考。一般来说,肿瘤的分级和分期越高,患者的生存率越低。因此,肿瘤的早期发现、早期诊断、早期治疗非常重要。

14.血行转移瘤最常见的器官是肺,其次是肝。转移瘤在形态上的特点是边界清楚,常为多个,散在分布,且多接近器官表面。位于器官表面的转移性肿瘤,由于瘤结节中央出血、坏死而下陷,形成所谓的"癌脐"。

15.与肿瘤生长速度相关的因素:①肿瘤细胞的倍增时间;②生长分数,即肿瘤细胞群体中处于增殖阶段(S 期+G2 期)的细胞的比例;③瘤细胞生成和丢失的比例。肿瘤的生长速度取决于生长分数和瘤细胞生成和丢失之比,与倍增时间关系不大。高生长分数的肿瘤如高度恶性的淋巴瘤,对化学治疗特别敏感,生长分数低的实体瘤则不够敏感。

(四)病案分析题

1.(1)诊断:骨肉瘤。诊断依据:①好发年龄:骨肉瘤多发生在骨骼生长发育的旺盛时期,最多见于青少年。②好发部位:骨肉瘤最常见于四肢长骨,半数以上发生于股骨下端和胫骨上端。③临床表现:由于肿瘤细胞增生活跃,侵犯骨外膜累及神经引起持续性疼痛。骨肉瘤临床突出表现为局部肿胀、疼痛。④X 线:a.Codman 三角,即瘤组织可突破骨膜侵入软组织,该处骨膜被掀起并受刺激而形成新生骨,在 X 线片上见肿瘤上下端形成三角形隆起。b.日光放射线阴影,反应性增生的新生骨特别多,形成一系列与骨表面垂直或辐射状的非肿瘤性新生的骨小梁,在 X 线上显示日光放射状条纹阴影。病变具有骨质破坏和增生两种表现,呈不规则的密度增加及减低区。⑤病理特点:肉眼可见肿瘤切面灰红色呈鱼肉样,明显坏死出血。镜下可见恶性增生的肉瘤细胞直接形成肿瘤性骨样组织。⑥骨肉瘤的血清学化验的阳性发现是血清中碱性磷酸酶增高。

(2)由于肿瘤细胞增生活跃,侵犯骨外膜累及神经引起持续性疼痛;由于骨皮质破坏,轻度外伤即可导致病理性骨折。

(3)骨肉瘤易发生肺部转移,一般情况下,骨肉瘤可早期经血道转移,转移常见于肺脏,往往发现肿瘤时,在肺内已有微小转移灶存在,故该患者在术后 4 个月有咳嗽、胸痛、咯血等肺转移瘤的表现。

2.(1)乳腺癌:类型是浸润性导管癌 3 级。

(2)表面皮肤:由于肌成纤维细胞有收缩功能,可导致乳头下陷、回缩;皮肤呈橘皮样是由于淋巴管阻塞而引发局部水肿。

(3)腋下淋巴结转移。

3.诊断方法和步骤:①左锁骨上淋巴结活检,如有癌转移,则根据组织学特点和免疫组化检测结果来确定类型及原发部位。②胃镜活检确定溃疡良、恶性。③肝穿刺活检确定占位性病变性质。

可能的诊断:胃癌(溃疡型)伴肝左叶及左锁骨上窝淋巴结转移。

第五章　心血管系统疾病 ▷▷▷▷

一、选择题

(一)A 型题

1.血管壁的玻璃样变性主要发生在

　　A.良性高血压时的细动脉　　　B.良性高血压时的小动脉

　　C.恶性高血压时的细动脉　　　D.恶性高血压时的小动脉

　　E.良性高血压时的细、小动脉

2.高血压时血压持续升高的主要原因是

　　A.水钠潴留　　　　　　B.细小动脉痉挛　　　　　C.并发动脉粥样硬化

　　D.细小动脉硬化　　　　E.左心室肥大,心收缩力加强

3.高血压时脑出血的原因哪项是错误的

　　A.脑细小动脉玻璃样变性　　　B.脑内微小动脉瘤形成

　　C.豆纹动脉呈直角分出　　　　D.脑组织结构疏松

　　E.脑肌型小动脉硬化

4.高血压时眼底检查可见

　　A.血管迂曲　　　　　　B.动、静脉交叉压迫现象　　　C.视乳头水肿

　　D.视网膜出血　　　　　E.以上均是

5.急进型高血压血管壁的特征性病变是

　　A.玻璃样变性　　　　　B.纤维素样坏死　　　　　C.内膜纤维组织增生

　　D.内膜弹力纤维增生　　E.中膜平滑肌增生

6.动脉粥样硬化的危险因素包括

　　A.血浆 LDL 水平升高　　B.糖尿病　　　　　　　C.血浆 HDL 水平降低

　　D.肾病综合征　　　　　E.以上均是

7.缓进型高血压早期的病理改变是细小动脉

　　A.痉挛　　　　　　　　B.硬化　　　　　　　　　C.反射性扩张

　　D.纤维素样坏死　　　　E.以上均是

8.缓进型高血压病最具特征性的细动脉病变是

　　A.纤维素样坏死　　　　B.内膜纤维组织增生　　　C.内膜粥样硬化

　　D.玻璃样变性　　　　　E.洋葱皮样心迹

9.成人高血压诊断标准为

　　A.收缩压≥140mmHg 和/或舒张压≥90mmHg

　　B.收缩压>150mmHg 和/或舒张压>90mmHg

　　C.收缩压>160mmHg 和/或舒张压>90mmHg

　　D.收缩压>160mmHg 和/或舒张压≥95mmHg

　　E.收缩压>160mmHg 和/或舒张压>100mmHg

10.高血压病心脏代偿性病变特征是

　　A.左心室肌源性扩张　　　　B.左心室向心性肥大　　　　C.左心室乳头肌萎缩

　　D.左心室不扩张或缩小　　　E.右心室肌源性扩张

11.缓进型高血压病后期可引起

　　A.继发性颗粒性固缩肾　　　B.瘢痕形成性固缩肾　　　　C.原发性颗粒性固缩肾

　　D.动脉粥样硬化性固缩肾　　E.淤血性肾硬化

12.高血压病脑出血最好发的血管是

　　A.大脑中动脉　　　　　　　B.基底动脉　　　　　　　　　C.豆纹动脉

　　D.大脑前动脉　　　　　　　E.大脑后动脉

13.高血压脑出血最常见的部位是

　　A.豆状核和丘脑　　　　　　B.内囊和基底节　　　　　　　C.蛛网膜下隙

　　D.侧脑室　　　　　　　　　E.大脑皮层

14.高血压病最常见的死亡原因是

　　A.心力衰竭　　　　　　　　B.肾功能衰竭　　　　　　　　C.脑血栓形成

　　D.脑出血　　　　　　　　　E.高血压脑病

15.动脉粥样硬化主要累及大中动脉的

　　A.全层　　　　　　　　　　B.中膜　　　　　　　　　　　C.内膜

　　D.外膜　　　　　　　　　　E.中膜和外膜

16.动脉粥样硬化的典型病变是

　　A.白色血栓　　　　　　　　B.脂纹脂斑　　　　　　　　　C.纤维斑块

　　D.粥样斑块　　　　　　　　E.粥瘤样溃疡

17.主动脉粥样硬化病变最严重的部位是

　　A.胸主动脉　　　　　　　　B.升主动脉　　　　　　　　　C.主动脉弓

　　D.腹主动脉　　　　　　　　E.主动脉根部

18.冠状动脉粥样硬化症最多见于

　　A.左冠状动脉主干　　　　　B.右冠状动脉主干　　　　　　C.左冠状动脉前降支

　　D.右冠状动脉后支　　　　　E.左冠状动脉旋支

19.心肌梗死最常发生的部位是

　　A.左心室侧壁　　　　　　　B.左心室后壁　　　　　　　　C.室间隔后 1/3

　　D.左心室前壁　　　　　　　E.右心室前壁

20.目前认为最重要的致粥样硬化因子是

　　A. LDL　　　　　　　　B. ox—LDL　　　　　　C. VLDL

　　D. TG　　　　　　　　 E. apoB

21.下列哪种激素有抗动脉粥样硬化作用

　　A.肾上腺素　　　　　　B.肾上腺皮质激素　　　C.前列腺素

　　D.雌激素　　　　　　　E.甲状旁腺素

22.动脉粥样硬化病变早期泡沫细胞主要来源于

　　A.内皮细胞　　　　　　B.淋巴细胞　　　　　　C.平滑肌细胞

　　D.单核细胞　　　　　　E.成纤维细胞

23.动脉粥样硬化的起始病变是

　　A.平滑肌细胞迁入内膜

　　B.内皮细胞损伤

　　C.单核细胞聚集、黏附于内皮

　　D.纤维组织增生

　　E.单核细胞吞噬脂质变成泡沫细胞

24.动脉粥样硬化时粥样斑块的继发性改变不包括

　　A.血栓形成　　　　　　B.斑块内出血　　　　　C.溃疡形成

　　D.钙化　　　　　　　　E.肉芽肿形成

25.脑动脉粥样硬化常累及大脑

　　A.前动脉及后动脉　　　B.前动脉及基底动脉

　　C.中动脉及基底动脉　　D.后动脉及基底动脉

　　E.中动脑及后动脉

26.心肌梗死的好发部位是

　　A.左室前壁、心尖部、室间隔前 2/3

　　B.左室后壁、室间隔后 1/3

　　C.右室大部、室间隔前 2/3

　　D.左室侧壁、室间隔后 1/3

　　E.左室侧壁及室间隔前 2/3

27.急性心肌梗死肉眼能辨认须在梗死形成后

　　A.2 小时　　　　　　　B.4 小时　　　　　　　C.6 小时

　　D.12 小时　　　　　　　E.24 小时

28.风湿病累及全身结缔组织,其中最严重的器官是

　　A.脑　　　　　　　　　B.血管　　　　　　　　C.心脏

　　D.皮肤　　　　　　　　E.关节

29.风湿病中最具诊断意义的病变是

　　A.胶原纤维的纤维素样坏死

B.心外膜纤维素渗出

C. Aschoff 小体

D.心肌变性坏死

E.心瓣膜纤维组织增生

30.风湿病的特异性病理变化是指

A.风湿小体形成

B.结缔组织的黏液样变性

C.胶原纤维的变性、坏死

D.病灶中的纤维素样坏死

E.病灶内出现梭形小瘢痕

31.下述风湿性病变中,哪一项对人体危害最大

A.反复发作的环形红斑

B.反复发作的风湿性心内膜炎

C.反复发作的风湿性关节炎

D.风湿性动脉炎

E.风湿性皮下结节

32.关于风湿病,下列哪一项是错误的

A.与 A 组乙型溶血性链球菌感染有关

B.是一种结缔组织病

C.以形成风湿小体为病变特征

D.风湿性关节炎常可导致关节畸形

E.皮下结节和环形红斑对临床诊断风湿病有帮助

33.一般认为阿少夫细胞来源于

A.心肌间质巨噬细胞　　B.心肌细胞　　C.成纤维细胞

D.淋巴细胞　　E.泡沫细胞

34.风湿性心内膜炎最常累及

A.主动脉瓣　　B.肺动脉瓣　　C.二尖瓣

D.三尖瓣　　E.二尖瓣＋主动脉瓣

35.风湿性心内膜炎疣状赘生物是

A.风湿性肉芽肿　　B.机化的瘢痕　　C.混合血栓

D.红色血栓　　E.白色血栓

36.风湿细胞核染色质分布特点是

A.均匀分布呈粗颗粒状

B.集中在中央呈细线状向核膜放射

C.集中在核膜下使核膜增厚

D.分布在核膜下呈车轮状

E.均匀分布呈细颗粒状

37.风湿性心肌炎病变主要累及

A.心肌细胞　　　　　　B.心肌间质结缔组织　　　C.心肌间质小血管

D.心肌间质的神经组织　E.心肌间质的嗜银纤维

38.风湿性心内膜炎心瓣膜上的赘生物常发生于

A.二尖瓣的游离缘　　　B.二尖瓣的闭锁缘　　　　C.三尖瓣的闭锁缘

D.三尖瓣的游离缘　　　E.主动脉瓣的闭锁缘

39.风湿性心外膜炎的炎症性质为

A.变质性炎　　　　　　B.变态反应性炎　　　　　C.渗出性炎

D.增生性炎　　　　　　E.出血性炎

40.风湿性心肌炎后期的病理改变是

A.心肌间质纤维素样坏死

B.心肌间质的纤维化及瘢痕形成

C.心肌细胞变性、坏死

D.风湿小体形成

E.炎细胞的灶状浸润

41.麦氏斑(McCallum)常见于

A.左心室　　　　　　　B.左心房　　　　　　　　C.右心室

D.右心房　　　　　　　E.升主动脉

42.慢性风湿性心瓣膜病最常见的联合瓣膜病变是

A.二尖瓣和三尖瓣　　　B.三尖瓣和肺动脉瓣　　　C.三尖瓣和主动脉瓣

D.主动脉瓣和肺动脉瓣　E.二尖瓣和主动脉瓣

43.X线检查心脏呈靴形,常见于

A.二尖瓣狭窄　　　　　B.二尖瓣关闭不全　　　　C.三尖瓣关闭不全

D.主动脉瓣狭窄　　　　E.三尖瓣狭窄

44.二尖瓣狭窄首先引起

A.左心房肥大扩张　　　B.左心室肥大扩张　　　　C.肺淤血水肿

D.肺动脉高压　　　　　E.右心衰竭

45.X线检查心脏呈梨形,常见于

A.二尖瓣狭窄　　　　　B.二尖瓣关闭不全　　　　C.三尖瓣关闭不全

D.主动脉瓣狭窄　　　　E.三尖瓣狭窄

46.引起急性感染性心内膜炎的最常见的病原体是

A.金黄色葡萄球菌　　　B.白色念珠菌　　　　　　C.肠球菌

D.溶血性链球菌　　　　E.草绿色链球菌

47.引起亚急性感染性心内膜炎最常见的病原体是

A.金黄色葡萄球菌　　　B.草绿色链球菌　　　　　C.大肠埃希菌

D.绿脓杆菌　　　　　　　E.溶血性链球菌

48.一般不出现在亚急性感染性心内膜炎的病变是

A.低热、脾大　　　　　B.器官小灶状梗死　　　　C.皮肤环形红斑

D.心瓣膜赘生物　　　　E.皮下 Osler 结节

49.下列哪种疾病可导致心肌间质中出现大量淋巴单核细胞浸润

A.风湿性心肌炎　　　　B.病毒性心肌炎　　　　C.心肌病

D.心肌梗死　　　　　　E.细菌性心肌炎

50.引起心肌炎最常见的原因

A.酗酒　　　　　　　　B.细菌感染　　　　　　C.免疫反应

D.药物中毒　　　　　　E.柯萨奇 B 组病毒

(二)B 型题

A.细动脉玻璃样变

B.细动脉纤维素样坏死

C.局灶性肾小球肾炎(栓塞性肾炎)

D.夹层动脉瘤

E.二尖瓣闭锁缘白色血栓

1.动脉粥样硬化

2.缓进型高血压

3.急进型高血压

4.亚急性细菌性心内膜炎

5.风湿性心内膜炎

A.风湿性心肌炎

B.动脉粥样硬化

C.高血压

D.尿毒症

E.亚急性细菌性心内膜炎

6.向心性肥大

7.形成动脉瘤

8.绒毛心

9.风湿小体

10.败血症

A.心尖部收缩期吹风样杂音

B.心尖部舒张期隆隆样杂音

C.主动脉瓣舒张期吹风样杂音

D.主动脉瓣收缩期喷射性杂音

E.胸骨左缘第 3 肋间收缩期吹风样杂音

11.二尖瓣狭窄

12.主动脉瓣狭窄

13.室间隔缺损

14.二尖瓣关闭不全

15.主动脉瓣关闭不全

    A.夹层动脉瘤

    B.细动脉壁玻璃样变

    C.细动脉壁纤维素样坏死

    D.心肌梗死

    E.引起多发性栓塞小脓肿

16.冠心病

17.良性高血压

18.主动脉粥样硬化

19.恶性高血压

20.急性感染性心内膜炎

(三)X 型题

1.良性高血压的病理变化包括

    A.原发性颗粒性固缩肾

    B.小动脉纤维素样坏死

    C.细动脉玻璃样变性

    D.左心室向心性肥大

    E.脑微小动脉瘤形成

2.高血压晚期眼底镜检查的改变有

    A.血管迂曲

    B.视网膜渗出和出血

    C.动静脉交叉压迫现象

    D.视神经乳头水肿

    E.眼底动脉反光性增强

3.恶性高血压的特征性病变有

    A.增生性小动脉炎

    B.动脉内膜胶原纤维增生

    C.细动脉玻璃样变性

    D.坏死性细动脉炎

    E.动脉中膜平滑肌细胞增生

4.高血压病后期患者常见的脏器改变有

    A.颗粒性固缩肾   B.肥厚性心肌病   C.向心性心肌肥大

D.脑出血和脑水肿　　　　　　E.二尖瓣狭窄

5.高血压病的严重后果常见有

  A.心力衰竭　　　　　　B.脑出血　　　　　　C.慢性肾功能衰竭

  D.糖尿病　　　　　　E.下肢坏疽

6.急进型高血压病的特点有

  A.好发于中老年人

  B.小动脉呈增生性动脉炎

  C.细动脉壁发生纤维素样坏死

  D.血压急剧升高,舒张压常大于130mmHg

  E.病变以脑小动脉最为严重

7.高血压病脑出血最常发生的部位是

  A.基底节　　　　　　B.大脑　　　　　　C.小脑

  D.内囊　　　　　　E.脑桥

8.与高血压病有关的叙述是

  A.可引起左心室向心性肥大

  B.脑出血是最严重的并发症

  C.晚期可发生原发性颗粒性固缩肾

  D.出现严重间歇性跛行症状

  E.晚期可出现弥漫性心肌梗死

9.动脉粥样硬化的危险因素有

  A.高胰岛素血症　　　　　　B.糖尿病　　　　　　C.甲状腺功能亢进

  D.肾病综合征　　　　　　E.高血压

10.心绞痛的常见诱因为

  A.吸烟　　　　　　B.受寒　　　　　　C.情绪激动

  D.饱餐　　　　　　E.体力活动过度增加

11.心肌梗死的常见原因是冠状动脉粥样硬化合并

  A.血栓形成　　　　　　B.斑块内出血　　　　　　C.冠状动脉栓塞

  D.冠状动脉持久性痉挛　　　　　　E.心肌耗氧量剧增

12.透壁性心肌梗死的病变特点有

  A.病灶较大,常累及心室壁全层

  B.梗死多发生在左心室前、后壁

  C.梗死部位与闭塞的冠状动脉供血区域一致

  D.梗死灶呈不规则地图状

  E.多由冠状动脉粥样硬化伴血栓形成引起

13.光镜下粥样瘤内可见

  A.无定形坏死物　　　　　　B.胆固醇结晶　　　　　　C.较多中性粒细胞

D.玻璃样变性的纤维帽   E.泡沫细胞

14.粥样斑块的继发性病变包括

  A.内膜溃疡形成   B.斑块内钙盐沉积   C.附壁血栓形成

  D.斑块内出血   E.斑块吸收、内膜修复正常

15.粥样硬化病易累及的动脉有

  A.冠状动脉左前降支   B.大脑中动脉   C.腹主动脉

  D.肾动脉开口处   E.下肢动脉

16.下列关于心绞痛叙述正确的有

  A.由心肌急性暂时性缺血缺氧所致

  B.以阵发性胸骨后压迫性疼痛为特点

  C.疼痛常向左上肢放射

  D.疼痛可持续数十分钟

  E.疼痛与心肌内酸性代谢产物及多肽类物质堆积有关

17.动脉粥样硬化指纹脂斑中的泡沫细胞来源于

  A.血液中的中性粒细胞

  B.血液中的单核巨噬细胞

  C.内膜内皮细胞

  D.中膜平滑肌细胞

  E.结缔组织成纤维细胞

18.关于心肌梗死的叙述正确的是

  A.最常见于左冠状动脉旋支供血区

  B.梗死灶多呈不规则地图状

  C.心脏破裂多见于梗死两周内

  D.光镜下呈出血性梗死

  E.梗死灶需 2～8 周机化形成瘢痕组织

19.脑动脉粥样硬化发病特点

  A.发生较冠状动脉粥样硬化为早

  B.常累及大脑中动脉及 Wills 环

  C.脑组织可发生萎缩

  D.斑块处可继发血栓形成

  E.动脉壁呈闭塞性动脉内膜炎改变

20.风湿小体成分主要包括

  A.风湿细胞   B.泡沫细胞   C.纤维素样坏死

  D.淋巴细胞   E.中性粒细胞

21.下列有关风湿病正确的表述有

  A.是一种变态反应性疾病

B.直接由链球菌感染所致

C.主要累及全身结缔组织

D.心脏病变最为严重

E.特征性病变是形成风湿小体

22.阿少夫小体的形态特点有

A.多呈梭形或圆形结节状

B.主要由阿少夫细胞组成

C.中央常有干酪样坏死

D.伴有淋巴细胞浸润

E.最后演变为纤维性瘢痕

23.阿少夫细胞的形态特点有

A.细胞体积大、核大

B.胞浆丰富、核膜清晰

C.染色质集中于核中央呈细丝状向核膜放射

D.核如枭眼状或毛虫状

E.似心肌细胞

24.风湿性心内膜炎所形成的赘生物的特点有

A.位于瓣膜闭锁缘

B.本质是白色血栓

C.不易机化

D.容易脱落

E.反复发作可造成瓣膜增厚、变形

25.风湿性关节炎的特点有

A.多累及小关节

B.呈游走性

C.病变不侵犯关节软骨

D.关节腔内有浆液和纤维素渗出

E.常造成关节畸形

二、非选择题

(一)名词解释

1.心绞痛　2.心肌梗死　3.冠心病　4.动脉粥样硬化　5.心肌硬化　6.动脉瘤　7.泡沫细胞　8.高血压病　9.继发性高血压　10.向心性肥大　11.原发性颗粒性固缩肾　12.高血压脑病　13.风湿病　14.风湿细胞　15.风湿小体　16.皮下结节　17.环形红斑　18.稳定型心绞痛　19.心瓣膜病　20.联合瓣膜病

(二)填空题

1.动脉粥样硬化根据其病变发展过程可以分___①___、___②___和___③___三期。

2.粥样斑块典型的镜下结构表层为___①___,深部为___②___,其中含有___③___。

3.粥样斑块的继发性病变有___①___、___②___、___③___、___④___、___⑤___。

4.冠状动脉粥样硬化最常发生于冠状动脉___①___,其次是___②___。

5.冠心病根据其临床特征可分为四型:___①___、___②___、___③___、___④___。

6.动脉粥样硬化主要累及全身的___①___型动脉,而高血压病则累及全身的___②___动脉。

7.心肌梗死的并发症有___①___、___②___、___③___、___④___、___⑤___、___⑥___。

8.良性高血压病又称___①___,按其发展过程可分三期:___②___、___③___、___④___。

9.高血压病时由于体循环动脉血压升高,可引起___①___心室的___②___性肥大。

10.高血压病时双侧肾脏对称性缩小,表面有弥漫分布的细小颗粒,称___①___。

11.高血压病时硬化的细小动脉常易局部扩张形成___①___,血压骤然升高时可发生___②___。

12.高血压病脑出血的最常见部位为___①___、___②___,其次为___③___,再次为___④___。

13.心肌梗死根据梗死的范围和深度可分为___①___、___②___两种主要类型。

14.恶性高血压病理变化特点是全身细动脉发生___①___坏死、小动脉呈___②___的改变。

15.风湿病基本病变发展过程可分三期:___①___、___②___、___③___。

16.典型风湿小体的中心为___①___,周围有___②___聚集及少量___③___浸润。

17.风湿性心包炎病变有___①___和___②___渗出,其中干性心包炎的心外膜可呈___③___状。

18.风湿病侵犯小儿患者的中枢神经系统,肢体出现不自主的运动称___①___。

19.在皮肤形成的___①___及在附近的伸侧面皮下形成的___②___均对急性风湿病有诊断意义。

20.二尖瓣狭窄通常分___①___和___②___两型。

(三)问答题

1.试述动脉粥样硬化的基本病理变化。

2.粥样斑块有哪些继发性改变?对机体有何影响?

3.试述心肌梗死的概念、病理变化及合并症。

4.原发性高血压与继发性高血压有何不同?

5.试述良性高血压病细小动脉的主要病变。

6.何谓高血压性心脏病?心脏形态有何改变?

7.试述原发性颗粒性固缩肾的形态特点。

8.试述高血压病时脑出血的好发部位、发生机制及临床表现。

9.试述动脉粥样硬化和高血压病对心、脑、肾的影响有何不同?

10.为何风湿病与 A 族乙型溶血性链球菌感染有关？其依据是什么？

11.试述风湿病的基本病理变化。

12.试述风湿性心内膜炎的病变特点及对机体的影响。

13.急性、亚急性感染性心内膜炎有何相同和不同点？

14.试述二尖瓣狭窄的临床病理联系。

15.试述主动脉瓣关闭不全的病变特点及临床病理联系。

(四)病例分析题

1.患者,男,60 岁。7 年来有典型心绞痛病史,曾因心肌梗死入院治疗,本次因老同学30 年相聚,情绪过度激动,突感心悸不适,心前区持续性疼痛,送达医院后心跳、呼吸停止,抢救无效死亡。尸体剖验见左冠状动脉主干有半月形斑块(狭窄程度达到 70%),并被新鲜血栓阻塞。试分析:患者可能发生了什么病变及其发生机制？

2.患者,女,45 岁。初期偶感上三楼后心悸、气喘、头皮发紧,夜间失眠,血压 155/95mmHg,心率 80～90 次/分,眼底检查见视网膜中央动脉痉挛变细,经口服安定休息后症状缓解;全身检查甲状腺、肾上腺、肾脏均未见明显病变。试分析:患者可能发生了什么病变及其发生机制？

3.患者,女,38 岁。近期感严重心悸、气喘、身体乏力,门诊查见心律不齐,心音强弱不等,入院诊断为风湿性心脏病心房纤颤,入院后经异搏定治疗 1 周后症状缓解,心律失常明显改善,心电图出现三联率、四联率或偶见房性或室性早搏。早晨起床前和同病房病友交流感觉良好,在患者坐起的瞬间,突然高叫一声后很快陷入昏迷状态,当时,患者心跳强而有力,节律整齐,血压进行性升高,抢救 2 天无效死亡。试分析:患者可能发生了什么病变及其发生机制？

参考答案

一、选择题

(一)A 型题

1.A	2.D	3.E	4.E	5.B	6.E	7.A	8.D	9.A	10.B
11.C	12.C	13.B	14.D	15.C	16.D	17.D	18.C	19.D	20.B
21.D	22.D	23.B	24.E	25.C	26.A	27.C	28.C	29.C	30.A
31.B	32.D	33.A	34.C	35.E	36.B	37.B	38.B	39.C	40.B
41.B	42.E	43.D	44.A	45.A	46.A	47.B	48.C	49.B	50.E

(二)B 型题

1.D	2.A	3.B	4.C	5.E	6.C	7.B	8.D	9.A	10.E
11.B	12.D	13.E	14.A	15.C	16.D	17.B	18.A	19.C	20.E

(三)X型题

1.ACDE 2.ABCDE 3.AD 4.ACD 5.ABC 6.BCD 7.AD
8.ABC 9.ABDE 10.ABCDE 11.ABDE 12.ACDE 13.ABDE 14.ABCD
15.ABCDE 16.ABCE 17.BD 18.BCE 19.BCD 20.ACD 21.ACDE
22.ABDE 23.ABCD 24.ABE 25.BCD

二、非选择题

(一)名词解释

1.心绞痛是指由于冠状动脉供血不足或心肌耗氧量骤增而致心肌急性、短暂性缺血缺氧所引起的临床综合征。

2.心肌梗死是指冠状动脉持续性供血中断,引起一定范围的心肌缺血性坏死。

3.因冠状动脉狭窄所致心肌缺血引起的心脏病,称为冠心病,也称缺血性心脏病,其发病绝大多数由冠状动脉粥样硬化引起。

4.动脉粥样硬化是指以大、中型动脉内膜脂质沉积,灶性纤维性增厚及其深部成分的坏死、崩解、粥样物质形成为病变特征的疾病,其病变动脉壁变硬、管腔狭窄。

5.心肌硬化是指由于长期供血不足所引起的广泛的心肌纤维化。

6.动脉瘤是指病变引起的动脉壁局限性膨出。

7.吞噬脂质的细胞称为泡沫细胞。

8.高血压病又称为原发性高血压,是一种原因未明的以体循环动脉血压升高为主要特征的独立性全身性疾病。

9.继发性高血压又称症状性高血压,较少见,占高血压的 $5\%\sim10\%$,是继发于其他疾病(如肾动脉狭窄、肾炎、肾上腺和垂体肿瘤等)所引起的血压增高,其血压升高只是这些疾病的一个症状或体征,常随着原发疾病的治愈而逐渐恢复。

10.向心性肥大是指心肌肥大不伴有心腔扩大,多在前负荷过重的基础上发生。

11.由于高血压病变的发展累及肾脏,使入球小动脉和叶间动脉发生硬化,导致所属肾单位缺血、萎缩而纤维化,最终使肾脏萎缩硬化,残存肾单位代偿性肥大呈细颗粒状,称原发性颗粒性固缩肾。

12.由脑细、小动脉的急剧痉挛,血压急剧升高而引起脑实质的水肿,出现以中枢神经系统功能障碍为主要表现的症候群,称为高血压脑病。

13.风湿病是一种与 A 族乙型溶血性链球菌感染有关的变态反应性疾病。病变特征是风湿小体形成,病变累及全身结缔组织,以心脏病变最为严重。

14.风湿细胞为风湿病时出现在心肌间质、心内膜下和皮下结缔组织病变部位的细胞。其特点为体积大,呈圆形或多边形,胞浆丰富,嗜碱性,单核或多核,核大呈空泡状,染色质集中于中央呈细丝状向核膜放射,纵切面状如毛虫,横切则如枭眼。

15.风湿小体为风湿病的特征性病变,位于心肌间质的小血管附近,风湿细胞围绕着纤维素样坏死灶,外周有少量淋巴细胞浸润,形成圆形或梭形境界清楚的结节状病灶,又称阿少夫小体或风湿性肉芽肿。

16.风湿性皮肤增生性病变,表现在患者的肘、腕、膝、踝关节附近伸面皮下出现直径为 0.5~2cm 的圆形椭圆形结节,质硬,能活动,压之不疼。镜下:结节中心为纤维素样坏死,周围有增生的成纤维细胞、风湿细胞及淋巴细胞浸润。

17.风湿性皮肤渗出性病变,表现在患者的躯干、四肢出现的环形或半环形、中间浅四周略深的红斑。镜下,红斑处真皮浅层血管充血,血管周围水肿及炎细胞浸润。

18.又称轻型心绞痛,一般不发作,仅在重体力劳动或其他原因导致的心肌耗氧量增多时发作。

19.心瓣膜的各种先天、后天性器质性病变,最终导致瓣膜口的狭窄和关闭不全,引起血流动力学的改变。

20.各种原因引起的心瓣膜器质性病变,如果有两个或两个以上的瓣膜同时或先后受累称为联合心瓣膜病。

(二)填空题

1.①脂纹脂斑期　②纤维斑块期　③粥样斑块期

2.①纤维结缔组织　②无定形坏死崩解物　③胆固醇结晶

3.①斑块内出血　②斑块破裂　③血栓形成　④钙化　⑤动脉瘤形成

4.①左前降支　②右冠状动脉主干、左旋支

5.①心绞痛　②心肌纤维化　③心肌梗死　④冠状动脉性猝死

6.①大中　②细小

7.①心力衰竭　②心源性休克　③心律失常　④附壁血栓形成　⑤室壁瘤　⑥心脏破裂

8.①缓进型高血压病　②机能紊乱期　③动脉病变期　④内脏病变期

9.①左　②向心

10.①原发性颗粒性固缩肾

11.①微动脉瘤　②破裂出血

12.①基底节　②内囊　③大脑白质　④脑干

13.①心内膜下心肌梗死　②透壁性心肌梗死

14.①纤维素样　②增生性硬化

15.①变质渗出期　②增生期(肉芽肿期)　③纤维化期(愈合期)

16.①纤维素样坏死　②风湿细胞　③淋巴细胞

17.①浆液　②纤维素　③绒毛

18.①小舞蹈症

19.①环形红斑　②皮下结节

20.①隔膜型　②漏斗

(三)问答题

1.①脂纹脂斑:内膜可见针头帽大小的斑点及宽 1~2mm 长短不一的可隆起于内膜

表面的黄色条纹。镜下为大量泡沫细胞及细胞外脂质。②纤维斑块：隆起于内膜表面的灰黄色或瓷白色斑块。镜下：斑块表面为纤维帽可伴玻璃样变性,其下可见不等量的泡沫细胞、巨噬细胞及大量细胞外脂质。③粥样斑块：为明显隆起于内膜表面的黄色斑块,切面表层为纤维帽,深部为粥糜样坏死物质。镜下：玻璃样变性的纤维帽下含有坏死物质、胆固醇结晶、钙化等。底部可有肉芽组织,外周可见少量泡沫细胞、淋巴细胞。动脉中膜呈不同程度的萎缩。

2.①斑块内出血：可致斑块突然肿大,使病变血管狭窄甚至闭塞。②斑块破裂：纤维帽破裂,表面可形成粥瘤性溃疡。粥样物质逸入血液,可形成栓子。③血栓形成：粥瘤性溃疡表面易形成附壁血栓,可加重血管腔阻塞,如脱落可致栓塞。④钙化：粥样斑块内易发生钙盐沉积而钙化,使动脉壁变硬变脆,可导致血管破裂。⑤动脉瘤形成：由于斑块处中膜萎缩,在血压的作用下局部向外膨出形成动脉瘤,其破裂可造成大出血。

3.心肌梗死是指冠状动脉持续性供血中断,引起一定范围的心肌缺血性坏死。病理变化：根据梗死的部位、分布特点分为两种类型,即心内膜下心肌梗死和透壁性心肌梗死。肉眼改变一般在6小时后方可出现,可见坏死灶呈苍白色;8~9小时后呈淡黄色,光镜下呈凝固性坏死的形态学改变;第4天后梗死灶边缘出现充血、出血带,光镜下见带内有较多的中性粒细胞浸润;第7天后边缘开始出现肉芽组织;2~8周时,梗死灶可机化,最终形成瘢痕。合并症：①心力衰竭：心脏收缩功能失调可引起左心衰竭,乳头肌功能失调可引起左、右心或全心心力衰竭。②心源性休克：当梗死面积大于左心室40%时,则因心排血量骤减而引起心源性休克。③心律失常：梗死累及传导组织或直接引起电生理紊乱,从而导致心律失常。④室壁瘤形成：梗死灶失去弹性或被肉芽组织机化后,在心腔内压力的作用下向外膨出形成室壁瘤。⑤附壁血栓形成：因心内膜受损及室壁瘤等病变易诱发附壁血栓形成,其脱落可引起栓塞。⑥心脏破裂：在心肌梗死2周内可发生,于4~7天时最为常见,可导致心包填塞引起猝死。⑦急性心包炎：透壁性心肌梗死累及心外膜,则易引起急性浆液纤维素性心包炎。

4.原发性高血压也称高血压病,是一种原因尚未清楚的以体循环动脉血压升高为主要表现的全身性、独立的疾病,占全部高血压的90%~95%。继发性高血压又称症状性高血压,血压升高是作为某些疾病(如急、慢性肾小球肾炎,肾动脉狭窄,肾上腺和脑垂体肿瘤等)的一个症状表现。

5.细动脉玻璃样变性是高血压病具有诊断意义的特征性病变。病变血管管壁增厚、变硬,管腔狭窄。光镜下可见细动脉壁增厚,内皮下以至全层呈无结构的均质状伊红染色,管腔缩小甚至闭塞。小动脉硬化以肌型小动脉为主,光镜下主要为内膜胶原纤维及弹力纤维增生,内弹力板分裂。中膜有不同程度的平滑肌细胞增生、肥大,并伴有胶原纤维及弹力纤维增生,最终管腔壁增厚、管腔狭窄。

6.由于高血压病而导致的心脏改变,称高血压性心脏病。心脏病变：左心室发生代偿性肥大;心脏重量增加,一般达400g以上;左心室壁增厚,可达1.5~2cm,乳头肌和肉柱增粗变圆,但心腔不扩张,称为向心性肥大。病变继续发展,逐渐出现心室腔扩张,此时称为离心性肥大,进而出现心力衰竭。

7.肉眼观:肾脏体积缩小,重量减轻,质地变硬,表面呈均匀弥漫的细颗粒状;切面肾皮质变薄,皮髓分布不清,肾盂周围脂肪组织增多。光镜下:肾入球动脉呈典型的玻璃样变性,管腔狭窄或闭塞,所属肾单位因缺血而使肾小球体积缩小、纤维化或玻璃样变性;相应的肾小管萎缩、消失,间质纤维化及少量以淋巴细胞为主的炎细胞浸润。残存肾小球因功能代偿而肥大,向表面突起,相应的肾小管也代偿扩张,管腔内可见蛋白管型。萎缩区与代偿区弥漫性交杂分布,故肉眼所见表面呈细颗粒状。

8.高血压时,脑出血最常见的部位是基底节、内囊,其次为大脑白质,再次为脑干等处,一般多为大出血。发生机制:①脑实质内细小动脉硬化,管壁变脆,当血压突然升高时血管破裂。②脑病变血管失去弹性,位于软化灶的血管失去壁外组织的支持,易向外膨出形成微动脉瘤,如血压升高和剧烈波动可致破裂出血。③基底节、内囊区域的供血血管是豆纹动脉,它从大脑中动脉呈直角分出且较细,直接受压力较大的大脑中动脉血流冲击和牵引,易使有病变的管壁破裂出血,因此这一部位的出血较为多见。临床表现:因部位、出血量多少而异。一般为突然发生昏迷、呼吸加深、脉搏加快、各种神经反射消失、肢体瘫痪等;内囊出血则引起对侧肢体偏瘫及感觉消失等;脑桥出血可引起同侧面神经麻痹及对侧上下肢瘫痪;脑出血可因血肿占位及脑水肿引起颅内高压,并可引起脑疝而出现相应临床症状。

9.见表5-1。

表5-1 动脉粥样硬化和高血压病对心、脑、肾的影响

	动脉粥样硬化	高血压病
心脏	心绞痛、心肌梗死及心肌纤维化	早期向心性肥大、晚期离心性肥大,进而再现心力衰竭
脑	脑萎缩,表现为痴呆;脑梗死及脑出血	脑水肿、脑软化、脑出血
肾	肾血管性高血压;肾梗死,机化后形成较大瘢痕,使肾脏变形、缩小,称动脉粥样硬化性固缩肾	原发性颗粒性固缩肾,肾病变严重时,可出现慢性肾功能衰竭

10.①本病的好发季节、发病率、复发率、病情的严重程度与链球菌性咽喉炎的流行季节、发病率、抗链球菌的治疗成功与否密切相关;患者血清中可有多项抗链球菌抗体增高。②本病的发生多在链球菌感染后的2~3周,典型病变不在原发部位,而在远离感染灶的心脏、关节等处;病变性质也不是链球菌直接导致的化脓性炎;在本病的典型病变部位从未培养出链球菌。③风湿病的典型病变具备变态反应性炎的纤维素样坏死和与迟发性变态反应有关的肉芽肿,并可在血中查到抗心肌抗体和抗某些心瓣膜成分的抗体。

11.风湿病的基本病变分三期:①变质渗出期:病变部位的结缔组织发生黏液样变性和纤维素样坏死,伴少量炎细胞浸润,本期持续约1个月。②增生期(肉芽肿期):特征性病变期,病变部位形成具有诊断意义的梭形风湿小体,其内含有风湿细胞、纤维素样坏死、少量炎细胞,本期持续2~3个月。③愈合期(纤维化期):风湿小体的纤维化,风湿细胞转为成纤维细胞并产生大量胶原纤维,风湿小体转为瘢痕组织。此期持续2~3个月。

12.①风湿性心内膜炎常累及心瓣膜,主要是二尖瓣,其次是二尖瓣和主动脉瓣联合发病。病变早期,瓣膜表现肿胀,后出现胶原纤维的纤维素样坏死,反复发作的结果,在二尖瓣闭锁缘上出现单行排列的灰白色疣状赘生物,即白色血栓。②风湿性心内膜炎反复发作、反复机化,结果使心内膜粗糙、增厚,尤以左房后壁为著,形成 McCallum 斑。③心瓣膜病变反复发作,可使瓣膜增厚、变形、卷曲、缩短、瓣膜之间粘连,腱索也可缩短增粗,最终形成慢性心瓣膜病,引起血流动力学改变,从而影响心脏功能。

13.相同点:均在心瓣膜上形成污秽的带菌血栓,严重者瓣膜可形成溃疡或穿孔。

不同见表 5-2。

表 5-2 急性、亚急性感染性心内膜炎的不同点

	急性感染性心内膜炎	亚急性感染性心内膜炎
细菌毒力	强	弱
血栓大小	大	小
血栓累及瓣膜	大多累及正常心瓣膜	大多累及有病变的心瓣膜
病程	短	较长
影响	死亡率高	治愈率高

14.①早期,在心脏舒张期,左心房血液流入左心室受阻,左心房代偿性扩张肥大,使血液在加压情况下迅速通过狭窄的瓣膜口,并引起漩涡和震动,产生心尖区舒张期隆隆样杂音。②当左心房失代偿后,左心房的血液不能完全排入左心室,造成左心房淤血,肺静脉回流受阻,引起肺淤血、肺水肿或漏出性出血。临床上可出现呼吸困难、发绀、咳嗽和咳带血的泡沫痰等左心房衰竭的表现。③由于持久的肺循环压力增高,造成肺动脉高压,增加了右心室的负荷,导致右心室代偿性肥大。当失代偿后,右心室扩张,最终引起右心房及体循环静脉淤血,临床上出现颈静脉怒张、肝淤血肿大、下肢水肿、浆膜腔积液等右心衰竭的表现。④当狭窄严重时左心室可相对缩小或轻度缩小,X 线显示为梨形心。

15.病变特点:①主动脉瓣关闭不全,在心脏舒张时,主动脉部分血液经未完全关闭的瓣膜口回流至左心室,引起主动脉瓣听诊区出现舒张期吹风样杂音。②左心室因容积性负荷增加而发生代偿性肥大,久之依次发生左心衰竭、肺淤血、肺动脉高压、右心衰竭。临床病理联系:临床上可出现脉压增大及周围血管征(如水冲脉、股动脉枪击音等)。

(四)病例分析题

1.可能发生心肌梗死。其发生机制:①患者 60 岁,是动脉粥样硬化的高发年龄。②患者曾有典型心绞痛病史,且因心肌梗死入院治疗,因此存在严重的冠状动脉供血不足;本次因情绪过度激动导致心肌耗氧量增加。③尸体剖验见左冠状动脉主干有半月形斑块(狭窄程度达到 70%),并被新鲜血栓阻塞。④患者在动脉粥样硬化的基础上,并发了斑块表面血栓形成,致左心室心肌梗死。

2.可能发生了高血压病。其发生机制:①劳累后心悸、气喘、头皮发紧,夜间失眠,血压 155/95mmHg,休息或口服安定后缓解;眼底视网膜中央动脉痉挛变细。②全身细小

动脉痉挛变细,致外周阻力增高,血压升高。③甲状腺、肾上腺、肾脏均未见明显病变,可排除继发性高血压。

3.可能发生血栓脱落致脑动脉栓塞。其发生机制:①患者有风湿性心脏病心房纤颤,使左心房淤血,易致左心房内血栓形成。②使用异搏定延缓房室传导,减轻心律失常,使心跳节律逐渐恢复,心肌收缩力增强,心排血量增多;在患者坐起的瞬间将左心房内血栓(因患者发病时间较短,血栓尚未机化,更易脱落)射出,导致了脑动脉栓塞。

第六章　呼吸系统疾病

一、选择题

(一)A型题

1.大叶性肺炎的主要病变性质是

  A.浆液性炎症　　　　　　B.化脓性炎症　　　　　　C.纤维素性炎症

  D.卡他性炎症　　　　　　E.增生性炎症

2.引起大叶性肺炎最常见的致病菌是

  A.肺炎杆菌　　　　　　　B.肺炎链球菌　　　　　　C.金黄色葡萄球菌

  D.流感杆菌　　　　　　　E.溶血性链球菌

3.大叶性肺炎最常累及的部位是

  A.左肺或右肺下叶　　　　B.右肺上叶　　　　　　　C.肺尖部

  D.左肺上叶　　　　　　　E.右肺锁骨下区

4.咳铁锈色痰常见于大叶性肺炎病程的

  A.充血水肿期　　　　　　B.红色肝样变期　　　　　C.灰色肝样变期

  D.溶解消散期　　　　　　E.合并肺肉质变期

5.渗出液中检出大量肺炎链球菌可提示大叶性肺炎病变处于

  A.合并肺肉质变期　　　　　B.充血水肿期及红色肝样变期

  C.灰色肝样变期　　　　　　D.溶解消散期

  E.合并肺脓肿阶段

6.当患者出现明显缺氧、紫绀症状,表明大叶性肺炎病变正处于

  A.充血水肿期　　　　　　B.红色肝样变期　　　　　C.灰色肝样变期

  D.溶解消散期　　　　　　E.合并肺脓肿期

7.肺肉质变主要可发生于下列哪种疾病的并发症

  A.大叶性肺炎　　　　　　B.小叶性肺炎　　　　　　C.病毒性肺炎

  D.支原体性肺炎　　　　　E.干酪样肺炎

8.肺肉质变的发生与下列哪种因素关系密切

  A.病程持续太长　　　　　B.细菌毒力过强　　　　　C.含铁血黄素沉积

  D.中性粒细胞渗出过少　　E.纤维素渗出过少

9.肺肉质变的病变特点是

A.肺泡壁纤维化　　　　　　　B.肺泡内渗出物机化　　　　C.支气管壁纤维化

D.胸膜渗出物机化　　　　　　E.肺泡壁平滑肌细胞增生

10.大叶性肺炎最严重的并发症是

A.中毒性休克　　　　　　　　B.肺脓肿　　　　　　　　　C.肺肉质变

D.亚急性感染性心内膜炎　　　E.化脓性脑膜炎

11.恶性肿瘤晚期患者,出现发热、咳嗽、呼吸困难等症状,胸透见两肺下叶散在分布、边缘不清的小灶性阴影,最可能的病变是

A.大叶性肺炎　　　　　　　　B.小叶性肺炎　　　　　　　C.干酪样肺炎

D.转移性肿瘤　　　　　　　　E.间质性肺炎

12.大叶性肺炎铁锈色痰产生的主要原因是痰内含有

A.大量红细胞　　　　　　　　B.红细胞破坏后释放的含铁血黄素

C.大量黏液　　　　　　　　　D.纤维素与红细胞结合的产物

E.大量肺泡巨噬细胞

13.大叶性肺炎最常见于

A.久病卧床患者　　　　　　　B.年老体弱者　　　　　　　C.学龄前儿童

D.恶性肿瘤晚期患者　　　　　E.青壮年

14.下列哪种肺部炎症易引起肺泡内透明膜形成

A.大叶性肺炎　　　　　　　　B.小叶性肺炎　　　　　　　C.肺脓肿

D.病毒性肺炎　　　　　　　　E.支原体肺炎

15.患者,男,25岁。5天前冒雨参加马拉松比赛,2天前发热40℃,胸痛,咳红褐色痰,呼吸急促,口周有疱疹。听诊在右肩胛区可闻及管状呼吸音,未闻及干湿啰音。X线检查示右下肺大片致密阴影,边界模糊。该患者最可能的病变是

A.间质性肺炎　　　　　　　　B.小叶性肺炎　　　　　　　C.大叶性肺炎

D.支气管炎　　　　　　　　　E.肺结核

16.鼻咽癌最常见的组织学类型是

A.泡状核细胞癌　　　　　　　B.鳞癌　　　　　　　　　　C.癌肉瘤

D.腺癌　　　　　　　　　　　E.未分化癌

17.肺癌中最常见的组织学类型是

A.腺癌　　　　　　　　　　　B.鳞状细胞癌　　　　　　　C.细支气管肺泡癌

D.小细胞癌　　　　　　　　　E.大细胞癌

18.肺癌的淋巴道转移最先发生于

A.纵隔淋巴结　　　　　　　　B.锁骨上淋巴结　　　　　　C.颈淋巴结

D.肺门淋巴结　　　　　　　　E.腋窝淋巴结

19.下列肺炎中,不属于小叶性肺炎者为

A.手术后肺炎　　　　　　　　B.吸入性肺炎　　　　　　　C.麻疹后肺炎

D.坠积性肺炎　　　　　　　　E.巨细胞肺炎

20.患者,男,45岁,20年吸烟史。5年前每当气候转凉即开始咳嗽,咯白色黏痰,直至天气转暖后好转;近1年来咳嗽发作频繁,但干咳少痰,其可能原因为

　　A.支气管扩张　　　　　　　　　　　　　　　B.支气管哮喘

　　C.长期慢支引起支气管黏膜和腺体萎缩　　　　D.肺癌广泛转移

　　E.肺气肿合并慢性肺心病

21.患者,男,60岁,多年吸烟史,刺激性干咳半年。查体:X线片示右肺门处不规则分叶状巨大阴影,边界不清。最可能的诊断为

　　A.大叶性肺炎　　　　　　B.小叶性肺炎　　　　　　C.原发性肺结核

　　D.慢性纤维空洞型肺结核　　E.肺鳞状细胞癌

22.患者,男,65岁,因骨折卧床数月。近1月来常咳嗽,并咯黄色黏脓痰。查体:双肺下叶可闻及湿啰音;X线片示双肺下叶不规则散在小片状模糊阴影。最有可能的诊断是

　　A.大叶性肺炎　　　　　　B.小叶性肺炎　　　　　　C.慢性支气管炎

　　D.支气管扩张　　　　　　E.支气管哮喘

23.患者,女,55岁,因咳嗽及右侧胸痛到医院查体:X线片示右肺下叶近胸膜处见一个直径4cm的球形阴影,边界不清,经用抗生素治疗不见好转;痰脱落细胞学检查见可疑癌细胞。该患者最有可能的诊断为

　　A.肺鳞状细胞癌　　　　　B.肺燕麦细胞癌　　　　　C.间质性肺炎

　　D.小叶性肺炎　　　　　　E.肺腺癌

24.患者,男,49岁,鼻塞、头痛、耳鸣两月余,现发现左侧颈部有一无痛性包块,取活检诊断为淋巴结内转移性鳞癌,其原发癌最可能是

　　A.肺鳞癌　　　　　　　　B.食道鳞癌　　　　　　　C.鼻咽部鳞癌

　　D.喉鳞癌　　　　　　　　E.舌鳞癌

25.患者,男,58岁,咳嗽,咯痰带血四月余,近日胸闷,气短,食欲不振,明显消瘦伴低热而入院。既往身体健康,吸烟37年。胸部X线示左肺门处有一6cm×5cm大小的不规则占位性病变,其最可能诊断为

　　A.结核球　　　　　　　　B.肺脓肿　　　　　　　　C.炎性假瘤

　　D.肺癌　　　　　　　　　E.肺内的转移癌

26.病毒性肺炎的主要诊断依据是

　　A.淋巴细胞、单核细胞浸润　　B.间质性肺炎　　　　　C.透明膜形成

　　D.肺泡性肺炎　　　　　　　E.上皮细胞内的病毒包涵体

27.慢性肺源性心脏病合并右心衰时的表现,应除外下列哪项

　　A.肺褐色硬化　　　　　　B.脾淤血　　　　　　　　C.腹腔积液

　　D.槟榔肝　　　　　　　　E.胃肠淤血

28.慢性支气管炎咳白色黏液泡沫状痰的病理基础是

　　A.支气管黏膜上皮细胞变性坏死

　　B.支气管壁瘢痕形成

C.软骨萎缩、纤维化、钙化、骨化

D.黏液腺体肥大增生,浆液腺化生为黏液腺,黏膜上皮杯状细胞增多

E.支气管壁各层淋巴细胞浸润

29.肺部疾病痊愈时,容易完全恢复组织正常的结构和功能的疾病是

A.慢性支气管炎　　　　　B.大叶性肺炎　　　　　C.小叶性肺炎

D.病毒性肺炎　　　　　E.慢性肺气肿

30.以下哪项符合支原体肺炎的病变特点

A.纤维素性炎　　　　　B.化脓性炎　　　　　C.病毒包涵体形成

D.间质性肺炎　　　　　E.干酪样肺炎

31.下列哪一项不是大叶性肺炎的发生部位

A.肺大叶的大部分　　　　B.肺大叶的小部分　　　　C.可以是多个小叶

D.可以是几个肺段　　　　E.可以是一个肺段

32.下列哪一项是大叶性肺炎的临床表现

A.咳嗽、咳黏痰　　　　　B.咳白色泡沫痰　　　　C.咳铁锈色痰

D.不出现胸痛　　　　　E.外周血白细胞减少

33.下列哪一项不符合大叶性肺炎

A.肺泡间质的纤维素性炎　B.咳铁锈色痰　　　　C.肺组织可实变如肝

D.可并发肺肉质变　　　　E.病变常累及整个大叶

34.下列哪一项符合大叶性肺炎

A.多发生于儿童　　　　　B.多发生于青壮年　　　　C.多发生于体弱多病者

D.多发生于老年人　　　　E.多发生于术后患者

35.下列肺炎中除外哪种,都是肺泡性肺炎

A.大叶性肺炎　　　　　B.支原体肺炎　　　　　C.小叶性肺炎

D.吸入性肺炎　　　　　E.坠积性肺炎

36.关于小叶性肺炎,下列哪项是不正确的

A.严重者,病灶可互相融合　B.两肺散在灰黄色实变区　C.病灶中常见细支气管

D.病灶以两肺上叶多见　　E.可并发肺脓肿及脓胸

37.下列哪一项不符合小叶性肺炎

A.常见于小儿　　　　　B.常见于老年人　　　　C.常见于体弱多病者

D.常见于建筑工人　　　　E.常见于术后患者

38.肺气肿是指

A.呼吸性细支气管、肺泡管、肺泡囊和肺泡过度充气

B.气管、肺泡囊和肺泡过度充气

C.细支气管和肺泡过度充气

D.肺泡管、肺泡囊过度充气

E.细支气管、肺泡管过度充气

39.女,65岁,CT片右肺上叶边缘部显示占位病变。肺癌组织学类型最可能是

　　A.鳞状细胞癌　　　　　　　B.小细胞癌　　　　　　　C.类癌

　　D.大细胞癌　　　　　　　　E.腺癌

40.下列哪种肺肿瘤属于神经内分泌性肿瘤

　　A.鳞状细胞癌　　　　　　　B.腺癌　　　　　　　　　C.小细胞癌

　　D.大细胞癌　　　　　　　　E.细支气管肺泡癌

41.能找到核内包涵体的肺炎是

　　A.支原体肺炎　　　　　　　B.腺病毒肺炎　　　　　　C.呼吸道合胞病毒肺炎

　　D.小叶性肺炎　　　　　　　E.大叶性肺炎

42.在我国北方,绝大多数肺心病是由什么引起的

　　A.慢性支气管炎　　　　　　B.肺尘埃沉着症　　　　　C.肺小动脉炎

　　D.胸廓运动障碍　　　　　　E.脊柱弯曲

43.慢性支气管炎,黏膜上皮最易发生

　　A.黏膜上皮化生　　　　　　B.移行上皮化生　　　　　C.鳞状上皮化生

　　D.杯状上皮化生　　　　　　E.肠上皮化生

44.下列哪项不符合病毒性肺炎

　　A.常见病因是流感病毒　　　B.为间质性肺炎

　　C.以中性粒细胞渗出为主　　D.细胞质或核内可见病毒包涵体

　　E.透明膜形成

45.符合腺泡中央型肺气肿的病变特点是

　　A.细支气管和肺泡弥漫性扩张　B.呼吸性细支气管扩张　C.肺泡管和肺泡囊扩张

　　D.呼吸性细支气管和肺泡囊扩张　E.呼吸性细支气管和肺泡管扩张

46.肺癌的临床表现为

　　A.咳嗽,咳铁锈色痰　　　　B.刺激性干咳、无痰

　　C.长期咳嗽,咳白色泡沫痰　D.咳嗽、咳血、咳大量脓痰

　　E.刺激性呛咳,痰中带血

47.肺下叶有一直径为5cm的结节状阴影,边缘呈毛刺状,应首先考虑

　　A.肺结核球　　　　　　　　B.肺脓肿　　　　　　　　C.肺肉质变

　　D.团块状矽结节　　　　　　E.周围型肺癌

48.患者,男性,4岁。发热咳嗽多日,近日因气急、紫绀入院,血象检查:白细胞19.6×
10^9/L,中性0.85;X线检查:两肺下叶散在灶状阴影,左下叶有片状浓淡不均阴影。该患
儿可能患有

　　A.小叶性肺炎　　　　　　　B.病毒性肺炎　　　　　　C.大叶性肺炎

　　D.支原体肺炎　　　　　　　E.支气管扩张症

49.患者,1个月前因咳嗽、咳铁锈色痰伴呼吸困难入院。经治疗临床症状消失,但肺
下叶实变灶不消失,手术切除,镜检可见肺泡腔内瘢痕、肉芽组织,正确的诊断是

A.吸入性肺炎　　　　　B.矽肺　　　　　C.肺肉质变

D.肺脓肿　　　　　E.肺癌

50.患者,男,74 岁,因病卧床 1 年。时有咳嗽、咳黄色黏痰,近 2 个月加重。查体:发热,双肺下叶闻及湿啰音。X 线示双肺不规则小灶状模糊阴影,下叶为主。该病例肺脏病变最大可能是

A.肺泡的纤维素性炎　　　　　B.肺泡的出血性炎　　　　　C.支气管的急性浆液性炎

D.支气管和肺泡的化脓性炎　　　　　E.肺鳞癌

(二)B 型题

A.干酪性肺炎　　　　　B.大叶性肺炎　　　　　C.小叶性肺炎

D.病毒性肺炎　　　　　E.支原体肺炎

1.肺炎链球菌感染可引起

2.结核杆菌感染可引起

3.多种细菌混合感染可引起

A.肺泡腔内渗出物液化、溶解

B.肺泡腔内充满肉芽组织

C.肺泡腔内充满大量红细胞和纤维素

D.肺泡腔内较多浆液及少量红细胞

E.肺泡腔内充满大量纤维素和白细胞

4.大叶性肺炎充血水肿期病变特点是

5.大叶性肺炎红色肝样变期病变特点是

6.大叶性肺炎灰色肝样变期中性粒细胞渗出少时可引起

A.中央型多见　　　　　B.周围型多见　　　　　C.弥漫型多见

D.发生于 APUD 系统　　　　　E.发生于胸膜

7.肺鳞状细胞癌

8.肺腺癌

9.细支气管肺泡细胞癌

A.肺泡腔内渗出物液化、溶解

B.肺泡腔内渗出性病变逐渐溶解、吸收

C.肺泡腔内充满大量红细胞和纤维素

D.肺泡腔内较多浆液渗出及少量红细胞

E.肺泡腔内充满大量纤维素和白细胞

10.大叶性肺炎灰色肝变期病变特点是

11.大叶性肺炎充血水肿期病变特点是

12.大叶性肺炎溶解消散期病变特点是

A.右肺上叶　　　　　B.左肺下叶　　　　　C.右肺尖下

D.右肺上叶下部近胸膜处　　　　　E.两肺下叶和背侧

13.原发性肺结核好发部位是

14.大叶性肺炎好发部位是

15.小叶性肺炎好发部位是

    A.支气管腺体肥大增生、黏膜上皮杯状细胞增多

    B.急、慢性支气管炎及细支气管周围炎

    C.支气管壁因炎症而遭破坏

    D.细支气管壁及肺泡间隔弹力纤维支架破坏和细支气管不完全阻塞

    E.肺组织高度纤维化

16.慢性支气管炎时,患者通气与换气功能障碍、导致缺氧的重要环节是

17.慢性支气管炎时,患者咳痰的病变基础是

18.慢性阻塞性肺气肿的发生主要由于

19.矽肺引起肺源性心脏病的原因是

20.支气管扩张症引起肺源性心脏病的原因是

(三)X型题

1.大叶性肺炎的特点是

    A.病变特征为纤维素性炎症

    B.病变累及一个肺段至整个大叶

    C.咳铁锈色痰为一个临床特征

    D.90%以上由肺炎链球菌引起

    E.多见于男性青壮年

2.大叶性肺炎产生的并发症有

    A.肺肉质变   B.中毒性休克   C.败血症

    D.肺脓肿   E.肺心病

3.小叶性肺炎病理变化特点是

    A.两肺散在分布的灰黄色小实变病灶

    B.病变以两肺下叶及背侧为严重

    C.病灶大小一致如粟粒大

    D.以细支气管为中心的肺组织化脓性炎症

    E.病灶周围可出现代偿性肺气肿

4.小叶性肺炎的并发症有

    A.心功能不全   B.呼吸功能不全   C.肺脓肿

    D.支气管扩张症   E.肺心病

5.慢性支气管炎的主要病变是

    A.黏膜上皮损伤   B.黏液腺增生、肥大   C.杯状细胞增多

    D.软骨、平滑肌束被破坏   E.鳞状上皮化生

6.慢性支气管炎常见的并发症是

A.支气管扩张症　　　　　B.慢性阻塞性肺气肿　　　　C.肺源性心脏病

D.肺褐色硬化　　　　　　E.肺肉质变

7.肺源性心脏病心脏的病变有

A.右心室肥大扩张

B.肺动脉圆锥显著膨隆,心尖钝圆

C.主动脉瓣下 2cm 处,心室肌壁增厚<5mm

D.心肌细胞体积增大,核大深染

E.缺氧区心肌纤维萎缩,横纹消失

8.关于小叶性肺炎的叙述,以下哪些是正确的

A.大多由细菌感染引起

B.病变是以细支气管为中心的化脓性炎

C.多发生于小儿及年老体弱者

D.X 线片示肺部散在小灶状模糊阴影

E.可并发心力衰竭

9.慢性支气管炎的主要病理变化有

A.黏膜上皮纤毛粘连、倒伏及脱失

B.上皮鳞状细胞化生

C.黏液腺肥大、增生

D.管壁淋巴细胞、浆细胞浸润

E.管壁平滑肌束断裂、萎缩

10.下列哪些为肺癌的组织学类型

A.泡状核细胞癌　　　　　B.鳞状细胞癌　　　　　　C.神经内分泌癌

D.腺癌　　　　　　　　　E.大细胞癌

11.以下哪些为慢性阻塞性肺疾病引起肺动脉高压的机制

A.肺小动脉痉挛　　　　　B.肺无效腔增大　　　　　C.肺毛细血管床减少

D.肺小动脉中膜增厚　　　E.胸膜腔为正压环境

12.大叶性肺炎的特点是

A.病变特征为纤维素性炎症

B.病变累及一个肺段至整个大叶

C.咳铁锈色痰为临床特征之一

D.95％由肺炎链球菌引起

E.多见于青壮年男性

13.小叶性肺炎常见的并发症有

A.肺脓肿　　　　　　　　B.纤维素性胸膜炎　　　　C.脓毒血症

D.支气管扩张　　　　　　E.肺心病

14.以下哪些疾病可引起慢性肺源性心脏病

A.肺气肿　　　　　　　　　B.慢性支气管炎

C.慢性纤维空洞型肺结核病　D.大叶性肺炎

E.严重胸廓畸形

15.肺癌可出现以下哪些组织类型

A.鳞状细胞癌　　　　　　B.小细胞癌　　　　　　C.腺癌

D.腺鳞癌　　　　　　　　E.大细胞癌

16.下列哪项符合小叶性肺炎

A.细支气管、肺泡渗出性炎　B.肺泡的纤维素性炎

C.细支气管、肺泡的化脓性炎 D.常是麻疹、百日咳的并发症

E.由急性支气管及其周围炎发展而来的肺炎

17.下列哪些属于小叶性肺炎

A.麻疹后肺炎　　　　　　B.吸入性肺炎　　　　　C.流感后肺炎

D.坠积性肺炎　　　　　　E.手术后肺炎

18.下列哪些病变能反映大叶性肺炎

A.肺泡的化脓性炎　　　　B.肺泡的纤维素性炎　　C.肺肉质变

D.肺泡的渗出性炎　　　　E.支气管及肺泡的纤维素性炎

19.下列哪些是肺癌可能出现的症状

A.上腔静脉综合征　　　　B.肌无力综合征　　　　C.肺性骨关节病

D.类 Cushing 综合征　　　E.肺脓肿

20.关于肺鳞状细胞癌的特点

A.常与吸烟有关　　　　　B.多由段以下支气管发生　C.常发生于肺门部

D.为肺癌中最常见的类型　E.痰涂片检查阴性率最高

21.慢性肺源性心脏病时,可见到下列哪些病变

A.无肌型细动脉肌化　　　B.心尖钝圆　　　　　　C.右心室向心性肥大

D.肺动脉圆锥膨隆　　　　E.心尖主要由右心室构成

22.下列哪些是慢性肺源性心脏病心肌的病变

A.心肌细胞肥大　　　　　B.心肌细胞变性　　　　C.心肌脂肪浸润

D.心肌间质水肿　　　　　E.心肌间质纤维化

23.下列哪些项符合小叶性肺炎

A.细支气管的出血性炎　　B.肺泡的渗出性炎　　　C.细支气管的化脓性炎

D.肺泡的化脓性炎　　　　E.细支气管和肺泡的化脓性炎

24.关于小叶性肺炎的叙述,以下哪些是正确的

A.大多由细菌感染引起

B.病变是以细支气管为中心的化脓性炎

C.多发生于小儿及年老体弱者

D.X 线片显示肺部散在小灶状模糊阴影

E.可并发心力衰竭

25.以下哪些为慢性阻塞性肺疾病引起肺动脉高压的机制

A.肺小动脉痉挛　　　　　　B.肺无效腔增大　　　　　　C.肺毛细血管床减少

D.肺小动脉中膜增厚　　　　E.胸膜腔为正压环境

二、非选择题

(一)名词解释

1.红色肝样变　2.肺肉质变　3.肺气肿　4.慢性肺源性心脏病　5.小叶性肺炎

6.灰色肝样变　7.慢性阻塞性肺疾病　8.慢性支气管炎　9.支气管哮喘

10.支气管扩张症

(二)填空题

1.大叶性肺炎是主要由　①　引起的,以　②　为主要病变特征的肺的急性炎症。病变始于　③　,可迅速扩展到一个　④　乃至整个　⑤　。

2.大叶性肺炎病变的典型发展过程可分为四期,依次为　①　、　②　、　③　、　④　。

3.小叶性肺炎病变呈　①　分布,病变范围相当于一个　②　,从　③　开始,而延及　④　。

4.间质性肺炎主要是由　①　和　②　引起的,发生在　③　、　④　及　⑤　等肺间质的炎症。

5.慢性支气管炎的常见并发症有:　①　、　②　、　③　。

6.肺气肿的主要发病原因和机制有　①　、　②　、　③　。

7.绝大多数慢性肺源性心脏病是由　①　并发　②　引起的,少数由　③　引起。

8.肺癌的肉眼类型有　①　、　②　、　③　。

9.肺癌的主要组织学类型有　①　、　②　、　③　等。

10.鼻咽癌最常见的组织学类型是　①　。

11.根据发生的部位和范围不同,将肺泡性肺气肿分为　①　、　②　、　③　三型。

12.小叶性肺炎的常见并发症有　①　、　②　、　③　、　④　等。

13.小叶性肺炎的主要病变性质为　①　炎症。

14.大叶性肺炎的常见并发症有　①　、　②　、　③　、　④　等。

15.大叶性肺炎的主要病变性质为　①　炎症。

16.病毒性肺炎最常见的病因为　①　,其好发人群是　②　。

17.病毒性肺炎具有诊断意义的形态学依据是可见　①　。

18.目前认为,肺癌发生的最重要危险因素是　①　。

19.引起慢性肺源性心脏病的常见原因有　①　、　②　、　③　等。

20.严重肺气肿患者,可见胸廓前后径增大,呈　①　。

(三)问答题

1.铁锈色痰主要见于大叶性肺炎的何期?为什么?

2.简述吸烟导致慢性支气管炎的发病机制。

3.试述慢性支气管炎导致肺气肿的发病机制。

4.肺源性心脏病的心脏病变特点及其形态学诊断标准。

5.试述大叶性肺炎的病变分期及各期镜下的主要病理变化。

6.试述小叶性肺炎的病理变化。

7.试述慢性支气管炎的病变及临床病理联系。

8.列表说明大叶性肺炎与小叶性肺炎的区别。

9.简述大叶性肺炎红色肝样变期病理变化并解释此期临床症状。

10.大叶性肺炎灰色肝样变期为什么缺氧症状减轻?

(四)病案分析题

1.患者刘某,男,68岁。因心悸、气短、腹胀、双下肢水肿5天来院就诊。10年来患者经常出现咳嗽、咳痰,尤以冬季为甚。近5年来自觉心悸、气短,活动后加重,有时双下肢浮肿,但经过休息可以缓解。5天前因受凉病情加重,出现腹胀、不能平卧。有吸烟史48年。体格检查:患者端坐呼吸,神志清楚,口唇紫绀,颈静脉怒张,桶状胸,心音遥远,肝脏下缘在右锁骨中线肋缘下4cm,剑突下8cm,脾脏在肋下缘可以触及,腹部叩诊有移动性浊音,双下肢凹陷性浮肿。实验室检查:WBC12.0 × 10^9/L,PaO$_2$74mmHg,PaCO$_2$60mmHg。

讨论题:

(1)根据学过的病理学知识,为该患者做出诊断,并提出诊断依据。

(2)试分析患者患病的原因和疾病的发展演变过程,解释相关的临床症状。

2.患者王某,男,59岁。10天前因"高热3天"入院。入院前4个月以来,患者有咳嗽,痰内带血,而后出现胸闷、气短、食欲不振、明显消瘦,并时有低热。于入院前3天突发寒战和高热,体温持续在38~40℃。既往身体健康,吸烟37年。体格检查:T39℃,P92次/分。神志清楚,急性病容。皮肤可见出血点,脾脏肿大,左锁骨上可触及直径2cm的淋巴结,质地硬,无痛。实验室检查:Hb68g/L,WBC26×10^9/L,中性粒细胞98%。胸部拍片显示左肺下叶主支气管阻塞,近肺门处可见5cm×6cm大小的致密阴影,左肺下叶内可见一直径4cm的空洞。入院后进行积极抗感染治疗,但病情没有缓解。24小时前心率增快,脉搏细弱,血压下降,而后陷入昏迷,抢救无效死亡。

尸检所见:老年男尸,明显消瘦,皮色苍白,前胸及四肢皮肤可见多数出血点,左锁骨上淋巴结肿大,质地较硬,双下肢凹陷性水肿。

肺:见左肺门处有一不规则肿块,6cm×5cm×5cm,质硬,切面灰白色。镜检:肿块由异常增生的细胞构成,细胞呈巢状排列,细胞体积较大,巢周围细胞呈短梭形,病理性核分裂象多见,可见单个细胞角化,巢间为纤维组织。左下肺叶空洞壁镜检见大量中性粒细胞浸润及纤维结缔组织。

肝脏:包膜紧张,切面外翻,右叶被膜下见 3 个直径 2.5cm 的灰白色结节,中心可见坏死出血。镜检:结节的组织结构与肺门肿块相同。

肾脏:肉眼可见被膜下有多数小脓点。镜检可见肾小管上皮细胞肿胀,内含大量红染颗粒,皮质和髓质内可见多数小脓肿。

左锁骨上淋巴结镜检仅见少量淋巴细胞,但可见大量与肺内相同的异型细胞。

讨论题:

(1)分析该患者患有哪些疾病? 并找出诊断依据。

(2)根据病史分析各种疾病的相互关系,并解释临床表现。

3.患者,男,4 岁。发热、咳嗽、咳痰 10 天,近 2 天加重,并出现哮喘。体检:T39℃,R25 次/分,P160 次/分。患儿呼吸急促,面色苍白,口唇发绀,精神萎靡,鼻翼扇动,双瞳孔等大等圆,颈软,双肺散在水泡音,心音钝,心律齐。实验室检查:WBC21×10^9/L,中性粒细胞 78%,淋巴细胞 17%。X 线检查:左、右肺下叶可见灶状阴影。

临床诊断:小叶性肺炎,心力衰竭。

入院后曾肌内注射青霉素、链霉素,静脉输入红霉素等,病情逐渐加重,治疗无效死亡。

尸检所见:左右肺下叶背部散在实变区,切面可见散在粟粒至蚕豆大小不规则形灰黄色病灶。镜下:病灶可见细支气管管壁充血并有中性粒细胞浸润,管腔中充满大量中性粒细胞及脱落的上皮细胞,其周围肺泡腔内可见浆液和炎细胞。

讨论题:临床诊断是否正确? 其根据是什么?

参考答案

一、选择题

(一)A 型题

1.C	2.B	3.A	4.B	5.B	6.B	7.A	8.D	9.B	10.A
11.B	12.B	13.E	14.D	15.C	16.B	17.B	18.D	19.E	20.C
21.E	22.B	23.E	24.C	25.D	26.E	27.A	28.D	29.B	30.D
31.C	32.C	33.A	34.B	35.B	36.D	37.D	38.A	39.E	40.C
41.B	42.A	43.C	44.C	45.B	46.E	47.E	48.A	49.C	50.D

(二)B 型题

1.B	2.A	3.C	4.D	5.C	6.B	7.A	8.B	9.C	10.E
11.D	12.B	13.D	14.B	15.E	16.D	17.A	18.B	19.E	20.E

(三)X 型题

1.ABCDE	2.ABCD	3.ABDE	4.ABCD	5.ABCDE	6.ABC
7.ABDE	8.ABCDE	9.ABCDE	10.BCDE	11.ACD	12.ABCDE

13.ACD　　14.ABCE　　15.ABCDE　16.ACDE　　17.ABCDE　18.BCD

19.ABCDE　20.ACD　　21.ABCDE　22.ABDE　　23.BCDE　　24.ABCDE

25.ACD

二、非选择题

(一)名词解释

1.大叶性肺炎第二期病变,肺泡壁毛细血管扩张充血,肺泡腔充满大量红细胞和纤维素,以致肉眼观病变为肺叶肿胀、色暗红、质实如肝,故称为红色肝样变。

2.由于机体抵抗力较低,中性粒细胞渗出较少,释放出的蛋白溶解酶不足,肺泡内的纤维素等渗出物不能及时被溶解、液化、清除,则由肉芽组织长入、替代而发生机化。肉眼观病变肺部变成红褐色肉样组织,故称为肺肉质变,是大叶性肺炎的并发症之一。

3.肺气肿是指呼吸性细支气管、肺泡管、肺泡囊和肺泡因过度充气呈持久性扩张,并伴肺泡间隔破坏,以致肺组织弹性减弱、容积增大的一种病理状态。

4.慢性肺源性心脏病简称肺心病是因慢性肺脏、肺血管及胸廓的疾病引起肺循环阻力增加、肺动脉高压导致右心室肥大甚至右心衰竭的心脏病。

5.小叶性肺炎是以细支气管为中心,以肺小叶为单位的急性化脓性炎。

6.灰色肝样变是大叶性肺炎第三期的病变,肉眼见病变肺叶灰白色,质实如肝,故称之。镜下见肺泡内有大量中性粒细胞和纤维蛋白,肺泡壁毛细血管受压呈缺血状。

7.慢性阻塞性肺疾病是一组慢性气道阻塞性疾病的统称。其共同特点是肺实质和小支气管受损,导致慢性气道阻塞、呼吸阻力增加和肺功能不全。较常见的疾病是慢性支气管炎和肺气肿。

8.慢性支气管炎:是指气管、支气管黏膜及其周围组织的慢性非特异性炎症。临床以反复发作的咳嗽、咳痰或伴有喘息为特征,且症状每年至少持续 3 个月,连续两年以上。

9.支气管哮喘:简称哮喘,系由于各种内外因素引发呼吸道过敏反应而导致的以支气管可逆性发作性痉挛为特征的支气管慢性炎性疾病。

10.支气管扩张症:是以肺内支气管的持久性扩张伴管壁纤维性增厚为特征的慢性疾病,扩张支气管常因分泌物潴留而继发化脓性炎症。

(二)填空题

1.①肺炎链球菌　②纤维素渗出　③肺泡　④肺段　⑤大叶

2.①充血水肿期　②红色肝样变期　③灰色肝样变期　④溶解消散期

3.①多发性灶性　②肺小叶　③细支气管　④所属肺泡

4.①支原体　②病毒　③肺泡间隔　④细支气管壁及其周围　⑤小叶间隔

5.①慢性阻塞性肺气肿　②肺源性心脏病　③支气管扩张症

6.①细支气管及其周围组织的损害　②弹性蛋白酶及其抑制物失衡　③吸烟

7.①慢性支气管炎　②阻塞性肺气肿　③胸廓运动障碍及肺血管疾病

8.①中央型　②周围型　③弥漫型

9.①鳞癌 ②腺癌 ③神经内分泌癌

10.①鳞癌

11.①腺泡中央型 ②全腺泡型 ③腺泡周围型

12.①心功能不全 ②呼吸功能不全 ③肺脓肿及脓胸 ④支气管扩张症

13.①化脓性

14.①中毒性休克 ②肺脓肿及脓胸 ③肺肉质变 ④败血症或脓毒败血症

15.①纤维素性

16.①流感病毒 ②儿童

17.①病毒包涵体

18.①吸烟

19.①支气管、肺疾病 ②胸廓运动障碍性疾病 ③肺血管疾病

20.①桶状胸

(三)问答题

1.见于大叶性肺炎红色肝样变期。此期肺泡腔内有大量红细胞,红细胞崩解后血红蛋白被分解转变为黄褐色的含铁血黄素随痰排出,使患者咳出的痰显铁锈色。

2.吸烟与慢性支气管炎的发生关系密切。吸烟可损伤呼吸道黏膜,使上皮纤毛变短,纤毛运动受抑制,杯状细胞增生,黏膜腺体分泌增加而排出障碍,支气管净化能力减弱,利于病原菌感染;并使肺泡巨噬细胞的抗菌能力降低,还可使支气管痉挛等,而引起慢性支气管炎。

3.肺气肿发生的关键环节是细支气管的炎症和肺泡间隔断裂。慢性支气管炎引起管壁纤维性增厚,黏液栓阻塞,致小气道狭窄,造成阻塞性呼气障碍。同时细支气管周围炎症可损伤、破坏对细支气管起支撑作用的周围组织,导致管壁塌陷,使肺泡内吸入气体排出不畅,最终导致肺过度充气,肺内残气增多,产生肺气肿。膨胀的肺泡破裂并融合形成气肿囊泡,进一步影响气体排出。

4.由于肺循环阻力增大,右心室代偿性肥大,右心室壁增厚>5mm,甚至达15mm;肺动脉圆锥显著膨隆,右心室内乳头肌和肉柱显著增粗,室上嵴增厚;扩张肥大的右心室使心脏横径增大,并将右心室心尖区推向左后方,形成横位心,心尖主要由右心室构成,心脏重量增加。诊断肺心病的形态学标准是:肺动脉瓣下2cm处,右心室肌壁厚度≥5mm。

5.①充血水肿期:肺泡间隔毛细血管扩张充血,肺泡腔内有较多浆液渗出及少量红细胞、中性粒细胞和巨噬细胞。渗出液中可检出细菌。②红色肝样变期:肺泡间隔毛细血管仍扩张充血,肺泡腔内充满大量纤维素网及红细胞,有一定数量的中性粒细胞和少量巨噬细胞。渗出物中可检出大量肺炎链球菌。③灰色肝样变期:肺泡腔内纤维素性渗出物继续增多,肺泡腔内压增高,压迫肺泡间隔毛细血管,使病变肺组织呈贫血状。肺泡腔仍充满纤维素及大量中性粒细胞。渗出液中肺炎链球菌大多数已被消灭。④溶解消散期:中性粒细胞大多变性崩解,纤维素被中性粒细胞崩解释放的蛋白溶解酶溶解,溶解的渗出物部分被咯出或经淋巴管吸收,部分被吞噬细胞吞噬清除。肺组织逐渐恢复正常的结构和

功能。

6.肉眼观察:两肺各叶可见散在多发性灰黄色实变病灶,以下叶及背侧最严重。病灶大小不一,多数直径为 0.5~1cm,相当于一个小叶范围。有时小病灶融合,形成融合性小叶性肺炎。镜下:病灶中央或周边常有病变的细支气管,管壁充血、水肿并有大量中性粒细胞浸润,管腔内充满中性粒细胞及脱落的黏膜上皮细胞。病变区肺泡腔内充满浆液、中性粒细胞和少量红细胞、纤维素及脱落肺泡上皮细胞,肺泡间隔充血、水肿。病灶周围肺组织可出现代偿性肺气肿和肺不张。

7.①支气管黏膜上皮细胞变性、坏死,纤毛粘连、倒伏、脱失。长期炎症刺激黏膜上皮细胞可变为立方或扁平,甚至化生为鳞状上皮。炎症刺激支气管黏膜可引起慢性咳嗽。②支气管黏膜上皮杯状细胞增多,黏液腺增生、肥大,浆液腺部分黏液化。由于黏液分泌增多及炎性渗出,临床出现咯大量黏液性痰。如并发细菌感染,可咯脓性痰。③由于反复感染,支气管壁软骨、平滑肌和弹力纤维破坏,纤维组织增生,使管壁增厚、管腔狭窄,临床可出现干、湿性啰音。小、细支气管变形、扭曲,腔内黏液与炎性渗出物凝聚形成黏液栓,引起气道狭窄、阻塞,导致通气功能障碍,出现以呼气困难为主的呼吸困难。病变广泛严重者,可引起换气功能障碍、低氧血症,导致呼吸功能不全。

8.大叶性肺炎与小叶性肺炎的区别见表 6-1。

表 6-1 大叶性肺炎与小叶性肺炎的区别

	大叶性肺炎	小叶性肺炎
好发人群	多见于青壮年	多见于小儿、年老体弱或久病卧床者
病因	主要为致病力强的肺炎链球菌	主要为化脓菌,致病力弱的细菌混合感染
实变范围	病变起于肺泡,扩展至一个肺段或整个肺叶,一般累及单侧肺,多见于肺下叶	病变起于支气管,沿支气管扩展至肺小叶,呈散在分布,多位于两肺背侧下部
病变性质	主要为纤维素性炎	主要为化脓性炎
肺泡破坏	不明显	明显
病理变化	分期明显:充血水肿期、红色肝样变期、灰色肝样变期、溶解消散期;病变呈片状,常累及胸膜	无明显分期,以细支气管为中心、肺小叶为单位的化脓性病灶;病变呈多发性灶状分布,融合性肺炎时可累及胸膜
临床表现	胸痛、咳铁锈色痰,实变体征明显	咳脓性痰,一般无实变体征
X线	大片致密阴影,常伴不等量胸腔积液	散在不规则小灶状或斑点状阴影
结局	绝大多数可治愈	取决于原发病的治疗和预后
并发症	少。少数可并发中毒性休克、肺脓肿及脓胸、肺肉质变、败血症或脓毒败血症等	多。婴幼儿、年老体弱或并发其他严重疾病者,易发生心功能不全、呼吸功能不全、脓毒血症、肺脓肿和脓胸等

9.大叶性肺炎红色肝样变期。肉眼观:病变肺叶肿大,呈暗红色,质地变实似肝,切面灰红。光镜下:肺间隔毛细血管扩张充血,肺泡腔充满含大量红细胞及纤维素,一定量的中性粒细胞和少量巨噬细胞的渗出物。大叶性肺炎红色肝样变期临床症状:病变范围较广者,由于肺泡换气和通气功能下降使动脉血中氧分压降低,可出现紫绀等缺氧症状。肺泡腔内的红细胞被巨噬细胞吞噬,崩解后形成含铁血黄素混入痰中,可使痰液呈铁锈色。

由于病变波及胸膜,引起纤维素性胸膜炎,患者常感胸痛,并随呼吸或咳嗽而加重。X线胸部透视见大片致密阴影,听诊可闻及支气管呼吸音,叩诊为浊音,触诊语颤增强,即为肺实变体征。

10.此期病变肺泡虽无通气,但肺泡壁毛细血管受压,血液流经病变肺部减少,通气血流比值(V/Q)反而接近正常,故静脉血氧合不足的情况反而减轻,缺氧状况有所改善。

(四)病案分析题

1.(1)诊断:①慢性支气管炎;②阻塞性肺气肿;③肺部感染;④慢性肺源性心脏病;⑤心力衰竭。

诊断依据:①患者咳嗽、咳痰10年是慢性支气管炎的典型表现;②桶状胸、心音遥远、气短,说明患者有肺气肿;③心悸、气促、有时下肢水肿、颈静脉怒张等说明患者已出现右心功能不全(肺源性心脏病);④端坐呼吸、肝大、下肢水肿、腹水等是心力衰竭的表现;⑤病情加重,白细胞计数增高是肺部感染的结果。

(2)吸烟等因素引起慢性支气管炎,从而引起慢性阻塞性肺气肿,使肺通气、换气功能障碍,由此导致缺氧、肺循环阻力升高及肺动脉高压,最终引起慢性肺源性心脏病和心力衰竭。

2.(1)诊断:①左肺下叶鳞状细胞癌;②左肺门及左锁骨上淋巴结转移性鳞状细胞癌;③左肺下叶肺脓肿;④肝转移性鳞状细胞癌;⑤肾脏多发性小脓肿。

(2)原发病为左肺下叶鳞状细胞癌,其余均为继发性病变。①左肺下叶鳞状细胞癌局部浸润阻塞支气管腔,支气管远侧分泌物潴留,继发细菌感染引起肺脓肿。患者抵抗力低下,细菌进入血液导致败血症和脓毒血症,并继发肾脏多发性小脓肿。②左肺下叶鳞状细胞癌通过淋巴道转移到淋巴结,引起左肺门及左锁骨上淋巴结转移性鳞状细胞癌。③左肺下叶鳞状细胞癌通过血道转移引起肝转移性鳞状细胞癌。

3.诊断正确。根据患儿发热、咳嗽、咳痰,两肺散在水泡音,以及肺尸检所见,可诊断为小叶性肺炎。鼻翼扇动、呼吸及心跳加快、心音钝则是缺氧及心力衰竭的表现。

第七章 消化系统疾病 ▷▷▷▷

一、选择题

(一)A型题

1.胃黏膜活检报告为肠上皮化生,最可能为

  A.肠黏膜异位　　　　B.胃溃疡　　　　C.慢性浅表性胃炎

  D.慢性萎缩性胃炎　　E.胃腺癌

2.关于慢性萎缩性胃炎的镜下特点,下列哪项是错误的

  A.黏膜全层有不同程度的淋巴细胞和浆细胞浸润

  B.腺体变小并有囊性扩张

  C.肠上皮化生

  D.炎性病变仅限于黏膜浅层,固有腺体保持完整

  E.壁细胞和主细胞消失

3.患者,男,42岁,长期以来感上腹胀,食欲不振,胃镜检查示:黏膜充血、水肿,表面有灰白色或灰黄色分泌物。可诊断为

  A.早期胃癌　　　　　B.胃溃疡　　　　C.慢性单纯性胃炎

  D.慢性萎缩性胃炎　　E.慢性肥厚性胃炎

4.慢性萎缩性胃炎与慢性单纯性胃炎最主要的区别是

  A.黏膜充血水肿　　　　B.淋巴滤泡形成

  C.炎细胞浸润　　　　　D.固有腺体萎缩常伴有肠上皮化生

  E.黏膜点状出血或糜烂

5.胃溃疡病最常见的位置是

  A.胃底　　　　　　　B.胃前壁　　　　C.胃大弯

  D.胃小弯近幽门处　　E.胃小弯近贲门处

6.胃溃疡的合并症最常见的是

  A.梗阻　　　　　　B.出血　　　　C.癌变

  D.穿孔　　　　　　E.粘连

7.消化性溃疡发生穿孔的最多见部位是

  A.十二指肠球部　　B.胃底　　　　C.胃窦部

  D.胃小弯　　　　　E.贲门

8.溃疡病穿孔后最严重的后果是引起

    A.胃和十二指肠周围脓肿　　　B.局限性腹膜炎　　　　　C.弥漫性腹膜炎

    D.肠粘连　　　　　　　　　　E.小网膜急性炎症

9.下列哪一项不是胃溃疡肉眼特点

    A.溃疡通常只有一个　　　　　B.直径多在 2.5cm 以上　　C.圆形或椭圆形

    D.边缘整齐,状如刀切　　　　E.溃疡可达肌层甚至浆膜层

10.胃溃疡难愈合的局部因素主要为溃疡

    A.过深　　　　　　　　　　　B.表面有炎性渗出物　　　C.坏死组织多

    D.底部神经纤维断裂、变性　　E.底部小动脉增生性内膜炎或血栓形成

11.溃疡病的发生一般与下列哪项无关

    A.胃酸分泌过多　　　　　　　B.长期服用阿司匹林　　　C.长期精神紧张

    D.幽门螺杆菌感染　　　　　　E.自身免疫损害

12.肝细胞碎片状坏死常见于

    A.急性重型肝炎　　　　　　　B.亚急性重型肝炎　　　　C.肝硬化

    D.慢性肝炎　　　　　　　　　E.急性普通型肝炎

13.急性普通型肝炎时,肝细胞坏死的特点是

    A.点状坏死　　　　　　　　　B.碎片状坏死　　　　　　C.桥接坏死

    D.亚大块坏死　　　　　　　　E.大块坏死

14.甲型肝炎病毒的主要传播途径是

    A.皮肤黏膜接触　　　　　　　B.输血、注射　　　　　　C.消化道

    D.呼吸道　　　　　　　　　　E.昆虫媒介

15.关于病毒性肝炎的肝细胞基本病变,下列哪一项是错误的

    A.气球样变　　　　　　　　　B.胞浆疏松化　　　　　　C.嗜酸性变

    D.肝细胞内糖原沉积　　　　　E.肝细胞溶解性坏死

16.急性重型肝炎的发病机制可能是

    A.免疫功能缺陷

    B.免疫功能不足

    C.免疫功能过强,感染病毒量多且毒力强

    D.免疫功能正常,感染病毒量少,毒力弱

    E.自身免疫损伤

17.下列哪型肝炎的肝脏体积缩小最明显

    A.急性普通型肝炎　　　　　　B.急性重型肝炎　　　　　C.亚急性重型肝炎

    D.重度慢性肝炎　　　　　　　E.轻度慢性肝炎

18.病毒性肝炎时,出现的毛玻璃样肝细胞胞质中含有大量

    A.HBsAg　　　　　　　　　　B.HBcAg　　　　　　　　C.HAV

    D.HDV　　　　　　　　　　　E.HCV

19.急性普通型肝炎的主要病变特点是肝细胞

    A.变性显著,坏死轻微　　　　　B.广泛变性,淤胆明显

    C.广泛变性,坏死严重　　　　　D.广泛坏死,炎性细胞浸润明显

    E.广泛坏死,Kupffer 细胞增生活跃

20.亚急性重型肝炎的病变特点为

    A.点状坏死　　　　　B.碎片状坏死　　　　　C.桥接坏死

    D.弥漫性大块坏死　　　　　E.亚大块坏死伴结节状再生

21.在我国引起门脉性肝硬化最常见的原因是

    A.病毒性肝炎　　　　　B.营养缺乏　　　　　C.慢性酒精中毒

    D.化学毒物中毒　　　　　E.黄曲霉毒素中毒

22.下列病变除哪项外均为门脉性肝硬化之假小叶的特点

    A.可有两个以上中央静脉　　　　　B.中央静脉可缺如　　　　　C.肝细胞广泛坏死

    D.大小不等的肝细胞团　　　　　E.肝细胞排列紊乱

23.在我国按病因及病变的综合分类,最常见的肝硬化是

    A.坏死后性肝硬化　　　　　B.门脉性肝硬化　　　　　C.胆汁性肝硬化

    D.寄生虫性肝硬化　　　　　E.淤血性肝硬化

24.肝硬化时引起蜘蛛痣的主要原因是

    A.侧支循环形成　　　　　B.凝血因子合成减少　　　　　C.血管内压增高

    D.低蛋白血症　　　　　E.雌激素增多

25.门脉性肝硬化最严重的并发症是

    A.脾大　　　　　B.腹水　　　　　C.出血倾向

    D.肝性脑病　　　　　E.痔静脉曲张

26.坏死后性肝硬化的病变特点,下列哪项是错误的

    A.结节大小不一致　　　　　B.预后差,易合并肝癌

    C.纤维间隔较薄且厚薄均匀　　　　　D.在肝细胞大片坏死的基础上形成的

    E.小胆管增生、炎细胞浸润

27.食管癌发生的最常见部位依次是

    A.食管中段、上段、下段　　　　　B.食管中段、下段、上段　　　　　C.食管上段、中段、下段

    D.食管下段、中段、上段　　　　　E.食管上段、下段、中段

28.胃癌的好发部位是

    A.胃体部　　　　　B.胃窦部　　　　　C.胃底部

    D.胃体大弯侧　　　　　E.贲门部

29.早期胃癌是指

    A.直径在 1cm 以内的癌　　　　　B.只局限于黏膜层内的癌　　　　　C.无淋巴结转移的癌

    D.未侵及肌层的癌　　　　　E.无血道转移的癌

30.革囊胃是指

A.胃溃疡广泛瘢痕形成　　　B.胃癌伴胃扩张　　　C.胃黏液癌

D.范围较大的溃疡型胃癌　　　E.弥漫浸润型胃癌

31.胃癌最主要的转移途径是

A.淋巴道　　　　　　　　B.消化道　　　　　　　C.血道

D.种植性转移　　　　　　E.直接蔓延

32.大肠癌的肉眼分型中,哪一型多见于青年人,且预后较差

A.浸润型　　　　　　　　B.隆起型　　　　　　　C.胶样型

D.溃疡型　　　　　　　　E.菜花型

33.大肠癌患者行手术切除后,发现其 CEA 先下降后持续上升,则应考虑

A.恢复期表现　　　　　　B.属正常　　　　　　　C.手术成功表现

D.肿瘤复发或转移　　　　E.肠癌转移至肝脏

34.患者,女,45 岁,有 10 年乙型肝炎病史,近 1 月来出现肝区疼痛,明显消瘦。体检:肝剑突下 4cm,肋下 3cm,质硬,触及大小不等结节,腹水。AFP(＋),应首先考虑

A.门脉性肝硬化　　　　　B.胆汁性肝硬化　　　　C.原发性肝癌

D.肝炎后肝硬化　　　　　E.慢性肝炎急性发作

35.与原发性肝癌关系最密切的肝硬化是

A.门脉性肝硬化　　　　　B.坏死后性肝硬化　　　C.肝炎后肝硬化

D.胆汁性肝硬化　　　　　E.淤血性肝硬化

36.肝癌患者最有诊断意义的血清学指标是

A.天冬氨酸氨基转移酶　　B.丙氨酸氨基转移酶　　C.癌胚抗原

D.甲胎蛋白　　　　　　　E.酸性磷酸酶

37.早期肝癌是指癌结节

A.小于 3cm,多个结节　　　B.小于 2cm

C.小于 3cm,不超过两个结节　D.小于 2cm,单个结节

E.小于 2cm,多个结节

38.原发性肝癌是指

A.肝细胞发生的恶性肿瘤

B.胆管上皮发生的恶性肿瘤

C.来自库普弗细胞的恶性肿瘤

D.肝细胞和肝内胆管上皮发生的恶性肿瘤

E.肝细胞和胆管上皮发生的恶性肿瘤

39.下列哪项因素一般与肝细胞癌的发生无关

A.黄曲霉素　　　　　　　B.亚硝胺类化合物　　　C.乙型肝炎病毒

D.坏死后性肝硬化　　　　E.肝脂肪变性

40.下列表现,除哪项外均与门静脉高压有关

A.脾大　　　　　　　　　B.侧支循环建立　　　　C.腹水

D.胃肠淤血　　　　　　　　　E.蜘蛛痣

41.下列门脉高压症的主要表现不包括

A.腹水　　　　　　　　　B.脾大　　　　　　　　　C.蜘蛛状血管痣

D.侧支循环形成　　　　　E.胃肠道淤血

42.在病毒性肝炎时下列哪种细胞增生与肝纤维化及肝硬化形成有关

A.成纤维细胞　　　　　　B.肝细胞　　　　　　　　C.肝内胆管上皮细胞

D.Kupffer细胞　　　　　　E.血管内皮细胞

43.下列中、晚期食管癌肉眼观分类中,错误的是

A.髓质型　　　　　　　　B.缩窄型　　　　　　　　C.溃疡型

D.蕈伞型　　　　　　　　E.菜花型

44.下列描述中、晚期胃癌肉眼观分类中,错误的是

A.革囊胃　　　　　　　　B.缩窄型　　　　　　　　C.溃疡型

D.蕈伞型　　　　　　　　E.浸润型

45.大肠癌最常见的发生部位是

A.横结肠　　　　　　　　B.乙状结肠　　　　　　　C.降结肠

D.升结肠　　　　　　　　E.直肠

46.下列导致急性胃炎的病因分类中,错误的是

A.急性肥厚性胃炎　　　　B.急性刺激性胃炎　　　　C.急性腐蚀性胃炎

D.急性感染性胃炎　　　　E.急性出血性胃炎

47.导致慢性胃炎最主要的因素是

A.自身免疫损伤　　　　　B.十二指肠液反流　　　　C.长期慢性刺激

D.幽门螺杆菌感染　　　　E.饮食不当

48.下列不符合十二指肠溃疡特点的是

A.好发于十二指肠球部前壁或后壁　　　　　　　　B.不易穿孔

C.易愈合　　　　　　　　　　　　　　　　　　　D.溃疡口直径较小

E.溃疡较浅

49.十二指肠溃疡临床上腹部疼痛的特点是

A.空腹痛、夜间痛　　　　B.饭后痛　　　　　　　　C.呈放射状绞痛

D.与饮食无关　　　　　　E.无规律

50.下列溃疡病引起的幽门狭窄的原因中,不包括

A.溃疡口水肿　　　　　　B.溃疡口周边细胞癌变　　C.幽门括约肌痉挛

D.瘢痕形成　　　　　　　E.溃疡口周围炎性充血

51.病毒性肝炎主要通过消化道传播的是

A.丙型肝炎　　　　　　　B.乙型肝炎　　　　　　　C.甲型和戊型

D.甲型和乙型　　　　　　E.丁型和庚型

52.下列对于门脉性肝硬化肉眼观察的描述中,错误的是

A.早期肝脏体积可正常　　　　B.晚期肝脏体积显著缩小

C.肝脏表面弥漫性结节状　　　D.结节一般大小均匀

E.结节的直径多在 2cm 以上

53.对于门脉性肝硬化患者出现腹水,下列叙述的机制中,错误的是

A.门静脉压力升高,血管壁通透性增强　　　　　B.低蛋白血症

C.血中抗利尿激素水平升高　　　　　　　　　　D.肾小管重吸收增强

E.淋巴回流障碍

54.早期胃癌最常见的病理类型是

A.凹陷型　　　　　　　　B.蕈伞型　　　　　　　　C.溃疡型

D.隆起型　　　　　　　　E.表浅型

55.中晚期胃癌最常见的组织学类型是

A.鳞状细胞癌　　　　　　B.移行上皮细胞癌　　　　C.腺癌

D.腺鳞癌　　　　　　　　E.印戒细胞癌

56.大肠癌病理类型中,不包括

A.浸润型　　　　　　　　B.蕈伞型　　　　　　　　C.溃疡型

D.隆起型　　　　　　　　E.胶样型

(二)B 型题

A.溃疡直径多在 2cm 内,边缘整齐,周围黏膜皱襞呈以溃疡为中心的星芒状

B.溃疡一般较小而浅,直径多在 1cm 以内,并发出血较多见

C.溃疡大且不规则,边缘隆起常呈火山口状

D.溃疡呈卵圆形与并肠管长轴平行

E.溃疡呈环状与肠管长轴垂直

1.胃溃疡病的病理改变是

2.溃疡型胃癌的病理改变是

3.十二指肠溃疡的病理改变是

A.弥漫变性、点状坏死　　　　B.中度或重度碎片状坏死或桥接坏死

C.弥漫性大片坏死　　　　　　D.亚大块坏死并肝细胞结节状再生

E.炎症局限于汇管区,可见毛玻璃样肝细胞

4.急性普通型肝炎镜下可见

5.亚急性重型肝炎镜下可见

6.中度及重度慢性肝炎镜下可见

A.无症状病毒携带者　　　　B.急性普通型肝炎　　　　C.急性黄疸型肝炎

D.重型肝炎　　　　　　　　E.慢性肝炎

7.免疫耐受,病毒持续繁殖,肝细胞往往不受损伤的是

8.免疫反应过强,大量肝细胞受损的是

9.免疫功能低下,病毒不能彻底清除,肝细胞反复受损的是

  A.临床上无明显症状,癌组织局限在黏膜层或黏膜下层

  B.临床上出现吞咽困难等症状,癌组织浸润到肌层

  C.癌灶直径在 1cm 以下

  D.癌灶直径在 5cm 以内

  E.有淋巴结转移

10.早期食管癌

11.中晚期食管癌

12.早期胃癌

  A.最多见,由肝细胞发生

  B.较为少见,由肝外胆管上皮发生

  C.较为少见,由肝内胆管上皮发生

  D.最少见,由肝内及肝外胆管上皮发生

  E.最少见,具有肝细胞癌及胆管上皮癌两种结构

13.肝细胞癌

14.胆管上皮癌

15.混合性肝癌

  A.多结节型   B.凹陷型   C.髓质型

  D.隆起型   E.蕈伞型

16.中、晚期食管癌肉眼观最常见类型是

17.早期胃癌肉眼观最常见类型是

18.晚期原发性肝癌肉眼观最常见类型是

  A.蜘蛛状血管痣   B."海蛇头"现象 C.腹水

  D.胃底静脉曲张   E.黄疸

19.肝硬化患者侧支循环形成,引起脐周浅静脉扩张,可以出现

20.肝硬化患者体内雌激素灭活障碍,可出现

21.肝硬化患者肝功能障碍,蛋白质合成不足,可出现

(三)X 型题

1.十二指肠溃疡比胃溃疡

  A.浅小   B.易出血   C.易癌变

  D.发病率高   E.易穿孔

2.消化性溃疡的好发部位是

  A.胃体部   B.十二指肠球部 C.胃小弯近幽门部

  D.十二指肠升部   E.胃底部

3.胃溃疡时,溃疡底部镜下可见

  A.炎性渗出物   B.坏死组织   C.肉芽组织

  D.瘢痕组织   E.增生性动脉内膜炎

4.急性普通型肝炎的主要病变特征是

　　A.肝细胞胞质疏松化　　　　　　　　　　　B.肝细胞气球样变

　　C.肝细胞嗜酸性变及有嗜酸性小体　　　　　D.肝细胞点状坏死

　　E.毛玻璃样肝细胞

5.肝硬化晚期腹水形成的原因是

　　A.肝细胞合成白蛋白功能下降

　　B.门脉压升高

　　C.小叶下静脉受压

　　D.血中抗利尿激素水平升高

　　E.血中醛固酮水平升高

6.门脉高压症的临床表现正确的是

　　A.脾大　　　　　　　　B.胃肠淤血　　　　　　C.腹水

　　D.痔疮形成　　　　　　E.食道静脉曲张破裂出血

7.肝硬化时对雌激素灭活减少,可出现

　　A.睾丸萎缩　　　　　　B.男性乳腺发育症　　　C.蜘蛛痣

　　D.月经失调　　　　　　E.肝掌

8.假小叶光镜下结构特点包括

　　A.中央静脉缺如　　　　B.中央静脉偏位　　　　C.肝细胞再生

　　D.再生的肝细胞可有两个核　E.包绕假小叶的纤维间隔宽窄较一致

9.病毒性肝炎溶解性坏死类型有

　　A.干酪样坏死　　　　　B.碎片状坏死　　　　　C.桥接坏死

　　D.点状坏死　　　　　　E.大片状坏死

10.光镜下,溃疡底部分层包括

　　A.水肿层　　　　　　　B.坏死层　　　　　　　C.肉芽组织层

　　D.钙化层　　　　　　　E.瘢痕层

11.慢性胃炎的发病原因包括

　　A.十二指肠液反流　　　B.幽门螺杆菌感染　　　C.长期慢性刺激

　　D.营养不良　　　　　　E.自身免疫损伤

12.特殊类型胃炎包括

　　A.慢性肥厚性胃炎　　　B.化学性胃炎　　　　　C.感染性胃炎

　　D.疣状胃炎　　　　　　E.腐蚀性胃炎

13.下列能体现胃黏膜屏障作用,有效预防溃疡病的因素包括

　　A.胃黏膜分泌黏液覆盖于黏膜表面

　　B.碱性黏液的中和胃酸作用

　　C.胃黏膜分泌前列腺素,维持良好的血液循环

　　D.胃黏膜上皮细胞较强的再生能力

E.黏膜上皮细胞的脂蛋白阻挡氢离子弥散作用

14.溃疡病的并发症包括

A.硬化   B.癌变   C.幽门狭窄或梗阻

D.出血   E.穿孔

15.下列肝炎中,主要通过输血或血制品传染的有

A.甲型肝炎   B.乙型肝炎   C.丙型肝炎

D.丁型肝炎   E.戊型肝炎

16.门脉性肝硬化的主要病因包括

A.营养不良   B.长期精神紧张或焦虑   C.病毒性肝炎

D.毒性物质的损伤   E.慢性酒精中度

17.肝硬化时,增生的胶原纤维主要来源包括

A.原有的网状纤维胶原化

B.肝星状细胞转化为肌成纤维细胞样细胞,产生胶原纤维

C.成纤维细胞增生并分泌胶原纤维

D.肝细胞萎缩后,转化成胶原纤维

E.肝内小胆管上皮细胞分泌的胶原纤维

18.下列对于假小叶的描述中,正确的有

A.假小叶内肝细胞过度增生

B.中央静脉缺如、偏位或多个

C.再生的肝细胞大小形态与正常肝细胞一致

D.大量增生的纤维组织包绕肝小叶

E.假小叶内肝细胞排列规则

19.下列属于肝功能障碍表现的有

A.黄疸、腹胀、食欲减退   B.脾大   C.海蛇头现象

D.出现蜘蛛状血管痣   E.血浆蛋白降低,白/球蛋白比例倒置

20.中晚期食管癌的肉眼观形态可分为

A.髓质型   B.凹陷型   C.溃疡型

D.蕈伞型   E.缩窄型

21.早期胃癌病理分类包括

A.缩窄型   B.凹陷型   C.表浅型

D.蕈伞型   E.隆起型

22.结直肠癌的病因包括

A.遗传因素   B.饮食因素   C.感染因素

D.慢性肠道疾病   E.幽门螺杆菌感染

23.大肠癌肉眼观的病理类型包括

A.溃疡型   B.隆起型   C.蕈伞型

D.表浅型　　　　　　　　E.浸润型

24.原发性肝癌的主要致病因素包括

A.肝炎病毒　　　　　B.酒精　　　　　　C.真菌感染及其毒素

D.肝硬化　　　　　　E.肝脂肪变

25.晚期肝癌肉眼观形态学表现类型有

A.溃疡型　　　　　　B.巨块型　　　　　C.弥漫型

D.蕈伞型　　　　　　E.多结节型

二、非选择题

(一)名词解释

1.假幽门腺化生　2.肠上皮化生　3.肝细胞气球样变性　4.桥接坏死　5.点状坏死
6.毛玻璃样肝细胞　7.嗜酸性小体　8.假小叶　9.早期胃癌　10.门脉高压症
11.Barrett食管　12.革囊胃　13.肝硬化　14.肝纤维化　15.消化性溃疡

(二)填空题

1.慢性胃炎分为___①___和___②___两种类型。

2.胃的肠上皮化生是指病变区胃黏膜上皮被肠型腺上皮替代,出现___①___和___②___细胞。

3.慢性萎缩性胃炎的病变特点是___①___,常伴有___②___。

4.胃溃疡常见的并发症是:___①___、___②___、___③___、___④___。

5.胃溃疡底部在镜下可分为___①___、___②___、___③___、___④___等四层。

6.肝细胞溶解性坏死根据坏死范围的大小,可分为___①___、___②___、___③___、___④___等四种。

7.急性(普通型)肝炎临床上分为___①___和___②___两种,我国以___③___最多,其中多为___④___。

8.门脉高压症时,侧支循环形成,表现为___①___、___②___、___③___。

9.中晚期食管癌肉眼形态可分为___①___、___②___、___③___、___④___等四型。

10.癌组织浸润到___①___以下者,称进展期胃癌或称为___②___。

11.进展期大肠癌是指肿瘤已侵犯___①___者,其肉眼观察一般可分为___②___、___③___、___④___、___⑤___等四型。

12.组织学上可将肝癌分为___①___、___②___、___③___三种类型。

13.肝癌首先在肝内蔓延和转移,癌细胞常沿___①___播散,在肝内形成转移癌结节。

14.肝病时,血小板功能异常可表现为:___①___、___②___、___③___。

15.慢性胃炎的病因包括___①___、___②___、___③___和___④___。

16.慢性萎缩性胃炎主要分为___①___、___②___两类,其中我国常见的是___③___型。

17.胃溃疡好发生于胃___①___侧,溃疡口直径一般在___②___以内,溃疡边缘___③___。

18.晚期肝癌肉眼观可分为___①___、___②___、___③___三种类型。

19.胃癌的转移途径有 ___①___ 、___②___ 、___③___ 三种。

20.食管癌的病因包括 ___①___ 、___②___ 、___③___ 三种。

21.胃癌的病因包括 ___①___ 、___②___ 、___③___ 三种。

22.门脉性肝硬化的病因包括 ___①___ 、___②___ 、___③___ 和 ___④___ 四种。

23.原发性肝癌病因有 ___①___ 、___②___ 、___③___ 和 ___④___ 四种。

(三)问答题

1.简答慢性萎缩性胃炎的病理变化。

2.简述消化性溃疡常见并发症。

3.简述胃溃疡的病理变化。

4.如果在胃窦部发现一个溃疡,你如何判断此溃疡是良性还是恶性?

5.简述急性普通型肝炎的病理变化及临床病理联系。

6.简述假小叶与肝小叶的区别。

7.简述肝硬化晚期腹水形成的机制。

8.简述门脉高压症的临床表现。

9.原发性肝癌的病因有哪些?

10.叙述肝硬化病理表现。

11.叙述大肠癌病理表现。

12.胃癌的转移途径有哪些?

(四)病案分析题

1.某患者,男,32岁,工人,因腹胀、尿少、下肢肿胀11个月入院。

既往史:有乙型肝炎病史8年。

查体:神清,少语,精神弱,定时定向力正常,计算力差,巩膜轻度黄染,腹部高度膨隆,腹壁浅静脉怒张,移动性浊音阳性,肝脾触诊不满意,肝掌,前胸散在蜘蛛痣,下肢水肿。

治疗经过:患者入院第3天,大便后突然出现上腹部剧痛,面色苍白,呕出鲜红血液约800mL,脉搏134次/分,血压68/38mmHg,经药物及三腔两囊管治疗,停止呕血,在随后的几日里陆续排出柏油样便。入院10天,逐渐出现躁动,并伴有高声喊叫,随后陷入昏迷,各种反射迟钝甚至消失,肝臭明显,抢救无效死亡。

尸检:皮肤及巩膜中度黄染,腹腔内有黄色澄清液体约4500mL。

肝脏:重890g(正常1500g),表面和切面均可见直径为0.5~1cm的结节。镜检肝小叶正常结构破坏,而代以假小叶,多量纤维组织增生。

脾脏:重860g,镜检脾窦高度扩张充血,内皮细胞增生,脾小结萎缩。

食管下段黏膜静脉丛明显曲张。

(1)请对本病做出诊断,并写出诊断依据。

(2)结合病例,分析可能引起本病的原因。

(3)分析出现呕血的原因。

（4）分析出现腹水的原因。

2.某患者,男,42岁,警察。

主诉:间歇性上腹部疼痛 2 年,加重 1 周余,伴有恶心、呕吐 3 天。

现病史:患者 2 年前无明显诱因出现上腹部疼痛,空腹时加重,饭后缓解,未加重视。近 1 周来上腹部疼痛加重,近 3 天伴有恶心、呕吐症状频发,遂来我院就诊。

既往史:既往体健,无传染病史,否认家族慢性消化系统疾病遗传史,否认药物过敏史。吸烟 20 余年,平均 10 支/日,有饮酒嗜好,饮食不规律。

查体:T36.6℃,P90 次/分,R20 次/分,BP120/85mmHg。

发育正常,神志清楚,语言流利,应答准确,查体合作。急性痛苦病容,皮肤、巩膜无黄染,淋巴结无肿大,心脏听诊未闻及杂音,双肺呼吸音正常。触诊腹部紧张,全腹部压痛明显,无反跳痛,未触及明显肿块,肝脾不大。四肢活动正常。

辅助检查

心电图:窦性心律,未见异常。

B 超:肝、脾、胰腺、胆囊均未见占位性病变。

X 线检查:双侧膈肌下积气性改变。

胃镜检查:十二指肠球部多发性溃疡,前壁较深。表面被覆白苔,最大溃疡口直径约 1cm×0.5cm。

治疗经过:患者入院后,嘱其调节饮食,禁忌生冷辛辣食品。饮食规律,吃易于消化食品,戒烟酒。治疗以给予抑制胃酸分泌、保护胃黏膜、促进胃动力药物为主。入院治疗两周后,诸症好转出院。

讨论:

（1）根据该患者各项检查结果,给出诊断结论和诊断依据。

（2）判断该患者所患疾病,与哪些因素有关。

（3）本病继续发展,会出现哪些并发症?

3.某患者,女,57岁。

主诉:间歇性上腹部疼痛 12 年,进行性消瘦、乏力 1 年余。

现病史:患者 12 年前无明显诱因出现食欲不振,偶有上腹部疼痛、腹胀感。10 年前在某医院检查,胃镜报告慢性萎缩性胃炎;5 年前第二次胃镜检查,报告慢性萎缩性胃炎,伴有肠上皮化生、上皮中度异型增生。近 1 年来,患者食欲减退,厌食明显,进行性消瘦,遂来我院门诊就诊。

既往史:否认传染病史,否认药物过敏史。无其他不良嗜好。否认外伤手术史。高血压病史 20 余年,不规律服用降压药物,血压维持在 150/90mmHg 左右。

查体:T36.8℃,P95 次/分,R24 次/分,BP165/95mmHg。

体态消瘦,端坐位,面色萎黄,神志清楚,查体合作。皮肤、巩膜无黄染,浅表淋巴结无肿大,心脏听诊心脏向左界扩大,心率 100 次/分,未闻及杂音,双肺呼吸音正常,腹部膨隆。触诊腹软,全无压痛及反跳痛,肝脾不大,未触及明显肿块。双下肢无水肿,生理反射存在,病理反射未引出。

辅助检查

心电图:窦性心律,左心室高电压。

B超:胃腔窄小,胃壁增厚,左下腹部可见9cm无回声液性暗区。

胃镜检查:胃体、胃底部胃黏膜变薄,囊性扩张;胃窦部多发性溃疡,溃疡口周边不规则隆起。胃小弯侧见1.5cm×3.0cm黏膜隆起,表面不规则,溃疡底部不平坦,有坏死和出血。十二指肠球部未见异常。

胃窦部及胃体标本活检诊断:病变区腺体减少,固有层炎细胞浸润,以淋巴细胞浸润为主;伴有肠上皮化生,胃窦部及胃体部见印戒细胞。

治疗经过:患者诊断后,遵家属及本人意见,前往肿瘤医院治疗。

讨论:

(1)根据该患者各项检查结果,给出诊断。

(2)根据病史,判断该患者所患疾病的演变进展过程。

参考答案

一、选择题

(一)A型题

1.D	2.D	3.C	4.D	5.D	6.B	7.A	8.C	9.B	10.E
11.E	12.D	13.A	14.C	15.D	16.C	17.B	18.A	19.A	20.E
21.A	22.C	23.B	24.E	25.D	26.C	27.B	28.B	29.D	30.E
31.A	32.C	33.D	34.C	35.B	36.D	37.C	38.D	39.C	40.E
41.C	42.A	43.E	44.B	45.E	46.A	47.C	48.B	49.A	50.B
51.C	52.E	53.E	54.A	55.C	56.B				

(二)B型题

1.A	2.C	3.B	4.A	5.D	6.B	7.A	8.D	9.E	10.A
11.B	12.A	13.A	14.C	15.E	16.C	17.B	18.A	19.B	20.A
21.C									

(三)X型题

1.ABDE	2.BC	3.ABCDE	4.ABCD	5.ABCDE	6.ABCDE
7.ABCDE	8.ABCDE	9.BCDE	10.BCE	11.ABCE	12.ABD
13.ABCDE	14.BCDE	15.BCD	16.ACDE	17.ABC	18.ABD
19.ADE	20.ACDE	21.BCE	22.ABD	23.ABE	24.ABCD
25.BCE					

二、非选择题

(一)名词解释

1.胃体和胃底部腺体的壁细胞和主细胞消失,被类似幽门腺的黏液分泌细胞所取代,称为假幽门腺化生。

2.病变区胃黏膜上皮被肠型腺上皮替代,出现吸收上皮细胞、杯状细胞及潘氏细胞,称为肠上皮化生。有杯状细胞和吸收上皮细胞者称为完全型化生,只有杯状细胞者为不完全型化生。

3.肝细胞受损后细胞内水分增多,肝细胞胀大呈球形,胞浆几乎完全透明,称为气球样变性。

4.肝细胞呈带状融合性坏死,坏死带常出现于小叶中央静脉与汇管区之间或两个小叶中央静脉之间及两个汇管区之间,称桥接坏死。

5.肝小叶内散在的灶状肝细胞坏死,每个坏死灶仅累及 1 个至几个肝细胞,称点状坏死。

6.HE 染色可见肝细胞质内充满嗜酸性细颗粒状物质,不透明似毛玻璃样,故称毛玻璃样肝细胞,这些细胞内含大量 HBsAg。多见于 HBsAg 携带者及慢性肝炎患者的肝组织。

7.肝细胞发生嗜酸性变后,如进一步发展,除胞浆更加浓缩之外,胞核也浓缩以至消失,最后剩下深红色均一浓染的圆形小体,即嗜酸性小体。

8.正常的肝小叶结构被破坏,广泛增生的纤维组织将原来的肝小叶分隔包绕成为大小不等的圆形或椭圆形的肝细胞团,称为假小叶。

9.胃癌时癌组织浸润仅限于黏膜层及黏膜下层者,称早期胃癌。

10.肝硬化时,门静脉压增高至22.1～36.8mmHg 甚至以上,并出现一系列临床症状和体征,称为门脉高压症。

11.各种原因(如慢性反流性食管炎)引起食管与胃交界处的齿状线 2cm 以上的食管下段黏膜鳞状上皮被胃黏膜柱状上皮所取代,称为 Barrett 食管。

12.胃癌时癌组织向胃壁内弥漫浸润,致胃壁增厚、变硬,胃腔缩小,黏膜皱襞大部分消失,似皮革制成的囊袋,称革囊胃。

13.肝硬化是指由多种原因引起的肝细胞广泛变性坏死,继而出现纤维组织增生和肝细胞结节状再生,三者反复进行,使肝小叶结构和血液循环被破坏改建,以致肝脏变形、变硬。

14.各种因素引起肝细胞脂肪变性、坏死及炎症等,以后在坏死区发生胶原纤维增生而形成小的条索,但尚未互相连接形成间隔而改建肝小叶结构,此时称为肝纤维化。

15.消化性溃疡是以胃、十二指肠黏膜形成慢性溃疡为特征的一种常见病,临床表现为周期性上腹部疼痛、反酸、嗳气等,易反复发作,呈慢性经过。

(二)填空题

1.①慢性浅表性胃炎　②慢性萎缩性胃炎

2.①杯状　②吸收上皮

3.①胃黏膜固有腺体萎缩　②肠上皮化生

4.①出血　②穿孔　③幽门梗阻　④癌变

5.①渗出层　②坏死层　③肉芽组织层　④瘢痕层

6.①点状坏死　②碎片状坏死　③桥接坏死　④亚大块坏死和大块坏死

7.①黄疸型肝炎　②无黄疸型肝炎　③无黄疸型肝炎　④乙型肝炎

8.①食管下段静脉丛曲张　②直肠(痔)静脉丛曲张　③脐周围静脉丛曲张

9.①髓质型　②蕈伞型　③溃疡型　④缩窄型

10.①黏膜下层　②中晚期胃癌

11.①肠壁肌层　②隆起型　③溃疡型　④浸润型　⑤胶样型

12.①肝细胞癌　②胆管上皮癌　③混合性肝癌

13.①门静脉

14.①释放障碍　②不能聚集　③收缩不良

15.①幽门螺杆菌感染　②长期慢性刺激　③十二指肠液反流　④自身免疫损伤

16.①A　②B　③B

17.①小弯　②2cm　③整齐

18.①巨块型　②多结节型　③弥漫型

19.①淋巴道转移　②血道转移　③种植性转移

20.①生活习惯　②慢性炎症　③遗传因素

21.①饮食与环境因素　②幽门螺杆菌感染　③胃黏膜癌前病变

22.①病毒性肝炎　②慢性酒精中毒　③营养不良　④有毒物质作用

23.①肝炎病毒　②肝硬化　③酒精　④真菌及其毒素

(三)问答题

1.①胃镜观察:胃黏膜薄而平滑,皱襞变平或消失,表面呈细颗粒状。黏膜由正常的橘红色变为灰白色或灰黄色,黏膜下小血管清晰可见,与周围黏膜界限明显。②光镜下主要改变为:在黏膜全层内有不同程度的淋巴细胞和浆细胞浸润,并常有淋巴滤泡形成;胃固有腺体萎缩,腺体变小并有囊性扩张,腺体数量减少或消失;常出现上皮化生,以肠上皮化生多见,亦可在胃体和胃底部见假幽门腺化生。

2.①出血:是最常见的合并症,有10％~15％的患者发生出血,因溃疡底部的血管被腐蚀破裂而引起,此时患者大便潜血阳性或出现黑便,有时伴咖啡色呕血,严重者可危及生命。②穿孔:约见于5％的患者,穿孔后胃内容物漏入腹腔而引起急性弥漫性腹膜炎。③幽门梗阻:约有3％的患者发生,主要由于瘢痕收缩而引起。患者可出现反复呕吐等症状。④癌变:胃溃疡癌变率约1％,十二指肠溃疡一般不恶变。

3.①肉眼观:溃疡通常只有一个,呈圆形或椭圆形,直径多在2cm以内。溃疡边缘整齐,状如刀切。周围黏膜皱襞可向溃疡集中。溃疡底部平坦而干净,或覆有薄层渗出、坏死物,溃疡深者可达肌层甚至浆膜层。②光镜下:溃疡底部大致分为四层。渗出层,即最表层,为一薄层炎性渗出物;坏死层,主要为坏死组织及大量炎细胞浸润;肉芽组织层,由毛细血管、成纤维细胞、炎细胞等组成;瘢痕层,为大量增生的纤维结缔组织,其内可见小动脉呈增生性内膜炎的改变。

4.根据表 7-1 来判断良恶性溃疡。

表7-1 良性溃疡与恶性溃疡的区别

	良性溃疡	恶性溃疡
外形	圆形或椭圆形	皿状或火山口状
大小	直径小于 2cm	直径大于 2cm
深度	较深	较浅
边缘	整齐无隆起	不整齐、隆起
底部	平坦	凹凸不平、有坏死出血
周围黏膜	黏膜皱襞向溃疡集中	黏膜皱襞中断,呈结节状肥厚

5.急性普通型肝炎的病变特点:肉眼观肝脏轻度增大、质地变软,被膜紧张,表面光滑。镜下以肝细胞变性为主,主要表现为胞浆疏松化和气球样变;而坏死轻微,肝小叶内可见点状坏死。临床病理联系:由于肝细胞弥漫的变性肿胀,使肝体积增大、被膜紧张,为临床上肝大、肝区疼痛或压痛的原因。由于肝细胞坏死,释出细胞内的酶类入血,故血清丙氨酸氨基转移酶(ALT)等升高,同时还可引起多种肝功能异常。肝细胞坏死较多时,胆红素的摄取、结合和分泌发生障碍,加之毛细胆管受压或胆栓形成等则可引起黄疸。弥漫性肝细胞肿胀,排列紊乱,可挤压肝窦,使门静脉回流受阻,胃肠淤血,出现食欲不振、消化不良。

6.假小叶与肝小叶比较见表 7-2。

表7-2 假小叶与肝小叶的比较

	假小叶	肝小叶
小叶大小	大小不等	一致
中央静脉	偏位、缺如或两个以上	居中,一个
肝细胞	体积大,核大、深染,常有双核;排列紊乱,有不同程度的变性、坏死、再生和淤胆	围绕中央静脉放射状排列
小叶外	大量结缔组织增生,内有炎细胞浸润和小胆管增生	结缔组织极少,汇管区结构正常

7.①门脉压升高,使门脉回流受阻,肠壁、肠系膜毛细血管压升高,血管通透性升高而致水、电解质、血浆蛋白漏出。②小叶下静脉受压和小叶中央纤维化,使肝窦内压升高,液体自窦壁漏出。③肝细胞合成白蛋白功能降低,加上消化不良,可形成低蛋白血症,血浆胶体渗透压降低,促进腹水形成。④肝功能降低,对激素的灭活作用降低,使醛固酮、抗利尿激素在肝内的灭活减少;加上腹水形成后有效循环血量减少,导致醛固酮、抗利尿激素

分泌升高而致水钠潴留。

8.①脾肿大:门静脉压力升高时,脾静脉回流受阻而使脾脏淤血肿大。患者常有贫血、白细胞及血小板减少等脾功能亢进的表现。②消化功能紊乱。③门脉压增高使胃肠道静脉回流受阻而淤血,胃肠壁组织水肿,功能低下,造成患者食欲不振、消化不良等症状。③腹水:肝硬化晚期,约75%以上的患者发生腹水。腹水为淡黄色澄清的漏出液。④侧支循环形成:食道下静脉曲张、破裂、出血是造成患者死亡的原因之一。直肠静脉丛曲张形成痔,脐周围静脉扩张出现"海蛇头"。

9.答:原发性肝癌的病因包括病毒性肝炎、酒精中毒、肝硬化、真菌及其毒素等。

10.答:肉眼观,早期肝体积可正常或稍增大,质地稍硬。晚期肝体积明显缩小,重量减轻,可减至1kg以下,表面呈弥漫性小结节。结节大小相仿,直径多在1cm以下。切面见有圆形或类圆形岛屿状结节,周围有灰白色间隔包绕,肝被膜可增厚。

镜下观,肝硬化的特征性病变是形成假小叶。假小叶是指由广泛增生的纤维组织分割原来的肝小叶并包绕成大小不等的圆形或类圆形肝细胞团。假小叶内的肝细胞索排列不规则,肝血窦变狭窄,可见肝细胞变性、坏死及再生,中央静脉常缺如、偏位或两个以上或可见汇管区。再生的肝细胞体积大,核大且深染,或有双核。包绕假小叶的纤维间隔宽窄比较一致,内有少量淋巴细胞和单核细胞浸润,并可见小胆管增生。

11.答:大肠癌多发于直肠,肉眼观分为隆起型、溃疡型、浸润型和胶样型四种类型。

光镜下:组织学类型包括乳头状腺癌、管状腺癌、黏液腺癌或印戒细胞癌、未分化癌、腺鳞癌和鳞状细胞癌等类型,以高分化管状腺癌和乳头状腺癌多见。

12.答:胃癌的转移途径包括:①淋巴道转移,是主要转移途径。癌细胞首先转移到局部淋巴结,如幽门下局部淋巴结,然后转移到腹主动脉旁淋巴结、肝门或肠系膜淋巴结。晚期可经过胸导管转移至锁骨上淋巴结。②血道转移。多发生于胃癌晚期,常经过门静脉转移至肝。也可转移至肺、脑或骨。③种植性转移。胃癌中晚期,癌细胞脱落至腹腔,可种植于腹腔器官或盆腔器官的浆膜上。

(四)病案分析题

1.(1)诊断:①肝硬化:肝脏重890g,表面和切面均可见直径为0.5～1cm的结节。镜检肝小叶正常结构破坏,而代以假小叶,多量纤维组织增生。②脾大:重860g,镜检脾窦高度扩张充血,内皮细胞增生,脾小结萎缩。③食管下段静脉曲张。④上消化道出血:呕鲜血800mL,并出现柏油样便;食管下段静脉曲张。

(2)本例肝硬化的病因从病史与尸检材料分析,可能与乙型肝炎病毒的感染有关,因为患者曾有乙型肝炎病史,而乙型肝炎是我国肝硬化发生的最常见原因,故考虑之。

(3)曲张的食管下段静脉丛破裂引起大出血导致呕血。

(4)腹水为肝硬化所致,形成的机制为:①门脉压升高,使门脉回流受阻,肠壁、肠系膜毛细血管压升高,血管通透性升高而致水、电解质、血浆蛋白漏出。②小叶下静脉受压和小叶中央纤维化,使肝窦内压升高,液体自窦壁漏出。③肝硬化时肝细胞合成白蛋白功能降低,加上消化不良可形成低蛋白血症,血浆胶体渗透压减弱,促进腹水形成。④肝功能减弱,对激素的灭活作用降低,使醛固酮、抗利尿激素在肝内的破坏减少,加上腹水形成后有效循环血量减少,导致醛固酮、抗利尿激素分泌升高而致水钠潴留。

2.(1)该患诊断:十二指肠溃疡。

诊断依据:①饮食无规律;②有烟酒等不良嗜好;③上腹部疼痛;④胃镜检查确诊。

(2)溃疡病的病因包括:①胃酸的消化作用;②胃黏膜屏障功能减弱;③幽门螺杆菌感染;④神经内分泌功能失调。

(3)溃疡病持续发展,可能会产生以下并发症:①出血;②穿孔;③癌变;④幽门狭窄或梗阻。

3.答:(1)该患者诊断:印戒细胞癌。

(2)病情演变过程:该患者12年前诊断为慢性萎缩性胃炎,病情缓慢进展,5年前检查诊断为慢性萎缩性胃炎伴有肠上皮化生及上皮细胞的中度异型增生,患病期间均未进行有效的治疗。推测1年前病变持续加重,上皮细胞异型性不断进展,最终演化为癌变。

第八章 泌尿系统疾病 ▷▷▷▷

一、选择题

（一）A 型题

1.肾小球肾炎是以肾小球损害为主的

    A.超敏反应性疾病   B.营养缺乏性疾病   C.遗传性疾病

    D.先天性疾病   E.精神性疾病

2.肾小球肾炎的炎症性质多为

    A.变质性炎   B.浆液性炎   C.纤维素性炎

    D.化脓性炎   E.增生性炎

3.毛细血管内增生性肾小球肾炎的主要增生细胞是

    A.内皮细胞   B.系膜细胞   C.球囊脏层上皮细胞

    D.球囊壁层上皮细胞   E.内皮细胞和系膜细胞

4.毛细血管内增生性肾小球肾炎的主要临床表现是

    A.肾病综合征   B.急性肾炎综合征   C.慢性肾炎综合征

    D.无症状血尿、蛋白尿   E.快速进行性肾炎综合征

5.毛细血管内增生性肾小球肾炎的尿变化不包括

    A.血尿   B.脓尿   C.蛋白尿

    D.管型尿   E.少尿或无尿

6.新月体性肾小球肾炎的主要增生细胞是

    A.内皮细胞   B.系膜细胞   C.球囊脏层上皮细胞

    D.球囊壁层上皮细胞   E.内皮细胞和系膜细胞

7.膜性肾小球肾炎的主要病变是

    A.内皮细胞增生

    B.系膜细胞增生

    C.球囊脏层上皮细胞增生

    D.球囊壁层上皮细胞增生

    E.肾小球毛细血管基膜弥漫性增厚

8.膜性肾小球肾炎的主要临床表现是

    A.肾病综合征   B.急性肾炎综合征   C.慢性肾炎综合征

D.无症状血尿、蛋白尿　　　　　E.快速进行性肾炎综合征

9.肾病综合征的主要临床特点不包括

 A.大量蛋白尿　　　　　　　　B.低蛋白血症　　　　　　　C.高度水肿

 D.高脂血症　　　　　　　　　E.高血压

10.慢性硬化性肾小球肾炎的主要病变是

 A.基膜外侧形成多数钉突

 B.球囊脏层上皮细胞足突肿胀

 C.球囊壁层上皮细胞增生形成新月体

 D.萎缩与代偿肥大的肾单位交错分布

 E.内皮和系膜细胞增生使肾小球增大

11.肾盂肾炎是发生在肾盂和肾间质的

 A.变质性炎　　　　　　　　　B.浆液性炎　　　　　　　　C.纤维素性炎

 D.化脓性炎　　　　　　　　　E.增生性炎

12.急性肾盂肾炎尿的变化主要是

 A.脂尿　　　　　　　　　　　B.脓尿　　　　　　　　　　C.蛋白尿

 D.管型尿　　　　　　　　　　E.少尿或无尿

13.急性肾盂肾炎肉眼观的主要病变是

 A.肾表面散在分布大小不等脓肿

 B.肾表面呈红色(大红肾)

 C.肾表面颜色苍白(大白肾)

 D.肾表面见多数小出血点(蚤咬肾)

 E.肾表面呈粗大不规则的凹陷性瘢痕

14.慢性肾盂肾炎肉眼观的主要病变特点是

 A.肾表面见多数小脓肿

 B.肾表面呈红色(大红肾)

 C.肾表面颜色苍白(大白肾)

 D.肾表面见多数小出血点(蚤咬肾)

 E.肾表面呈粗大不规则的凹陷性瘢痕

15.急性感染后性肾小球肾炎与哪种微生物感染关系最密切

 A.链球菌　　　　　　　　　　B.葡萄球菌　　　　　　　　C.乙型肝炎病毒

 D.麻疹病毒　　　　　　　　　E.水痘病毒

16.膜性肾小球肾炎的大体表现为

 A.大白肾　　　　　　　　　　B.大红肾　　　　　　　　　C.原发性颗粒固缩肾

 D.继发性颗粒固缩肾　　　　　E.瘢痕肾

17.与急性肾炎综合征发生关系最密切的肾小球病变是

 A.大量中性粒细胞浸润　　　　B.基底膜增厚　　　　　　　C.内皮细胞增生

D.肾小管纤维化   E.毛细血管壁坏死

18.快速进行性肾小球肾炎最具特征性的组织学病变是

A.肾血管内膜纤维化   B.新月体大量形成   C.肾间质单核细胞浸润

D.肾小球血管袢坏死   E.肾小管扩张

19.原发性颗粒固缩肾最常见的原因是

A.肾结核   B.高血压病   C.肾肿瘤

D.慢性肾小球肾炎   E.肾小球血管硬化

20.急性肾盂肾炎最常见的病原体是

A.溶血性链球菌   B.麻疹病毒   C.大肠杆菌

D.葡萄球菌   E.克雷白杆菌

21.肾小球免疫荧光检测发现有线状荧光,应考虑为哪类肾小球肾炎

A.新月体型肾小球肾炎

B.急性感染后性肾小球肾炎

C.颗粒固缩肾

D.膜性肾炎

E.局灶节段性肾小球硬化

22.慢性肾炎和慢性肾盂肾炎尿液成分不同点在于

A.红细胞   B.蛋白   C.管型

D.白细胞   E.细菌

23.下列关于肾盂肾炎的叙述哪一项是错误的

A.多见于女性,多由上行性感染引起

B.上行性感染首先累及肾盂

C.是由细菌直接感染肾间质引起的炎症

D.是肾盂黏膜和肾小球的增生性炎症

E.可形成大小不等的多发性脓肿

24.与肾病综合征发生最密切相关的病变是

A.内皮细胞增生   B.淋巴细胞浸润   C.基底膜增厚

D.玻璃球形成   E.壁层细胞增生

25.下列描述,哪项不正确

A.慢性肾盂肾炎病变早期累及肾小球

B.高血压病晚期肾脏呈颗粒性固缩

C.慢性肾小球肾炎部分为原发性

D.肾小球肾炎为免疫损伤性疾病

E.肾盂肾炎为肾盂、肾盏和肾间质的化脓性炎

26.可引起继发性颗粒性固缩肾的疾病是

A.肾盂肾炎   B.高血压病   C.肾结核

D.肾动脉粥样硬化　　　　　E.肾小球肾炎

27.属于急性肾盂肾炎临床表现的是

  A.氮质血症　　　　　B.贫血　　　　　C.水肿

  D.膀胱刺激征　　　　E.尿毒症

28.急性肾小球肾炎肉眼变化主要呈现

  A.大白肾　　　　　B.蚤咬肾和大红肾　　　　　C.多发性小脓肿

  D.多囊肾　　　　　E.固缩肾

29.膜性增生性肾小球肾炎的特点是

  A.肾小球囊壁层上皮增生,形成大量新月体

  B.毛细血管丛内皮细胞显著增生肥大

  C.系膜细胞增生

  D.肾小管增生

  E.基底膜增厚

30.引起肾盂肾炎的最重要诱因是

  A.导尿　　　　　B.机体抵抗力下降　　　　　C.合并肾脏肿瘤

  D.尿路阻塞　　　　E.尿道膀胱镜检查

31.血源性感染性肾盂肾炎的最常见病原菌是

  A.大肠杆菌　　　　　B.链球菌　　　　　C.葡萄球菌

  D.真菌　　　　　E.肠球菌

32.一侧肾脏体积缩小,且有疤痕形成,最可能的诊断是

  A.肾压迫性萎缩　　　　　B.原发性肾固缩　　　　　C.慢性肾盂肾炎

  D.肾动脉粥样硬化　　　　E.慢性硬化性肾小球肾炎

33.急性肾盂肾炎尿的变化为

  A.无痛性血尿　　　　　B.多尿、夜尿、低密度尿　　　　　C.脓尿

  D.少尿、水肿、高血压　　　　E.肾病综合征

34.新月体性肾小球肾炎可以是下列哪种疾病的继发改变

  A.败血症　　　　　B.原发性高血压　　　　　C.慢性肾盂肾炎

  D.亚急性细菌性心内膜炎　　　　E.系统性红斑狼疮

35.急性链球菌感染后肾小球肾炎的特点不包括

  A.肾小球内有链球菌菌栓

  B.多见于儿童

  C.肾小球毛细血管腔变窄,甚至闭塞

  D.血尿

  E.上皮下有驼峰状沉淀物

36.慢性硬化性肾小球肾炎的肉眼变化是

  A.大红肾　　　　　B.大白肾　　　　　C.蚤咬肾

D.疤痕肾 　　　　　　　　　E.颗粒性固缩肾

37.链球菌感染后肾炎的标本通过免疫荧光染色可见

A.免疫球蛋白 G(IgG)的颗粒状沉积

B.IgG 线状沉积

C.IgA 颗粒状沉积

D.链球菌抗原的线状沉积

E.链球菌抗原的颗粒状沉积

38.下列所有情况都符合感染后肾小球肾炎,除外

A.发生于 A 族 B 型溶血性链球菌感染后

B.电镜下可见上皮下免疫复合物沉积

C.组织学图像显示弥漫性增生性肾小球肾炎

D.临床特征为急性肾炎

E.最易累及儿童,发展为慢性肾炎

39.汞中毒可引起肾脏哪种病变

A.急性肾小管坏死　　　　B.肾乳头坏死　　　　C.新月体性肾小球肾炎

D.急性间质性肾炎　　　　E.肾细胞癌

40.尿毒症时引起多脏器病理变化的主要原因是

A.尿素在体内潴留　　　　B.肌酐在体内潴留　　　　C.胍类代谢产物的积蓄

D.代谢性酸中毒　　　　　E.酚类的积蓄

41.非阻塞性慢性肾盂肾炎中细菌到达肾脏最常见的途径是

A.血流　　　　　　　　　B.淋巴道　　　　　　C.泌尿道结石

D.膀胱输尿管反流　　　　E.异常的动静脉分流

42.在快速进行性肾炎病变发展过程中关键性的病理改变是

A.电镜下见基底膜常有裂孔或缺损

B.纤维蛋白沉积于肾球囊内

C.球囊壁层上皮细胞增生形成新月体

D.球囊脏层上皮细胞增生形成新月体

E.肾小管上皮细胞混浊肿胀、脂肪变或玻璃样变

43.引起儿童期肾病综合征最常见的肾炎类型是

A.急性弥漫性毛细血管内增生性肾小球肾炎

B.新月体性肾小球肾炎

C.弥漫性膜性肾小球肾炎

D.弥漫性膜性增生性肾小球肾炎

E.微小病变性肾小球肾炎

44.下列哪一种肾脏疾病肾组织免疫荧光检查在肾小球内找不到免疫球蛋白和补体的沉积

A.弥漫性膜性肾炎   B.弥漫性系膜增生性肾炎   C.微小病变性肾炎

D.弥漫性膜增生性肾炎   E.肺出血肾炎综合征

45.尿沉渣镜检显示有白细胞管型、透明管型和蜡状颗粒管型，在下列病变中均可出现,除外

A.急性膀胱炎   B.慢性肾盂肾炎   C.急性肾盂肾炎

D.急性肾小球肾炎   E.急性肾小管坏死

46.在 IgA 肾病时,肾活检最可能显示为

A.弥漫性增生性肾小球肾炎   B.膜增生性肾小球肾炎   C.新月体性肾小球肾炎

D.系膜增生性肾小球肾炎   E.光镜下无变化

47.关于慢性肾炎,以下各项描述错误的是

A.中等程度蛋白尿   B.轻中度水肿   C.高血压

D.不引起肾功能不全   E.贫血

48.糖尿病性肾病中下列哪种情况是正确的

A.肾小球基底膜广泛性变薄

B.常伴有其他器官微血管的改变

C.常伴肾炎综合征表现

D.在数年后病变可消退

E.免疫荧光检查发现肾小球中 IgG 沉积呈颗粒状荧光

49.以下哪一项不是急性肾小球肾炎的临床特点

A.水肿   B.少尿   C.大量蛋白尿

D.高血压   E.血尿

50.下列急性肾小球肾炎最主要的临床表现有

A.蛋白尿、氮质血症、高血压

B.水肿、少尿、血尿、高血压

C.水肿、少尿、脓尿、高血压

D.水肿、氮质血症、高血压

E.水肿、少尿、尿毒症、氮质血症

51.膀胱癌最突出的临床表现

A.无痛性血尿   B.膀胱刺激综合征   C.尿路梗阻

D.蛋白尿、管型尿   E.腹部肿块

52.肾原发性肿瘤最多见的是

A.移行上皮癌   B.肾母细胞瘤   C.鳞状细胞癌

D.血管肉瘤   E.肾细胞癌

53.肾母细胞瘤多见于

A.少年儿童   B.老年男性   C.成年女性

D.老年女性   E.成年男性

(二)B 型题

A.缓激肽　　　　　　　B.血清链激酶　　　　　C.溶血性链球菌
D.自身免疫球蛋白　　　E.肾小球基膜抗原

1.可引起肾小球肾炎的外源性抗原是

2.可引起肾小球肾炎的内源性肾性抗原是

3.可引起肾小球肾炎的内源性非肾性抗原是

A.沿肾小球基膜呈不连续的颗粒状荧光

B.沿肾小球基膜呈连续的线形荧光

C.肾小球毛细血管袢内团块状荧光

D.肾球囊壁层呈连续的线形荧光

E.肾球囊脏层呈不连续的颗粒状荧光

4.循环免疫复合物的沉积可见

5.植入性抗原形成的免疫复合物可见

6.肾小球基膜抗原形成的免疫复合物可见

A.肾球囊脏层上皮细胞足突融合

B.肾球囊壁层上皮细胞增生

C.肾小球内皮细胞和系膜细胞增生

D.肾小球毛细血管基膜弥漫性增厚

E.肾小球系膜细胞增生和系膜基质增多

7.毛细血管内增生性肾小球肾炎的主要病变是

8.微小病变性肾小球肾炎的主要病变是

9.系膜增生性肾小球肾炎的主要病变是

A.电镜可见驼峰

B.光镜可见新月体

C.银染色可见钉突

D.光镜见纤维化,肾小球靠拢、集中

E.光镜见系膜细胞增生、系膜基质增多及系膜区增宽

10.硬化性肾小球肾炎

11.毛细血管内增生性肾小球肾炎

12.膜性肾小球肾炎

A.肾病综合征　　　　　B.急性肾炎综合征　　　C.慢性肾炎综合征
D.反复发作性血尿　　　E.快速进行性肾炎综合征

13.微小病变性肾小球肾炎的主要临床表现是

14.膜性肾小球肾炎的主要临床表现是

15.IgA 肾病的主要临床表现是

A.脓尿、菌尿

B.大量(选择性)蛋白尿

C.大量(非选择性)蛋白尿

D.多尿、夜尿、低比重尿

E.蛋白尿、血尿和管型尿

16.膜性肾小球肾炎的尿变化为

17.硬化性肾小球肾炎的尿变化为

18.微小病变性肾小球肾炎的尿变化为

A.脓尿、菌尿

B.反复发作性血尿

C.大量蛋白尿继发脂尿症

D.多尿、夜尿、低比重尿

E.蛋白尿、血尿和管型尿

19.急性肾盂肾炎的尿变化为

20.新月体性肾小球肾炎的尿变化为

(三)X型题

1.肾小球肾炎的正确描述是

A.多为增生性炎

B.以肾小球损害为主

C.是变态反应性疾病

D.是引起肾功能衰竭的最常见原因

E.免疫复合物直接引起的肾小球损伤

2.与肾小球肾炎发病有关的因素有

A.外源性抗原

B.内源性肾性抗原

C.内源性非肾性抗原

D.免疫复合物的形成

E.炎症细胞的激活及炎症介质的释放

3.能直接引起肾小球损伤的物质是

A.循环免疫复合物的沉积

B.原位免疫复合物的形成

C.肾小球固有细胞的活化

D.炎症细胞的激活

E.炎症介质的释放

4.肾小球肾炎的增生性病变包括

A.内皮细胞增生

B.系膜细胞增生

C.球囊壁层上皮细胞增生

D.系膜基质增生

E.基膜增厚

5.毛细血管内增生性肾小球肾炎的特点是

A.内皮细胞和系膜细胞增生

B.肉眼呈大红肾或蚤咬肾

C.电镜可见基膜外侧的驼峰

D.免疫荧光常见毛细血管壁不连续的颗粒状荧光

E.临床表现主要为急性肾炎综合征

6.毛细血管内增生性肾小球肾炎的尿变化特点是

A.血尿   B.蛋白尿   C.管型尿

D.低比重尿   E.少尿或无尿

7.快速进行性肾小球肾炎的特点是

A.毛细血管内增生

B.特征性的新月体形成

C.肾球囊壁层上皮细胞增生

D.免疫荧光皆见毛细血管壁呈连续的线形荧光

E.临床表现主要为快速进行性肾小球肾炎

8.膜性肾小球肾炎的特点是

A.肉眼观呈大白肾

B.肾小球的炎症性病变不明显

C.毛细血管基膜弥漫性增厚

D.银染色见基膜外侧形成钉突

E.临床表现主要为肾病综合征

9.微小病变性肾小球肾炎的特点是

A.肉眼观呈大白肾

B.光镜未见肾小球明显病变

C.肾近曲小管细胞明显脂肪变性

D.电镜见足细胞足突融合、扁平、消失

E.儿童肾病综合征的最常见类型

10.硬化性肾小球肾炎的特点是

A.各型肾炎发展到晚期的共同表现

B.肾脏缩小变硬,呈弥漫细颗粒状

C.多数纤维化、玻璃样变性的肾小球相互靠拢集中

D.残存较正常的肾小球代偿性肥大

E.临床表现主要为慢性肾炎综合征

11.肾盂肾炎的正确描述是

A.由细菌直接感染肾组织引起

B.主要感染途径是上行性感染

C.重要诱因是尿路梗阻

D.病变主要累及肾盂和肾间质

E.病变性质是化脓性炎

12.急性肾盂肾炎的主要特点是

A.病变性质是化脓性炎

B.肾脏表面和切面散在多数小脓肿

C.肾盂黏膜表面脓性渗出物

D.肾小管管腔内充满脓细胞和细菌

E.临床表现有发热、腰痛、脓尿、菌尿等

13.慢性肾盂肾炎的病变特点是

A.双侧肾脏病变不对称

B.肾盂、肾盏变形

C.肾表面呈粗大不规则的凹陷性瘢痕

D.肾间质、肾盂黏膜大量纤维组织增生

E.肾间质、肾盂黏膜大量慢性炎细胞浸润

14.肾病综合征包括

A.尿蛋白＞3.5g/d　　　　B.水肿　　　　C.高血压

D.低蛋白血症　　　　E.尿频

15.急性肾炎综合征的临床表现是

A.少尿　　　　B.浮肿　　　　C.高血压

D.高热　　　　E.血尿、蛋白尿

16.可引起血尿的肾小球肾炎有

A.微小病变性肾小球肾炎

B.急性弥漫性增生性肾小球肾炎

C.局灶性节段性肾小球肾炎

D.膜性肾小球肾炎

E.新月体性肾小球肾炎

17.新月体性肾小球肾炎尿的表现为

A.中度蛋白尿　　　　B.血尿　　　　C.少尿

D.无尿　　　　E.菌尿

18.以下各项属于引起肾小球肾炎非肾性抗原的是

A.足突抗原　　　　B.细胞核　　　　C.免疫球蛋白

D.肿瘤抗原　　　　E.基膜抗原

19.临床上主要表现为肾病综合征的肾小球肾炎有

A.微小病变性肾小球肾炎

B.急性弥漫性增生性肾小球肾炎

C.系膜性增生性肾小球肾炎

D.IgA 肾病

E.膜性肾小球肾炎

20.电镜观察膜性肾小球肾炎的肾小球,其常见病变是

A.上皮细胞下驼峰状沉积物

B.上皮细胞肿胀,足突消失

C.上皮细胞下小丘状致密物沉积

D.基膜钉状突起

E.基膜呈虫蚀状

21.急性肾盂肾炎是以下哪些部位的化脓性炎

A.肾盂   B.肾小球   C.肾间质

D.肾盏   E.肾血管

22.弥漫性毛细血管内增生性肾小球肾炎,临床上出现血尿的主要原因是

A.肾小球毛细血管基底膜变性

B.肾小管上皮浊肿

C.肾小球毛细血管内皮肿胀坏死

D.肾小球毛细血管内皮增生

E.肾小管部毛细血管袢纤维素样坏死

23.关于血尿的描述下列哪项是正确的

A.变形红细胞尿为肾小球源性

B.均一形态红细胞尿为非肾小球性

C.非对称性尿红细胞容积分布曲线为肾小球性

D.对称性尿红细胞容积分布曲线为非肾小球性

E.肾小球性血尿大多有血凝块

24.关于蛋白尿错误的描述是

A.尿路感染不会出现蛋白尿

B.蛋白尿只见于肾脏疾病

C.尿蛋白多少与病情严重程度成正比

D.肾小球滤过膜受损时可以出现大量蛋白尿

E.功能性蛋白尿定量一般小于 1g/d

二、非选择题

(一)名词解释

1.肾小球肾炎　2.毛细血管内增生　3.毛细血管外增生　4.肾病综合征　5.驼峰　6.新月体　7.膜性肾小球肾炎　8.钉突　9.脂性肾病　10.IgA 肾病　11.继发性颗粒性固缩肾　12.氮质血症　13.肾盂肾炎　14.快速进行性肾炎综合征　15.慢性肾炎综合征

(二)填空题

1.肾小球肾炎的抗原物质可分为____①____抗原和____②____抗原两大类,其中来自体内的抗原物质又可分为____③____抗原和____④____抗原两种。

2.与肾小球肾炎发病有关的免疫复合物的形成方式有两种:___①___和___②___。

3.肾小球肾炎的始发机制是免疫复合物的____①____和____②____,对肾组织并无直接损伤;而导致肾小球损伤的是____③____和____④____。

4.肾病综合征的患者主要表现为____①____、____②____、____③____和____④____。

5.毛细血管内增生性肾小球肾炎的主要病变是肾小球的____①____细胞和____②____细胞增生,病因多与____③____感染有关,病变性质为____④____性炎,临床表现主要为____⑤____综合征。

6.新月体性肾小球肾炎的主要病变是肾____①____细胞增生,特点是形成____②____,临床表现主要为____③____综合征。

7.膜性肾小球肾炎的主要病变是肾小球基膜____①____,炎症性病变____②____,银染色见基膜外侧____③____形成,临床表现主要为____④____综合征。

8.硬化性肾小球肾炎的主要病变特点是由____①____的肾小球和____②____的肾小管组成的____③____肾单位,与由____④____的肾小球和____⑤____的肾小管组成的____⑥____肾单位的交错分布,肉眼观呈____⑦____肾。

9.肾盂肾炎的感染途径主要有____①____感染和____②____感染两种,其中____③____感染是最主要的感染途径,病原菌主要是____④____。

10.急性肾炎综合征尿的变化包括____①____、____②____、____③____、____④____、____⑤____等。

11.弥漫性毛细血管内增生性肾小球肾炎免疫荧光的特点是____①____。

12.肾小球肾炎的基本病理变化包括____①____、____②____、____③____。

13.急性弥漫性增生性肾小球肾炎时水肿形成的原因主要为____①____和____②____。

14.快速进行性肾小球肾炎时尿量的变化以____①____、____②____为主。

15.肾盂肾炎是主要累及____①____、____②____等部位的____③____性炎症。

16.新月体性肾小球肾炎多见于____①____,原因不明,多数患者在数周或数月内发展为____②____。

17.继发性颗粒性固缩肾是____①____晚期的____②____。

18.慢性硬化性肾小球肾炎显微镜下观大量肾单位____①____,少量健存肾单位呈____②____。

19.肾盂肾炎的临床表现为 ___①___、___②___、___③___、___④___、___⑤___。

20.膀胱刺激征表现为 ___①___、___②___、___③___。

21.肾细胞癌可以直接蔓延侵入 ___①___、___②___,甚至 ___③___。

(三)问答题

1.试比较肾小球肾炎发病机制中循环免疫复合物沉积和原位免疫复合物形成的主要区别。

2.简述毛细血管内增生性肾小球肾炎的主要病变特点。

3.简述膜性肾小球肾炎的主要病变特点及患者临床表现的发生机制。

4.简述慢性硬化性肾小球肾炎的主要病变特点及患者临床表现的发生机制。

5.简述急性肾盂肾炎的主要病变特点及患者临床表现的发生机制。

6.列表比较毛细血管内增生性、新月体性和膜性肾小球肾炎。

7.试述急性肾盂肾炎血源性感染和上行性感染病变的区别。

8.试述毛细血管外增生性肾炎的病理变化及临床表现。

9.引起肾盂肾炎的因素有哪些?

10.慢性肾盂肾炎多尿、夜尿、高血压是怎样产生的?

(四)病案分析题

1.某患者,男,10 岁,半月前曾患扁桃体炎。近 2 天来,由面部水肿逐渐发展到全身水肿,尿少。尿检为血尿、蛋白尿和管型尿。试分析:

(1)该小儿可能患有何种疾病?

(2)诊断依据有哪些?

(3)试以该病的主要病变解释患者各种临床表现的发生机制。

2.女性患者,30 岁。尿频、排尿不尽感 3 周,加重伴发冷、发热 2 天。

3 周前自觉劳累后出现尿频、排尿不尽感,时伴下腹部不适、腰部酸痛和乏力,未诊治。2 天前开始,上述症状加重,伴发热及寒战,体温达 39.0℃。发病以来,尿颜色无变化,量不少;大便正常;睡眠可,体重无明显减轻。既往否认类似发作史,无高血压病史。有霉菌性阴道炎史。

查体:T 39.2℃,P 125 次/分,R 28 次/分,BP 120/65mmHg。神志清,面部潮红,浅表淋巴结未及。颜面无水肿,双肺呼吸音清,心率 122 次/分,律齐,各瓣膜区未闻及杂音。腹平软,无压痛及反跳痛,肝、脾肋下未触及,右肾区叩痛阳性。双下肢不肿。

实验室检查:血常规 Hb 124g/L,WBC 16×10^9/L,N 86%,L 30%,PLT 140×10^9/L;尿白细胞 10～20/HP,红细胞 4～6/HP,尿蛋白(+),可见白细胞管型。

要求:根据以上病史摘要,写出疾病诊断、诊断依据及鉴别诊断。

3.女性患者,30 岁,已婚。发热伴尿频、尿急、尿痛 3 天。

3 天前劳累后出现尿频、尿急、尿痛,无肉眼血尿,后出现发热,体温 38℃,无咳嗽、咳痰,无恶心、呕吐,无腹痛、腹泻,无腰痛。1 年前曾有类似症状发作 1 次,经抗感染治疗后症状消失,无结核病史、药物过敏史。

查体：T 37.8℃，P 95 次/分，R 19 次/分，BP 125/70mmHg。一般状况良好，自主体位，浅表淋巴结未及，扁桃体不大，口口唇疱疹，颈软无抵抗，心肺无异常。腹软，下腹正中轻度压痛，无肌紧张及反跳痛，肝脾肋下未触及，肝肾区无叩击痛，双下肢不肿。

实验室检查：血常规 WBC 10×10^9/L，N 80%；尿常规：蛋白（-），WBC 10～20/HP，RBC 5～10/HP。

要求：根据以上病史摘要，写出疾病诊断、诊断依据及鉴别诊断。

参考答案

一、选择题

(一)A 型题

1.A	2.E	3.E	4.B	5.B	6.D	7.E	8.A	9.E	10.D
11.D	12.B	13.A	14.E	15.A	16.A	17.C	18.B	19.B	20.C
21.D	22.E	23.D	24.C	25.A	26.E	27.D	28.B	29.A	30.D
31.B	32.C	33.C	34.E	35.A	36.E	37.A	38.E	39.A	40.A
41.D	42.A	43.E	44.C	45.A	46.D	47.D	48.B	49.C	50.B
51.A	52.E	53.A							

(二)B 型题

1.C	2.E	3.D	4.A	5.A	6.B	7.C	8.A	9.E	10.D
11.A	12.C	13.A	14.A	15.D	16.C	17.D	18.B	19.A	20.E

(三)X 型题

1.ABCD	2.ABCDE	3.CDE	4.ABCDE	5.ABCDE	6.ABCE
7.BCE	8.ABCDE	9.ABCDE	10.ABCDE	11.ABCDE	12.ABCDE
13.ABCDE	14.ABD	15.ABCE	16.BCDE	17.ABCD	18.BCD
19.ACDE	20.BCDE	21.ACD	22.ACE	23.ABCD	24.ABC

二、非选择题

(一)名词解释

1.肾小球肾炎是以肾小球损害为主，多为增生性炎的超敏反应性疾病，临床主要表现为血尿、蛋白尿、管型尿、尿量异常、水肿、高血压等，是导致肾功能衰竭的常见原因。

2.毛细血管内增生指位于肾小球毛细血管基膜以内的内皮细胞和系膜细胞增生，可使毛细血管管腔受压狭窄或闭塞。

3.毛细血管外增生指位于肾小球毛细血管基膜以外的球囊壁层上皮细胞增生，可形成新月体。

4.肾病综合征指患者出现大量蛋白尿、低蛋白血症、严重水肿和高脂血症。

5.驼峰是指毛细血管内增生性肾小球肾炎时,电镜可见肾小球毛细血管基膜外侧的上皮下沉积的免疫复合物出现电子致密的小丘状突起,状如驼峰故名。

6.新月体是指由增生的壁层上皮细胞和渗出的单核细胞形成多层细胞组成的新月形结构或环形结构,包括细胞性新月体和纤维性新月体。

7.膜性肾小球肾炎时,因肾小球的炎症性病变不明显,而以肾小球毛细血管基膜弥漫性增厚为特点,故名。

8.钉突是指膜性肾小球肾炎时,银染色见基膜向外侧增生形成多数微细的钉状突起,钉突与基膜垂直相连形如梳齿。

9.微小病变性肾小球肾炎时,光镜下肾小球无明显病变而肾小管上皮细胞内有大量脂质沉积,又称脂性肾病。

10.IgA 肾病是指以肾小球系膜区 IgA 沉积为特征的原发性或继发性肾小球肾炎。

11.慢性硬化性肾小球肾炎时,双肾对称性缩小,颜色苍白,质硬,表面因萎缩肾单位与代偿性肾单位交错分布而呈弥漫性细颗粒状,称为继发性颗粒性固缩肾。

12.氮质血症是指因肾脏不能充分排出蛋白质代谢产物,血中含氮的代谢终末产物尿素、肌酐等非蛋白氮浓度增高。

13.肾盂肾炎是指由细菌感染引起的,以肾盂和肾间质化脓性炎为特征的疾病。

14.快速进行性肾炎综合征:起病急,病情进展快,表现为血尿、蛋白尿、水肿,迅速发生少尿或无尿,伴氮质血症,并发展为急性肾功能衰竭,主要见于快速进行性肾小球肾炎。

15.慢性肾炎综合征:各型肾炎终末阶段,主要表现为多尿、夜尿、低比重尿、高血压、贫血、氮质血症和尿毒症。

(二)填空题

1.①内源性　②外源性　③肾性　④非肾性

2.①循环免疫复合物　②原位免疫复合物

3.①形成　②沉积　③激活的炎症细胞　④释放的炎症介质

4.①大量蛋白尿　②低蛋白血症　③严重水肿　④高脂血症

5.①内皮　②系膜　③链球菌　④增生　⑤急性肾炎

6.①球囊壁层上皮　②新月体　③快速进行性肾炎

7.①弥漫性增厚　②不明显　③钉突　④肾病

8.①纤维化　②萎缩　③病变　④肥大　⑤扩张　⑥代偿性　⑦颗粒性固缩

9.①上行性　②血行　③上行性　④大肠杆菌

10.①少尿　②无尿　③蛋白尿　④血尿　⑤管型尿

11.①上皮下有驼峰状沉淀物

12.①增生　②变质　③渗出

13.①水钠潴留　②毛细血管通透性增加

14.①少尿　②无尿

15.①肾盂　②肾间质　③化脓性炎

16.①中青年　②尿毒症

17.①各种肾小球肾炎　②共同表现

18.①萎缩　②代偿性肥大

19.①腰痛　②发热　③脓尿　④菌尿　⑤膀胱刺激征

20.①尿频　②尿急　③尿痛

21.①肾盂　②肾盏　③输尿管

(三)问答题

1.循环免疫复合物沉积：①抗原：外源性抗原或内源性非肾性抗原。②血液内所见物质：免疫复合物。③免疫复合物沉积部位：系膜内、内皮下和上皮下等。④免疫荧光检查：颗粒状或团块状荧光。

原位免疫复合物形成：①抗原：肾小球基膜抗原（肾性抗原）、植入性抗原（外源性抗原和内源性非肾性抗原）、其他肾小球抗原。②血液内所见物质：仅见相应的抗体。③免疫复合物形成部位：抗体和毛细血管壁上的相应抗原结合，形成原位免疫复合物。④免疫荧光检查：连续的线性荧光及不连续的颗粒状荧光。

2.主要特点是内皮细胞和系膜细胞增生、肿胀，以致毛细血管管腔受压狭窄或阻塞而使肾小球缺血；表现为肾小球体积增大，细胞数量增多，常伴中性粒细胞浸润和毛细血管壁纤维素样坏死；肉眼观双肾对称性弥漫性肿大呈红色（大红肾），若肾表面及切面散在小出血点，状如蚤咬则称为蚤咬肾。

3.膜性肾小球肾炎主要特点是双肾大多数肾小球毛细血管壁呈弥漫性增厚，肾小球内未见明显的炎症病变；银染色见基膜外侧增生形成钉突，钉突与基膜垂直相连而形如梳齿；随后钉突增粗、融合，使基膜高度增厚及通透性显著增高。肉眼见双肾体积增大，颜色苍白（大白肾）；晚期其体积缩小，表面呈细颗粒状。

膜性肾小球肾炎的主要临床表现为肾病综合征：①大量蛋白尿：基膜通透性显著增加，使大量血浆蛋白滤出而形成非选择性蛋白尿；②低蛋白血症：系大量血浆蛋白随尿排出而使血浆蛋白减少所致；③高度水肿：主要系低蛋白血症使血浆胶体渗透压降低所致；④高脂血症：可能系低蛋白血症刺激肝脏合成脂蛋白增多而使血中胆固醇和甘油三酯增多所致。

4.慢性硬化性肾小球肾炎的主要病变特点是双肾大多数肾小球纤维化、玻璃样变性，所属肾小管萎缩、消失，间质纤维组织增生，使病变肾小球常相互靠拢呈肾小球集中现象；残存的相对正常的肾小球呈代偿性肥大、肾小管扩张，以致二者交错分布。肉眼见双肾对称性缩小，颜色苍白，质硬，表面呈弥漫性细颗粒状（继发性颗粒性固缩肾）。

慢性硬化性肾小球肾炎的临床表现主要为慢性肾炎综合征：①尿变化：主要为多尿、夜尿、低比重尿，系大量肾单位破坏、功能丧失，血液经少数残存肾小球的滤过速度和原尿流经肾小管的速度均大大加快，使肾小管来不及重吸收所致；②高血压：系大量肾小球硬化、缺血，肾素-血管紧张素系统激活而使血压升高所致；③贫血：系大量肾单位破坏，肾促红细胞生成素分泌减少和毒性代谢产物在体内积聚，抑制骨髓造血功能和促进溶血所致；

④氮质血症:系大量肾单位破坏,肾小球滤过总面积大为减少,使血中尿素、肌酐等非蛋白氮排出障碍而浓度增高所致,最终可引起尿毒症。

5.急性肾盂肾炎的主要病变特点是肾间质和肾盂黏膜的化脓性炎,表现为病变肾脏肿大、充血,表面和切面散在多数大小不等的脓肿,肾盂黏膜表面有脓性渗出物;镜下见肾间质内的小脓肿可破坏肾小管而使其管腔内充满脓细胞和细菌;肾间质和肾盂黏膜伴大量中性粒细胞浸润及表面化脓,严重时可破坏肾小管。

急性肾盂肾炎患者的临床表现主要有:①发热、寒战、白细胞增多等全身症状,系急性感染所致;②腰痛,系肾脏肿大使肾被膜紧张所致;③脓尿、菌尿,系肾间质脓肿破坏肾小管和肾盂黏膜表面化脓使脓细胞和细菌随尿排出所致;④血尿,系肾组织和肾盂黏膜出血所致;⑤膀胱刺激症状,系病变累及膀胱、尿道所致下尿路感染而引起尿频、尿急、尿痛。

6.三种肾小球肾炎的比较见表 8-1。

表 8-1　三种肾小球肾炎的比较

	毛细血管内增生性肾小球肾炎	新月体性肾小球肾炎	膜性肾小球肾炎
抗原	链球菌	不明	内源或外源性抗原
病变	系膜细胞和内皮细胞增生,使毛细血管管腔受压狭窄	球囊壁层上皮增生形成新月体	基膜增厚,银染可见钉突
免疫荧光	颗粒状	线形、粗颗粒状或无	颗粒状
电镜	基膜外见驼峰状致密物	局灶基膜断裂	上皮下电子致密物
临床表现	急性肾炎综合征	快速进行性肾炎综合征	肾病综合征

7.急性肾盂肾炎血源性感染和上行性感染病变的区别:①血源性感染:少见,病原菌经血至肾间质、肾盂发病,以金黄色葡萄球菌居多,两侧肾脏同时受累的多见;②上行性感染:常见,多数为大肠杆菌感染,引起一侧肾脏发病的居多。

8.(1)病理变化:①光镜下见肾小球内大量新月体形成,开始为细胞性新月体,后期转化为纤维性新月体;②免疫荧光检查显示大多数无 IgG 和 C3 沉积,少数可见 IgG 和 C3 沿毛细血管壁呈线条状沉积;③电镜基底膜不规则增厚,有的可见裂孔和缺损;④肉眼观察为大白肾。

(2)临床表现:表现为快速进行性肾炎综合征,并迅速发展为肾衰竭。

9.引起肾盂肾炎的因素:①性别:女性好发肾盂肾炎。因为尿道较短和性交引起的尿道损伤使女性容易发生下尿路的感染。怀孕期间,因激素引起输尿管平滑肌松弛,增大的子宫压迫引起尿液潴留,可发生上尿路的急性细菌感染。②尿路的阻塞:潴留的尿液是细菌良好的培养基;膀胱颈部的阻塞可通过膀胱输尿管反流引起感染;逆向的压力可削弱肾脏对感染的自然抵抗力;慢性尿路阻塞引起的肾功能衰竭使人体对感染抵抗力全面下降。

10.慢性肾盂肾炎多尿、夜尿、高血压产生机制如下:

(1)肾盂肾炎较早累及肾小管,慢性肾盂肾炎中肾小管受累最为严重,可发生萎缩、坏死、消失,并被纤维组织代替。部分肾小管代偿性肥大和扩大。肾小管功能障碍出现得较早,也较为严重,肾小管的浓缩功能降低,而肾小球的滤过功能相对正常,患者可出现多尿、夜尿。

(2)肾单位的破坏和间质血管硬化,管腔狭窄可引起肾组织缺血,通过球旁细胞分泌肾素而引起继发性高血压。

(四)病案分析题

1.(1)该小儿可能患有毛细血管内增生性肾小球肾炎。

(2)诊断依据是:①患者临床表现为急性肾炎综合征,即少尿、蛋白尿、血尿、管型尿和水肿;②患者半月前曾患扁桃体炎,可能与链球菌感染有关。

(3)患者临床表现是由于双侧肾脏的大多数肾小球内皮细胞和系膜细胞增生、肿胀,使毛细血管管腔受压狭窄或阻塞,以致肾小球缺血所引起的:①少尿或无尿,系肾小球滤过率降低所致;②血尿、蛋白尿,系肾小球基膜通透性增加所致;③管型尿,系肾小球囊腔内的蛋白质、红细胞、白细胞和脱落的肾小管上皮细胞等成分随原尿在远端肾小管内浓缩、凝集而形成各种管型随尿排出所致;④水肿,主要系肾小球滤过率降低而引起水钠潴留所致,可能也与变态反应引起毛细血管壁通透性增加有关。

2.(1)疾病诊断:急性肾盂肾炎。

(2)诊断依据:①中年女性,有妇科感染性疾病史。②典型的临床表现:尿路刺激症状和全身中毒症状。③急性热病容,右肾区叩痛。④末梢血白细胞总数和中性粒细胞比例均升高,尿沉渣检查可见多量的白细胞,可见红细胞、蛋白及白细胞管型。

(3)鉴别诊断:①下泌尿道感染。②慢性肾盂肾炎。③肾结核。④肾结石。

3.(1)疾病诊断:下泌尿道感染(急性泌尿系感染)。

(2)诊断依据:①已婚女性,急性起病。②发热伴尿频、尿急、尿痛。③T 37.8℃,除下腹部中部轻度压痛外无其他阳性体征。④血白细胞总数和中性粒细胞比例均升高,尿中红细胞、白细胞均高,以白细胞为主,尿蛋白阴性。

(3)鉴别诊断:①急性肾盂肾炎。②慢性肾盂肾炎急性发作。③泌尿系结核。④尿道综合征。

第九章　免疫性疾病 ▷▷▷▷

一、选择题

（一）A 型题

1.关于免疫的描述正确的是

　A.机体免疫系统具有"识别自身、排斥异己"的功能

　B.机体免疫系统对非己异物产生天然免疫耐受

　C.机体免疫系统对自身成分产生免疫应答并清除

　D.自身抗体必然引发自身免疫病

　E.自身抗体的存在与自身免疫病是两个等同的概念

2.自身免疫病发生的根本机制是

　A.雌激素的促发作用

　B.免疫耐受性的终止和破坏

　C.遗传因素或某些微生物感染

　D.细菌感染

　E.病毒感染

3.下列哪项不是器官特异性自身免疫病

　A.重症肌无力

　B.恶性贫血伴自身免疫性萎缩性胃炎

　C.炎性肌病

　D.溃疡性结肠炎

　E.胰岛素依赖型糖尿病

4.下列哪项不是系统性自身免疫病

　A.系统性红斑狼疮

　B.类风湿关节炎

　C.炎性肌病

　D.自身免疫性脑脊髓炎

　E.口眼干燥综合征

5.与自身免疫病发病无关的因素是

　A.服用某些药物引起的自身组织抗原的改变

  B.隐蔽抗原的释放

  C.抗体免疫功能异常

  D.长期使用广谱抗生素引起的菌群失调

  E.遗传因素

6.与系统性红斑狼疮引起的组织损害有关的因素主要为

  A.抗核抗体

  B.狼疮小体

  C.抗红细胞抗体

  D.CD4$^+$T 细胞

  E.狼疮细胞

7.诊断系统性红斑狼疮的特征性依据是

  A.狼疮小体

  B.狼疮带

  C.面部蝶形红斑

  D.狼疮细胞

  E.急性坏死性小动脉炎、细动脉炎

8.系统性红斑狼疮的基本病变是

  A.小动脉、细动脉玻璃样变性

  B.小动脉、细动脉纤维素样坏死

  C.在受累器官或组织形成肉芽肿

  D.洋葱皮样结构

  E.肾小球内皮下大量免疫复合物的沉积

9.系统性红斑狼疮患者狼疮小体最常见于哪个脏器

  A.心   B.关节   C.肺

  D.肾   E.皮肤

10.关于狼疮小体的描述,哪一点是错误的

  A.又称苏木素小体

  B.抗核抗体攻击变性或胞膜受损的细胞

  C.多呈不规则形

  D.对中性粒细胞和巨噬细胞有趋化性

  E.其形态特征为均质的呈苏木素染色

11.系统性红斑狼疮心脏损害的典型病变为

  A.心瓣膜闭锁缘串珠样赘生物

  B.非细菌性疣状赘生物

  C.急性细菌性心内膜炎样赘生物

  D.亚急性细菌性心内膜炎样赘生物

E.左心房附壁血栓形成

12.系统性红斑狼疮特异性改变是

　　A.免疫球蛋白沉积

　　B.补体沉积

　　C.急性坏死性小动脉炎

　　D.电子致密物沉积

　　E.狼疮细胞

13.类风湿因子的本质是

　　A.免疫复合物

　　B.抗自身滑膜组织抗体

　　C.抗自身 IgG Fc 段自身抗体

　　D.抗自身关节软骨抗体

　　E.抗自身 IgM Fc 段自身抗体

14.类风湿小结是类风湿关节炎的特征性病变,小结中央为大片

　　A.凝固性坏死

　　B.干酪样坏死

　　C.溶解性坏死

　　D.纤维素样坏死

　　E.黏液样变性

15.关于类风湿小结的叙述,下列哪项正确?

　　A.最常见于大动脉和心瓣膜

　　B.小结中央为凝固性坏死

　　C.小结周围有大量淋巴细胞浸润

　　D.小结中央坏死周围有呈栅状或放射状排列的上皮样细胞

　　E.小结中央为干酪样坏死

16.类风湿关节炎滑膜病变中浸润的淋巴细胞多数是

　　A.B 淋巴细胞

　　B.CD8$^+$ Tr 细胞

　　C.CD4$^+$ Th 细胞

　　D.CD4$^+$ Tr 细胞

　　E.T 淋巴细胞

17.不见于皮肌炎的病变是

　　A.间质性肺病

　　B.皮肤出现典型的红疹

　　C.对称性缓慢进行性肌无力

　　D.苏木素小体

E.吞咽困难

18.皮肌炎的光镜病变特征是

  A.肌束周边可见萎缩的肌纤维

  B.心肌炎

  C.对称性缓慢进行性肌无力

  D.小血管周围及周围结缔组织炎细胞浸润

  E.肌纤维坏死及再生

19.关于炎性肌病的叙述错误的是

  A.临床并不常见

  B.可表现为皮肤典型的红疹

  C.不可单独发生

  D.可伴发于系统性硬化等自身免疫病

  E.可表现为双侧、对称肌无力

20.系统性硬化最主要的病理改变是

  A.皮肤和全身多器官的间质纤维化

  B.皮肤和全身多器官的坏死性小动脉炎

  C.全身弥漫性坏死性中、小动脉炎

  D.全身弥漫性的坏死性中动脉炎

  E.全身大动脉多发性、节段性缩窄

21.以体液免疫缺陷为主的原发性免疫缺陷病是

  A.重症联合性免疫缺陷病

  B.原发性丙种球蛋白缺乏症

  C.黏膜皮肤念珠菌病

  D.DiGeorge 综合征

  E.毛细血管扩张性共济失调症

22.AIDS 最主要的传播途径是

  A.性接触传播　　　　　　B.血液传播　　　　　　C.垂直传播

  D.吸毒传播　　　　　　　E.医务人员职业传播

23.AIDS 患者血液化验,减少最显著的细胞是

  A.中性粒细胞　　　　　　B.NK 细胞　　　　　　C.CD4$^+$T 细胞

  D.CD8$^+$T 细胞　　　　　E.树突状细胞

24.AIDS 患者在免疫应答中起核心作用的细胞是

  A.树突状细胞

  B.CD8$^+$T 细胞

  C.NK 细胞

  D.CD4$^+$T 细胞

E.巨噬细胞

25.可携带 HIV 通过血脑屏障,引起中枢神经系统感染的细胞是

A.滤泡树突状细胞

B.CD4$^+$T 细胞

C.单核巨噬细胞

D.CD8$^+$T 细胞

E.B 细胞

26.AIDS 最常见的机会性感染是

A.卡氏肺孢子虫感染

B.曲菌感染

C.白色念珠菌感染

D.巨细胞病毒感染

E.弓浆虫感染

27.AIDS 患者易伴发下列恶性肿瘤,除外

A.霍奇金病

B.非霍奇金淋巴瘤

C.Burkitt 淋巴瘤

D.Kaposi 肉瘤

E.黑色素瘤

28.AIDS 时最常见的伴发恶性肿瘤为

A.霍奇金病

B.非霍奇金淋巴瘤

C.Burkitt 淋巴瘤

D.Kaposi 肉瘤

E.皮肤鳞癌

29.AIDS 首先侵犯的器官是

A.脾   B.淋巴结   C.肠黏膜

D.生殖道   E.肺

30.艾滋病患者死亡的首要病因是

A.全身性特异性感染

B.肺孢子虫感染

C.Kaposi 肉瘤

D.感染弓形虫导致的脑炎

E.肠结核

31.患者,男性,32 岁。一侧眼球受到外伤后,导致双侧眼球发生交感性眼炎,其发病机制为

A.共同抗原刺激机体发生交叉免疫反应

B.Th 细胞"免疫不应答"功能丧失

C.活化诱导的 T 细胞凋亡功能丧失

D.Tr 细胞和 Th 细胞功能失衡

E.外伤使隐蔽抗原释放产生自身免疫反应

32.患者,女性,45 岁,自觉关节疼痛约 3 年,近半年感觉关节梭形肿胀、变形、僵硬,病变时而发作,时而缓解,血清检查有 RF 存在,该患者关节内的主要病理改变是

A.干酪样坏死

B.肉芽肿性炎

C.非化脓性增生性滑膜炎

D.急性纤维素渗出性炎

E.肉芽组织机化,瘢痕形成

33.男性患者,39 岁,手臂肿胀约半年,近日手指变细并呈鸡爪状,伴关节活动受限,颈部及面部出现水肿,表皮增厚、变硬,同时有明显的胃食管反流,血压升高,该患者最可能的诊断是

A.皮肌炎   B.类风湿关节炎   C.系统性硬化

D.系统性红斑狼疮   E.口眼干燥综合征

34.男性患者,45 岁,2 个月前四肢皮肤出现典型的红疹及对称性缓慢进行性肌无力,并伴发吞咽困难。临床诊断考虑为皮肌炎,该患者病变组织中最有诊断意义的病理改变是

A.肌纤维坏死部分再生

B.小血管周围有炎细胞浸润

C.肌束周边可见萎缩的肌纤维

D.肌周围结缔组织中炎细胞浸润

E.小血管管壁有纤维素样坏死

35.女性患者,28 岁,自觉低热、疲倦、乏力,体重下降约 1 年,伴有双下肢水肿,近 2 个月以来,鼻面部出现蝶形红斑,双手指掌部和甲周红斑,伴有指关节疼痛、轻微肿胀。该患者最可能的临床诊断是

A.口眼干燥综合征   B.系统性红斑狼疮   C.类风湿关节炎

D.系统性硬化   E.多发性肌炎

(二)B 型题

A.Ⅰ型变态反应

B.Ⅱ型变态反应

C.Ⅲ型变态反应

D.Ⅳ型变态反应

E.Ⅱ、Ⅲ型变态反应

1.系统性红斑狼疮(SLE)组织损伤的机制主要是

2.系统性红斑狼疮(SLE)多数内脏病变的损伤机制是

3.IgG 型类风湿因子导致关节组织损伤的机制是

    A.面部蝶形红斑

    B.小动脉外膜纤维化,形成洋葱皮样结构

    C.肾小球内皮下大量免疫复合物的沉积

    D.表皮萎缩、角化过度

    E.小动脉壁的胶原纤维可发生纤维素样坏死

4.SLE 急性期的特征性病变

5.SLE 的皮肤典型病变

6.SLE 的脾脏最突出的变化是

    A.面部蝶形红斑

    B.面部无表情呈假面具状

    C.皮肤出现典型的红疹及对称性缓慢进行性肌无力

    D.关节强直、畸形

    E.双侧、对称性肌无力

7.系统性硬化

8.多发性肌炎

9.皮肌炎

10.类风湿关节炎

    A.以全身多个器官间质纤维化和炎性改变为特征

    B.以肌束周边可见萎缩的肌纤维为病变特征

    C.以肌肉损伤和炎症反应为特征的自身免疫病

    D.免疫损伤以腺管上皮为靶器官

    E.以多发性和对称性增生性滑膜炎为主要表现

11.口眼干燥综合征

12.系统性硬化

13.多发性肌炎

14.皮肌炎

    A.补体缺陷

    B.系统性红斑狼疮

    C.类风湿关节炎

    D.急性细菌性痢疾

    E.艾滋病

15.发病主要与体液免疫有关

16.发病与细胞免疫和体液免疫均有关

A.CD4$^+$T 细胞

B.CD8$^+$T 细胞

C.浆细胞

D.单核-巨噬细胞

E.NK 细胞

17.具有 HIV 储存作用的细胞是

18.AIDS 发病的中心环节是哪种细胞严重受损

A.Ⅰ型变态反应

B.Ⅱ型变态反应

C.Ⅲ型变态反应

D.V 型变态反应

E.Ⅱ型＋Ⅲ型变态反应

19.系统性红斑狼疮引起肾脏损害的发病机制主要为

20.系统性红斑狼疮引起全血细胞减少的发病机制主要为

(三)X 型题

1.确定自身免疫病一般可依据以下哪几种情况

A.有自身抗体的存在

B.有自身免疫反应存在

C.受损或抗原性发生变化的组织激发自身抗体的产生

D.排除继发性免疫反应的可能

E.排除其他病因的存在

2.下列哪些情况可导致自身耐受的丧失

A.Th 细胞"免疫不应答"功能丧失

B.Tr 细胞和 Th 细胞功能失衡

C.克隆消除

D.活化诱导的 T 细胞凋亡功能丧失

E.克隆无变应性

3.下列属于器官或细胞特异性自身免疫病的是

A.慢性淋巴细胞性甲状腺炎

B.类风湿性关节炎

C.自身免疫性溶血性贫血

D.恶性贫血伴自身免疫性萎缩性胃炎

E.系统性红斑狼疮

4.关于系统性红斑狼疮的描述正确的是

A.是一种较常见的全身性自身免疫病

B.由以抗核抗体为主的多种自身抗体引起

    C.属于器官特异性自身免疫病

    D.年轻女性多发

    E.多数内脏病变为免疫复合物所介导的Ⅲ型变态反应

5.关于类风湿关节炎的病变描述正确的是

    A.可在全身多个部位出现病变

    B.最常发生病变的关节是手、足小关节

    C.皮肤蝶形红斑具有一定特征性

    D.病变常为多发性、对称性

    E.可导致关节强直、畸形

6.关于口眼干燥综合征的发病机制描述正确的是

    A.病变主要累及唾液腺和泪腺

    B.免疫损伤以腺管上皮为靶器官

    C.有高 γ-球蛋白血症、抗核抗体的存在

    D.T 淋巴细胞功能过度

    E.类风湿因子的存在

7.关于口眼干燥综合征的病变描述正确的是

    A.病变只累及唾液腺和泪腺

    B.可伴腺体结构破坏

    C.中枢神经系统、皮肤、肾和肌肉也可受累

    D.泪腺可有溃疡形成

    E.常发生肾小球肾炎

8.系统性硬化患者可出现的症状有哪些

    A.皮下结节

    B.面部无表情呈假面具状

    C.患者关节梭形肿胀、畸形

    D.晚期手指细而呈爪状

    E.雷诺现象

9.免疫缺陷病患者的共同特点是

    A.易合并自身免疫病

    B.反复、持续、严重的感染

    C.易合并染色体疾病

    D.易合并恶性肿瘤

    E.易累及特定的器官

10.符合原发性免疫缺陷病的描述是

    A.婴幼儿

    B.中老年患者

C.出现反复感染

D.与遗传相关

E.比继发性免疫缺陷病更为常见

11.有关 AIDS 的病理表现,下列哪项是正确的?

A.早期可表现为淋巴结肿大

B.淋巴结浆细胞浸润

C.晚期淋巴细胞消失殆尽为其特征

D.晚期淋巴结多见肉芽肿形成

E.继发肺孢子虫感染

12.引起 AIDS 患者中枢神经系统感染的常见病原体是

A.金黄色葡萄球菌

B.新型隐球菌

C.EB 病毒

D.弓形虫

E.肺孢子虫

二、非选择题

(一)名词解释

1.免疫性疾病　2.自身免疫病　3.系统性红斑狼疮　4.狼疮小体　5.狼疮细胞　6.类风湿关节炎　7.类风湿小结　8.口眼干燥综合征　9.系统性硬化　10.免疫缺陷病

(二)填空题

1.系统性红斑狼疮(SLE)是一种全身性___①___病,由以___②___为主的多种自身抗体引起。___③___多发。严重者常因___④___死亡。

2.类风湿关节炎是以多发性和对称性___①___为主要表现的慢性___②___自身免疫病,绝大多数患者血浆中有___③___及其免疫复合物存在。

3.口眼干燥综合征是指由于___①___、___②___受免疫损伤所致的以眼干、口干等为临床特征的___③___病。

4.炎性肌病分为三种类型:___①___、___②___及___③___。

5.系统性硬化以全身多个器官___①___和炎性改变为特征,主要累及___②___、___③___、肾脏、心脏、肌肉及肺。临床上分为两类:___④___和___⑤___。

6.获得性免疫缺陷综合征(AIDS)是由___①___(HIV)感染引起,其特征为免疫功能缺陷伴___②___和(或)___③___及神经系统症状。

(三)问答题

1.何谓自身免疫病?请列举常见的自身免疫病的类型。

2.请简述自身免疫病的发病机制。

3.何谓系统性红斑狼疮?请简述其发病因素。

4.请简述系统性红斑狼疮的基本病理变化。

5.何谓免疫缺陷病？请论述其临床表现的主要特征。

6.何谓 AIDS？请简述其发病机制。

7.请论述 AIDS 的病理变化。

(四)病例分析题

患者,女性,38 岁,4 年前鼻面部出现红斑,经日晒后加重,伴发热、关节疼痛 2 年。4个月前鼻面部红斑扩大呈现蝶状、红褐色,全身关节疼痛明显加重且伴乏力。于当地医院按风湿性关节炎治疗 1 个月无效。此后关节疼痛、发热、口干等症状反复发作,伴口腔糜烂。1 个月前因持续性高热、关节疼痛入院治疗,经抗炎对症治疗无效。实验室检查:血常规:WBC 3.8×10^9/L,Hb 120g/L,PLT 112×10^9/L,抗 dsDNA 抗体(+)86%,尿蛋白0.880g/24h。试分析:患者可能的临床诊断和病理依据。

参考答案

一、选择题

(一)A 型题

1.A　2.B　3.C　4.D　5.D　6.A　7.A　8.B　9.D　10.C
11.B　12.E　13.C　14.D　15.D　16.C　17.D　18.A　19.C　20.A
21.B　22.A　23.C　24.D　25.C　26.A　27.E　28.D　29.B　30.B
31.E　32.C　33.C　34.C　35.B

(二)B 型题

1.E　2.C　3.C　4.C　5.A　6.B　7.B　8.E　9.C　10.D
11.D　12.A　13.C　14.B　15.B　16.C　17.D　18.A　19.C　20.B

(三)X 型题

1.BDE　2.ABD　3.ACD　4.ABDE　5.ABDE　6.ABCE
7.BCD　8.BDE　9.ABD　10.ACD　11.ABCE　12.BD

二、非选择题

(一)名词解释

1.免疫性疾病（immune diseases）是指免疫调节失去平衡影响机体的免疫应答而引起的疾病,广义的免疫性疾病还包括先天或后天性因素导致的免疫系统结构上或功能上的异常。

2.自身免疫病（autoimmune diseases）是指由机体自身产生的抗体或致敏淋巴细胞破坏、损伤自身组织和细胞成分,导致组织损害和器官功能障碍的原发性免疫病。

3.系统性红斑狼疮（systemic lupus erythematosus,SLE）是一种由抗核抗体为主的多种自身抗体引起的系统性自身免疫病。临床表现复杂多样,以发热及皮肤、肾、关节、心、肝及浆膜等组织损害为主,病程常迁延反复,预后不良,严重者常因肾衰竭死亡。

4.系统性红斑狼疮(SLE)的抗核抗体能攻击变性或胞膜受损的细胞,一旦它与细胞核接触,即可使细胞核肿胀,呈均质一片,并被挤出胞体,形成狼疮小体(苏木素小体),为诊断系统性红斑狼疮(SLE)的特征性依据。

5.系统性红斑狼疮(SLE)的狼疮小体对中性粒细胞和巨噬细胞有趋化作用,在补体存在时可促进这些细胞的吞噬作用,吞噬了狼疮小体的细胞称狼疮细胞。

6.类风湿关节炎(rheumatoid arthritis)是以多发性和对称性增生性滑膜炎为主要表现的慢性全身性自身免疫病,绝大多数患者血浆中有类风湿因子(rheumatoid factor, RF) 免疫复合物存在。 由于滑膜炎症加剧和缓解反复交替进行,引起关节软骨和关节囊的破坏,最终导致关节强直、畸形。

7.类风湿小结是类风湿关节炎具有一定特征性的病变,主要发生于皮肤。光镜下,小结中央为大片纤维素样坏死,周围有呈栅状或放射状排列的上皮样细胞,外围为肉芽组织。

8.口眼干燥综合征(Sjögren syndrome)是指由于泪腺、唾液腺受免疫损伤所致的以眼干、口干等为临床特征的自身免疫病。

9.系统性硬化(systemic sclerosis)是以全身多个器官间质纤维化和炎性改变为特征的自身免疫病,主要累及皮肤、胃肠道、肾脏、心脏、肌肉及肺。

10.免疫缺陷病 (immunodeficiency diseases)是一组由于免疫系统发育不全或遭受损害导致免疫功能缺陷而引发的疾病。

(二)填空题

1.①自身免疫　②抗核抗体　③年轻女性　④肾衰竭

2.①增生性滑膜炎　②全身性　③类风湿因子

3.①唾液腺　②泪腺　③自身免疫

4.①皮肌炎　②多发性肌炎　③包涵体肌炎

5.①间质纤维化　②皮肤　③胃肠道　④弥漫性系统性硬化　⑤局限性系统性硬化

6.①人类免疫缺陷病毒　②机会性感染　③继发性肿瘤

(三)问答题

1.自身免疫病是指机体自身产生的抗体或致敏淋巴细胞破坏、损伤自身的组织和细胞成分,导致组织损害和器官功能障碍的原发性免疫病。自身免疫病常分为器官或细胞特异性和系统性两大类。器官或细胞特异性自身免疫病有慢性淋巴细胞性甲状腺炎、自身免疫性溶血性贫血、恶性贫血伴自身免疫性萎缩性胃炎、自身免疫性脑脊髓炎、自身免疫性血小板减少症、胰岛素依赖型糖尿病、重症肌无力、溃疡性结肠炎、膜性肾小球肾炎等。系统性自身免疫病有系统性红斑狼疮、类风湿关节炎、口眼干燥综合征、炎性肌病、系统性硬化、结节性多动脉炎等。

2.自身免疫病的发病机制:免疫耐受性的终止和破坏是自身免疫病发生的根本机制,

遗传因素或某些微生物感染也可能是促发因素。免疫因素主要是免疫耐受的丢失及隐蔽抗原的暴露，包括：①Th 细胞"免疫不应答"功能丧失；②活化诱导的 T 细胞凋亡功能丧失；③Tr 细胞和 Th 细胞功能失衡；④共同抗原诱发交叉免疫反应；⑤隐蔽抗原释放。

3.系统性红斑狼疮是一种由抗核抗体为主的多种自身抗体引起的系统性自身免疫病。临床表现复杂多样，以发热及皮肤、肾、关节、心、肝及浆膜等组织损害为主，病程常迁延反复，预后不良，严重者常因肾衰竭死亡。免疫耐受的终止和破坏导致大量自身抗体产生是本病发生的根本原因。抗核抗体是其中最主要的自身抗体。遗传因素、免疫因素以及药物、性激素、紫外线损伤等均可能影响 SLE 的免疫耐受。

4.系统性红斑狼疮的基本病理变化：

（1）SLE 的基本病理变化是在肾脏、皮肤、血管及结缔组织中有免疫复合物的沉积，全身中、小动脉的急性坏死性血管炎，主要是血管壁的纤维素样坏死。

（2）活动期主要为血管壁的纤维素样坏死，慢性期主要为血管壁明显纤维化并导致管腔狭窄、淋巴细胞浸润于血管周围、血管周围水肿及基质增加。

（3）狼疮小体是诊断 SLE 的特征性依据。狼疮细胞是 SLE 的特异性改变。

5.免疫缺陷病（immunodeficiency diseases）是一组由于免疫系统发育不全或遭受损害导致免疫功能缺陷而引发的疾病。常分为两类：①原发性免疫缺陷病，是一组与遗传相关的罕见病，常发生于婴幼儿，反复感染，严重威胁生命；②继发性免疫缺陷病，又称获得性免疫缺陷病，可发生于任何年龄，多因严重感染，尤其是直接侵犯免疫系统的感染、恶性肿瘤、应用免疫抑制剂、放射治疗或化疗等原因引起。

免疫缺陷病的临床表现的主要特征，因其性质不同而异：①体液免疫缺陷患者产生抗体能力低下，因而发生连绵不断的细菌感染；淋巴组织内无生发中心，也无浆细胞存在。②细胞免疫缺陷患者在临床上可表现为严重的病毒、真菌、胞内寄生菌（如结核杆菌等）及某些原虫的感染；患者的淋巴结、脾及扁桃体等淋巴样组织发育不良或萎缩，胸腺依赖区和周围血中淋巴细胞减少，功能下降，迟发性变态反应微弱或缺如。③免疫缺陷病通常表现为难以控制的感染、自身免疫性疾病和恶性肿瘤。

6.AIDS 即艾滋病，为获得性免疫缺陷综合征，由人类免疫缺陷病毒（HIV）感染引起，本病的特征为严重的 T 细胞免疫缺陷，伴机会感染和恶性肿瘤。

AIDS 的发病机制如下：①HIV 感染 $CD4^+$ Th 细胞；②HIV 尚可感染组织中单核巨噬细胞。

7.AIDS 病变主要累及人体免疫系统，造成淋巴组织破坏。在免疫功能损伤至一定程度后便可并发机会性感染和（或）继发肿瘤，其基本病变包括以下三方面。

（1）淋巴组织的变化：早期淋巴结肿大。最初有淋巴滤泡明显增生，生发中心活跃，髓质内出现较多浆细胞等现象；随后滤泡外层淋巴细胞减少或消失；晚期的淋巴结内 T、B 淋巴细胞几乎消失殆尽，仅残留一些巨噬细胞和浆细胞，并伴纤维组织增生，脾、胸腺也表现为淋巴细胞减少。

（2）继发性感染：为多发性机会感染，以中枢神经系统、肺、消化道的感染最常见。最常见的为肺孢子虫感染,可引起肺泡扩张或融合,伴间质性肺炎,为 AIDS 最常见死因;中枢神经系统常感染弓形虫、新型隐球菌而导致脑炎或脑膜炎;消化道常感染白念珠菌、沙门菌、鸟型结核杆菌等,可引起假膜性炎、化脓性炎,从口腔到肠道可见多处炎症及溃疡。

(3)恶性肿瘤:可继发皮肤、口腔及其他部位的 Kaposi 肉瘤,其次为淋巴瘤。

(四)病例分析题

临床诊断:系统性红斑狼疮(SLE)活动期,继发口、眼干燥综合征。

诊断依据:

(1)本例患者皮肤表现为"面部红斑,蝶状、红褐色""尿蛋白 0.880g/24h""全身关节疼痛明显加重且伴乏力"。皮肤、肾脏、关节表现均符合 SLE 病理变化的临床表现。"口干等症状反复发作,伴口腔糜烂"为口眼干燥综合征的临床表现,因为唾液腺破坏可引起口腔黏膜干裂及溃疡形成。口眼干燥综合征可与其他自身免疫病如类风湿性关节炎、SLE 等同时存在。

(2)持续性高热。实验室检查血常规:WBC3.8×10^9/L,Hb 120g/L,PLT 112$\times10^9$/L 均在正常范围,而且经抗炎对症治疗无效,因而排除微生物感染引起的发热。

(3)抗 dsDNA 抗体(+)86%。dsDNA 抗体是一种自身抗体,通常见于 SLE 患者病情活动期。这个抗体对于 SLE 诊断的敏感性和特异性都是非常高的,通常不会见于其他结缔组织病。因此,其可以预示 SLE 患者病情活动。

第十章　生殖系统和乳腺疾病 ▷▷▷▷

一、选择题

(一)A 型题

1.慢性子宫颈炎病变特点的错误描述是

　　A.角化珠形成　　　　　　B.腺上皮增生　　　　　　C.黏膜上皮增生

　　D.鳞状上皮化生　　　　　E.非特异性慢性炎症

2.慢性子宫颈炎的临床病理类型不包括

　　A.子宫颈糜烂　　　　　　B.子宫颈溃疡　　　　　　C.子宫颈息肉

　　D.子宫颈肥大　　　　　　E.子宫颈腺囊肿

3.子宫颈上皮内瘤变不包括

　　A.Ⅰ级(轻度)非典型增生

　　B.Ⅱ级(中度)非典型增生

　　C.Ⅲ级(重度)非典型增生

　　D.早期浸润癌　　　　　　E.原位癌

4.子宫内膜增生症的病变特点不包括

　　A.内膜弥漫性增生　　　　B.腺体呈单纯性增生　　　C.腺体呈分泌期改变

　　D.腺体呈复杂型增生　　　E.腺体呈非典型增生

5.易发展为子宫内膜癌的子宫内膜增生是

　　A.弥漫性增生　　　　　　B.单纯性增生　　　　　　C.复杂性增生

　　D.伴非典型增生　　　　　E.不伴非典型增生

6.乳腺癌最常发生在乳腺的

　　A.外上象限　　　　　　　B.内上象限　　　　　　　C.乳头周围

　　D.外下象限　　　　　　　E.内下象限

7.最常见的乳腺癌是

　　A.非浸润癌　　　　　　　B.导管内原位癌　　　　　C.小叶原位癌

　　D.浸润性小叶癌　　　　　E.非特殊类型浸润性乳腺癌

8.子宫颈真性糜烂是指

　　A.黏膜上皮坏死脱落　　　B.柱状上皮取代鳞状上皮　C.重度非典型增生

　　D.囊肿形成　　　　　　　E.鳞状上皮化生

9.宫颈早期浸润癌是指

　　A.癌穿过基底膜,深度在 1mm 以内

　　B.癌穿过基底膜,深度在 2mm 以内

　　C.癌穿过基底膜,深度在 3mm 以内

　　D.癌穿过基底膜,深度在 4mm 以内

　　E.癌穿过基底膜,深度在 5mm 以内

10.子宫颈癌常见的组织学类型是

　　A.鳞状细胞癌　　　　　　　B.原位癌　　　　　　　　C.早期浸润癌

　　D.高分化腺癌　　　　　　　E.透明细胞癌

11.不符合子宫颈癌扩散途径的描述是

　　A.以淋巴道转移为主　　　　B.可直接侵犯直肠　　　　C.晚期可发生血道转移

　　D.可直接侵犯膀胱　　　　　E.首先转移到髂总淋巴结

12.不符合子宫内膜增生症的描述是

　　A.多发生于更年期

　　B.表现为月经不规则、经期延长、月经量过多

　　C.与卵巢雌激素分泌过多有关

　　D.子宫稍大,内膜普遍增厚

　　E.子宫内膜单纯增生易发生癌变

13.子宫内膜癌最常见的组织学类型是

　　A.高分化腺癌　　　　　　　B.中分化腺癌　　　　　　C.低分化腺癌

　　D.腺鳞癌　　　　　　　　　E.鳞癌

14.不符合子宫内膜癌的描述是

　　A.与雌激素长期持续作用有关　　　　　　　　　　　B.生长较缓慢

　　C.主要是淋巴道转移　　　　D.多发生于青年妇女　　E.常引起阴道出血

15.不符合乳腺癌的描述是

　　A.肿瘤灰白、质硬　　　　　B.呈浸润性生长　　　　　C.最易发生血道转移

　　D.皮肤可呈橘皮样改变　　　E.可出现乳头回缩现象

16.不符合乳腺纤维囊性变的描述是

　　A.与雌激素分泌过多有关　　B.囊肿形成　　　　　　　C.纤维增生

　　D.腺泡和导管增生　　　　　E.导管乳头状瘤

17.前列腺癌最常见的组织学类型是

　　A.移行细胞癌　　　　　　　B.腺鳞癌　　　　　　　　C.鳞状细胞癌

　　D.高分化腺癌　　　　　　　E.低分化腺癌

18.符合前列腺癌的描述是

　　A.对放射线敏感　　　　　　B.鳞癌多见　　　　　　　C.容易转移到脊椎

　　D.青年患者多见　　　　　　E.产生碱性磷酸酶

19.前列腺增生症最常见的临床症状是

    A.血尿   B.蛋白尿   C.尿频、尿急、尿痛

    D.排尿困难   E.脓尿

20.不符合前列腺增生症的描述是

    A.老年患者多见   B.多发生于前列腺内区   C.属癌前病变

    D.常引起排尿困难   E.可继发尿路感染

(二)B 型题

    A.良性肿瘤   B.恶性肿瘤   C.癌前病变

    D.交界性肿瘤   E.良性增生性疾患(非癌前病变)

1.子宫内膜非典型增生症是

2.前列腺增生症是

3.乳腺非典型小叶增生是

    A. 乳头状瘤病毒感染

    B. 雌激素水平过高

    C. 雄激素减少,雌激素相对增多

    D. 尿中 HCG 明显增高

    E. 雄激素水平过高

4.前列腺癌

5.子宫内膜腺癌

6.前列腺增生症

    A. 乳腺小叶增生,纤维组织增生,导管、腺泡囊肿形成

    B. 由纤维组织和腺组织两种成分构成的肿瘤

    C. 癌细胞在导管内生长,基底膜完整

    D. 癌细胞在小叶腺泡和腺管内生长,基底膜完整

    E. 癌细胞分泌大量黏液

7.黏液性癌

8.导管内癌

9.小叶原位癌

10.乳腺增生症

(三)X 型题

1.慢性子宫颈炎的基本病变是子宫颈

    A.腺上皮增生   B.黏膜上皮增生   C.鳞状上皮化生

    D.间质结缔组织增生   E.非特异性慢性炎症

2.慢性子宫颈炎的临床病理类型有

    A.子宫颈糜烂   B.子宫颈息肉   C.子宫颈肥大

    D.子宫颈腺囊肿   E.子宫颈上皮内瘤变

3.乳腺增生性纤维囊性变的病变特点是

A.可累及双侧乳腺，常为多发性

B.结节内有大小不等的囊性变

C.乳腺小导管上皮增生

D.伴细胞异型性者系癌前病变

E.乳腺皮肤呈典型的橘皮样外观

4.乳腺癌的病变特点是

A.最常发生在乳腺的外上象限

B.肉眼可见乳头下陷

C.乳腺皮肤可呈典型的橘皮样外观

D.最常见的是非特殊类型浸润性乳腺癌

E.所有的导管内或小叶原位癌均可演变为浸润性癌

5.关于前列腺增生症描述正确的是

A.主要发生在前列腺内区

B.腺体、平滑肌和纤维组织均增生

C.肉眼见增生结节外有"外科包膜"

D.囊状扩张的腺腔内有淀粉样小体

E.主要临床表现为排尿困难

6.前列腺癌的正确描述是

A.大多数发生于前列腺外区

B.绝大多数发生于前列腺内区

C.常为多中心发生

D.绝大多数为腺癌

E.大多数为移行细胞癌

7.子宫颈原位癌累及腺体的病变特点有

A.基底膜完整

B.腺体内为分化正常的鳞状上皮细胞

C.腺体内为鳞状细胞癌

D.子宫颈原位癌病变

E.腺体内被覆腺上皮细胞

8.与长期过度的雌激素刺激有关的疾病是

A.子宫颈癌　　　　　　B.乳腺增生症　　　　　　C.乳腺癌

D.子宫内膜癌　　　　　E.子宫内膜增生症

9.符合子宫内膜增生症的描述是

A.多发生于更年期

B.表现为月经不规则、经期延长、月经量过多

C.与卵巢雌激素分泌过多有关

D.多由卵巢滤泡不排卵引起

E.内膜单纯增生易发生癌变

10.乳腺癌可引起的皮肤改变包括

A.橘皮样外观　　　　　　B.乳头内陷　　　　　　C.湿疹样改变

D.溃疡形成　　　　　　　E.乳头抬高

二、非选择题

(一)名词解释

1.子宫颈糜烂　2.皮肤橘皮样外观　3.纳博特囊肿　4.宫颈浸润癌　5.子宫内膜增生症　6.子宫内膜癌　7.乳腺纤维囊性变　8.粉刺癌　9.子宫内膜癌三联征　10.硬化性腺病

(二)填空题

1.子宫颈浸润癌肉眼可分为___①___型、___②___型和___③___型三型。

2.前列腺增生主要发生在前列腺___①___区,而前列腺癌多发生于前列腺___②___区。

3.慢性子宫颈炎可出现___①___、___②___和___③___。

4.子宫颈癌的组织学类型有___①___、___②___和___③___,以___④___最多见。

5.乳腺增生症是由于雌激素水平高而引起的乳腺的___①___和___②___增生所致。

6.乳腺癌是乳腺的___①___和___②___发生的恶性肿瘤,以___③___为最常见。

7.前列腺增生症与___①___激素减少、___②___激素相对增高有关。

8.子宫颈癌的扩散途径主要是___①___和___②___。

9.乳腺癌中属于非浸润性原位癌的2种类型是___①___和___②___。

10.子宫颈糜烂是指宫颈阴道部___①___脱落后被增生的___②___所代替。

(三)问答题

1.简述子宫颈癌的病理变化。

2.简述子宫内膜癌的扩散途径。

3.简述乳腺癌的临床病理联系及其扩散途径。

4.简述前列腺癌的病理变化及其扩散途径。

5.简述子宫内膜增生症的临床病理联系。

参考答案

一、选择题

(一)A 型题
1.A 2.B 3.D 4.C 5.D 6.A 7.E 8.A 9.E 10.A
11.E 12.E 13.A 14.D 15.C 16.E 17.D 18.C 19.D 20.C

(二)B 型题
1.C 2.E 3.C 4.E 5.B 6.C 7.E 8.C 9.D 10.A

(三)X 型题
1.ABCDE 2.ABCD 3.ABCD 4.ABCD 5.ABCDE 6.ACD
7.ACD 8.BCDE 9.ABCD 10.ABCDE

二、非选择题

(一)名词解释

1.子宫颈糜烂是指慢性子宫颈炎时,子宫颈外口阴道部鳞状上皮坏死脱落,形成表浅缺损,称为真性糜烂,较少见。常见子宫颈管柱状上皮增生取代鳞状上皮,肉眼观呈边界清楚的鲜红色病灶。

2.当乳腺癌之癌组织在乳腺真皮淋巴管内扩散时,可使淋巴管阻塞引起皮肤水肿,而毛囊、汗腺处的皮肤因受皮肤附件牵拉而相对下陷,以致其皮肤呈典型的橘皮样外观。

3.在慢性子宫颈炎时,当腺管被周围增生的组织所挤压,使腺管口阻塞,腺体内的分泌物潴留,腺腔逐渐扩张形成大小不等的囊形肿物,内含无色黏液,称为子宫颈囊肿,又称纳博特囊肿。

4.癌组织突破基底膜,明显浸润到间质内,浸润深度超过基底膜下 5mm,并伴有临床症状者为宫颈浸润癌。

5.子宫内膜增生症是由于内源性或外源性雌激素增多引起的子宫内膜腺体或间质增生。

6.子宫内膜癌为起源于子宫内膜腺体的恶性肿瘤,是妇科常见的恶性肿瘤,主要临床表现为阴道不规则流血。

7.乳腺纤维囊性变是最常见的乳腺疾病,以末梢导管和腺泡扩张、上皮和纤维组织增生为特点。

8.粉刺癌多发生于乳头周围,肉眼观,切面可见扩张的导管,内含灰黄色半固体性坏死物质,挤压时可由导管内溢出,状如皮肤粉刺,故称之。

9.一般将肥胖-高血压-糖尿病,称为子宫内膜癌三联征,可能与下丘脑-垂体-肾上腺的功能失调或代谢异常有关。

10.硬化性腺病是增生性纤维囊性变的少见类型,主要特征为小叶末梢导管上皮、肌上皮和纤维组织增生,增生的纤维组织压迫小叶腺泡使其扭曲变形,一般无囊肿形成。

(二)填空题

1.①溃疡　②外生菜花　③内生浸润

2.①内　②外

3.①子宫颈糜烂　②子宫颈息肉　③子宫颈囊肿

4.①鳞状细胞癌　②腺癌　③腺鳞癌　④鳞状细胞癌

5.①上皮　②间质

6.①导管　②腺泡　③导管

7.①雄　②雌

8.①直接蔓延　②淋巴道转移

9.①导管内原位癌　②小叶原位癌

10.①鳞状上皮　②柱状上皮

(三)问答题

1.子宫颈癌组织学类型有鳞癌、腺癌和腺鳞癌,以鳞癌最常见。根据发展过程子宫颈癌可分为原位癌、早期浸润癌及浸润癌。原位癌是最早期的癌,癌细胞累及上皮全层,基底膜完整。当癌细胞突破基底膜,浸润间质,但其深度不超过5mm,则称为早期浸润癌。癌组织浸润深度超过5mm,则称为浸润癌。浸润癌的肉眼类型包括溃疡型、内生浸润型和外生菜花型3种。

2.子宫内膜癌直接蔓延,向下累及子宫颈管、阴道,向上可累及输卵管、卵巢,进一步形成腹腔种植转移。通过淋巴道转移到主动脉旁淋巴结,闭孔、髂内、髂外、髂总淋巴结。晚期经血道转移到肺、肝、骨等。

3.乳腺癌多为无痛性肿块,由于肿瘤呈浸润性生长,可引起局部皮肤下陷、乳头内陷。严重时癌细胞阻塞淋巴管,真皮水肿,皮肤呈橘皮样改变,甚至皮肤破溃,溃疡形成。乳腺癌直接蔓延,侵袭周围脂肪、肌肉组织,使肿瘤固定不活动。淋巴道转移可累及同侧腋窝、锁骨下、锁骨上淋巴结,乳内淋巴结及纵隔淋巴结。晚期发生血道转移,转移到肺、骨、肝、脑等。

4.前列腺癌常为单发,少数为多发结节。切面呈灰白色、质硬、边界不清。大多数前列腺癌是腺癌,根据分化程度,可将前列腺癌分为高分化、中分化、低分化三级。高分化腺癌最多见,癌细胞形成大小不等腺体。中分化腺癌癌细胞部分形成腺体。低分化腺癌癌细胞形成团块状或条索结构。前列腺癌淋巴道转移常见,首先转移到盆腔局部淋巴结。血道转移到骨、肺、肝等,特别是腰椎和骨盆。

5.增生的子宫内膜由于雌激素分泌不足而发生坏死脱落,引起功能性子宫出血,表现为月经不规则、经期延长和月经量过多,血量较多或持续时间较长会引发贫血,急剧大量出血可导致休克。

第十一章　神经系统疾病 ▷▷▷▷

一、选择题

(一)A型题

1.急性化脓性脑膜炎最常见的致病菌是

  A.流感杆菌 　　　　　　B.肺炎球菌 　　　　　　C.脑膜炎双球菌

  D.大肠杆菌 　　　　　　E.金黄色葡萄球菌

2.华-佛综合征常见于

  A.脑肿瘤 　　　　　　　B.脑血吸虫病 　　　　　C.病毒性脑炎

  D.Alzheimer 病 　　　　E.暴发性脑膜炎球菌败血症

3.化脓性脑膜炎的病理改变正确的是

  A.脑实质中有大量中性粒细胞 　　　　　　　　　B.血管套形成

  C.小胶质结节 　　　　D.蛛网膜下腔积脓 　　　E.筛网状软化灶

4.流行性脑脊髓膜炎多见于

  A.老年人 　　　　　　　B.中年人 　　　　　　　C.儿童及青少年

  D.男性 　　　　　　　　E.女性

5.下列除哪项外,均是中枢神经系统病毒感染的特点

  A.病毒种类繁多

  B.病毒在细胞内寄生

  C.不同病毒位于不同细胞与核团

  D.受染神经元可溶解,胶质细胞增生

  E.蛛网膜下腔大量中性粒细胞渗出

6.关于流行性乙型脑炎正确叙述是

  A.呼吸道传染 　　　　　B.儿童多发 　　　　　　C.脑实质无明显损害

  D.蛛网膜下腔积脓 　　　E.不会引起痴呆

7.下列不属于流行性乙型脑炎的病理改变是形成

  A.血管套 　　　　　　　B.神经细胞增生 　　　　C.卫星现象

  D.筛网状软化灶 　　　　E.小胶质结节

8.流行性乙型脑炎的病变性质是

  A.化脓性炎 　　　　　　B.纤维素性炎 　　　　　C.增生性炎

D.出血性炎　　　　　　　　E.变质性炎

9.以脑组织广泛神经细胞变质为特征的疾病是

A.流行性乙型脑炎　　　　　B.结核性脑膜炎　　　　　C.流行性脑脊髓膜炎

D.阿尔茨海默病　　　　　　E.钩端螺旋体病

10.流行性乙型脑炎时,下列哪个部位病变最重

A.大脑皮质　　　　　　　　B.丘脑　　　　　　　　　C.小脑

D.脊髓　　　　　　　　　　E.延髓

11.帕金森病的特征性病变是

A.尾状核、壳核中选择性小神经细胞丢失

B.肉眼见黑质和蓝斑脱色素

C.神经元中 Pick 小体形成

D.额叶、顶叶显著萎缩

E.Hirano 小体

12.帕金森病是由于

A.大脑萎缩

B.小脑萎缩

C.纹状体黑质多巴胺系统损害

D.锥体系统病变

E.脊髓病变

13.阿尔茨海默病脑的主要病变为

A.筛网状软化灶　　　　　　B.血管套　　　　　　　　C.噬神经细胞现象

D.老年斑　　　　　　　　　E.黑质和蓝斑脱色素

14.阿尔茨海默病的病变部位是

A.大脑皮质　　　　　　　　B.丘脑　　　　　　　　　C.小脑

D.脊髓　　　　　　　　　　E.延髓

15.与阿尔茨海默病发病无关的是

A.β 淀粉样蛋白异常沉积　　B.ApoE 基因异常　　　　C.遗传

D.性别　　　　　　　　　　E.神经细胞代谢异常

16.下列哪项脑脊液检查结果不提示急性化脓性脑膜炎

A.含大量中性粒细胞　　　　B.糖含量增高　　　　　　C.蛋白质增多

D.涂片找到脑膜炎双球菌　　E.脑脊液浑浊、压力升高

(二)B 型题

A.脑实质细胞变性坏死及筛网状软化灶形成

B.蛛网膜坏死

C.脑血管硬化

D.蛛网膜下腔有脓性渗出物聚积

E.黑质损伤及脱色素

1.流行性脑脊髓膜炎的主要病变是

2.流行性乙型脑炎的主要病变是

3.帕金森病的主要病变是

 A.消化道传播   B.呼吸道传播   C.蚊虫叮咬传播

 D.泌尿道传播   E.血道传播

4.流行性脑脊髓膜炎通过

5.流行性乙型脑炎通过

 A.性别   B.神经细胞坏死   C.兴奋性神经毒

 D.脂蛋白 E(ApoE)异常 E.外伤

6.与帕金森病发病相关的是

7.与阿尔茨海默病发病相关的是

 A.纤维型星形细胞   B.少突胶质细胞   C.小胶质细胞

 D.施万细胞   E.室管膜细胞

8.与卫星现象相关的细胞是

9.与噬神经细胞现象相关的细胞是

 A.Negri 小体   B.Hirano 小体   C.Lewy 小体

 D.Russell 小体   E.Pick 小体

10.帕金森病可见神经细胞内有

11.阿尔茨海默病可见神经细胞树突近端有

(三)X 型题

1.与小胶质细胞有关的病理改变有

 A.噬神经细胞现象   B.胶质结节   C.泡沫细胞

 D.卫星现象   E.杆状细胞

2.流行性乙型脑炎的病理变化有

 A.神经细胞增殖   B.形成软化灶   C.血管套形成

 D.神经细胞变性、坏死 E.小胶质细胞结节形成

3.急性化脓性脑膜炎常见的临床表现有

 A.脑膜刺激症状   B.颅内压升高   C.脑脊液浑浊不清

 D.脑脊液中有大量中性粒细胞   E.发热

4.阿尔茨海默病镜下可见的病变是

 A.老年斑

 B.神经原纤维缠结

 C.神经细胞胞浆颗粒空泡变性

 D.Hirano 小体

 E.胶质小结

5.帕金森病的特点有

    A.黑质和蓝斑脱色素　　　　　　　　B.神经黑色素细胞丧失

    C.补充外源性左旋多巴胺有一定疗效　　D.神经细胞内有 Lewy 小体形成

    E.出现震颤及假面具样面容

二、非选择题

(一)名词解释

1.噬神经细胞现象　2.胶质细胞结节　3.神经细胞卫星现象　4.华-佛综合征　5.脑软化灶　6.脑疝　7.血管套　8.阿尔茨海默病　9.帕金森病

(二)填空题

1.中枢神经系统常见的并发症有___①___和___②___。

2.脑膜刺激症状有___①___、___②___;在婴幼儿可引起___③___。

3.流行性脑脊髓膜炎的致病菌是___①___,多在___②___季节流行。

4.流行性乙型脑炎的病原体是___①___,多在___②___流行,病变累及___③___。

5.流行性乙型脑炎的病理改变为:___①___、___②___、___③___和___④___。

6.阿尔茨海默病大脑的病变特征是___①___、___②___、___③___和___④___。

(三)问答题

1.与其他实质器官相比,神经系统疾病在病理方面有哪些特殊性?

2.试述流行性乙型脑炎的基本病理变化。

3.试述阿尔茨海默病的基本病理变化。

4.试述帕金森病的基本病理变化。

5.列表说明流行性脑脊髓膜炎和乙型脑炎的区别。

参考答案

一、选择题

(一)A 型题

1.C　2.E　3.D　4.C　5.E　6.B　7.B　8.E　9.A

10.A　11.B　12.C　13.D　14.A　15.D　16.B

(二)B 型题

1.D　2.A　3.E　4.B　5.C　6.C　7.D　8.B　9.C

10.C　11.B

(三)X 型题

1.AB　2.BCDE　3.ABCDE　4.ABCD　5.ABCDE

二、非选择题

(一)名词解释

1.病毒性脑炎时,常可见增生的小胶质细胞和巨噬细胞包围、吞噬坏死的神经元,这种现象称为噬神经细胞现象。

2.在病毒性脑炎时,常可见小胶质细胞明显增生,可弥漫性增生,也可聚集成群,形成胶质细胞结节,多位于小血管旁或坏死的神经细胞附近。

3.病毒性脑炎时,神经细胞可发生变性坏死,被增生的少突胶质细胞所环绕,如5个以上少突胶质细胞环绕一个神经元,则称为神经细胞卫星现象。

4.暴发型流脑时,主要表现为周围循环衰竭、休克和皮肤、黏膜大片紫癜,同时两侧肾上腺严重出血,肾上腺皮质功能衰竭,称为华-佛综合征。

5.灶性神经组织的坏死、液化,形成镂空筛网状软化灶,称脑软化灶,对流行性乙型脑炎的诊断具有一定的特征性。

6.严重的颅内压增高可引起脑移位、脑室变形,使部分脑组织向压力较低的腔隙突出,嵌入颅脑内的分隔(大脑镰、小脑天幕)和颅骨孔道(如枕骨大孔等),导致脑疝形成。

7.病毒性脑炎时,脑血管高度扩张充血,血管周围间隙增宽,以淋巴细胞、单核细胞为主的炎细胞围绕血管周围间隙形成灶性浸润,称血管套。

8.阿尔茨海默病又称老年性痴呆,是以进行性痴呆为主要临床表现的大脑变性疾病,病变特点是神经元变性、缺失及老年斑和神经元纤维缠结形成。临床表现为进行性精神状态衰变,包括记忆力、智力、定向力、判断力减弱,情感障碍和行为失常,甚至发生意识模糊等。

9.帕金森病又称震颤性麻痹,是一种中老年常见的隐匿起病的缓慢进行性疾病,多发生在50~80岁,是中老年人致残的主要原因之一。临床表现为震颤、肌强直、运动减少、姿势及步态不稳、起步及止步困难、假面具样面容等。

(二)填空题

1.①颅内高压　②脑疝形成

2.①颈项强直　②屈髋伸膝征阳性　③角弓反张

3.①脑膜炎双球菌　②冬春

4.①乙型脑炎病毒　②夏秋季　③中枢神经系统脑实质

5.①神经细胞变性、坏死　②软化灶形成　③血管变化和炎症反应　④胶质细胞增生

6.①老年斑　②神经原纤维缠结　③颗粒空泡变性　④Hirano小体

(三)问答题

1.①病变定位和功能障碍之间的关系密切;②相同的病变发生在不同的部位,可出现不同的临床表现及后果;③对各种致病因子的病理反应较为单一,而同一种病变可出现在许多不同的疾病中;④脑的恶性肿瘤极少发生颅外转移,而颅外恶性肿瘤却常转移至脑;

⑤某些解剖生理特征具有双重影响；神经系统的病变可导致由其支配的其他部位的功能障碍和病变，而其他器官系统的疾病也可引起神经系统的功能失常。

2.肉眼观：脑膜充血，脑水肿明显，脑回宽，脑沟窄；切面上在皮质深层、基底核、视丘等部位可见粟粒或针尖大小的半透明软化灶，其境界清楚，弥散分布或聚集成群。光镜下：①神经细胞变性、坏死：可形成卫星现象及噬神经细胞现象。②软化灶形成：灶性神经组织的坏死、液化，形成镂空筛网状软化灶。③血管变化和炎症反应：血管高度扩张充血，血管周围间隙增宽，形成血管套。浸润的炎性细胞以淋巴细胞、单核细胞和浆细胞为主。④胶质细胞增生：可弥漫性增生，也可聚集成群，形成小胶质细胞结节。

3.肉眼观：脑萎缩明显，脑回窄、脑沟宽，病变以额叶、顶叶及颞叶最显著，脑切面可见代偿性脑室扩张。光镜下：本病最主要的脑组织病变有老年斑、神经原纤维缠结、颗粒空泡变性和 Hirano 小体。

4.黑质和蓝斑脱色素是本病特征性的肉眼变化。光镜下可见该处的神经黑色素细胞丧失，残留的神经细胞中有 Lewy 小体形成。电镜下，Lewy 小体由细丝构成，中心细丝包捆致密，周围则较松散。

5.乙脑与流脑的比较见表 11-1。

表 11-1　乙脑与流脑的比较

	乙脑	流脑
病因	乙型脑炎病毒	脑膜炎双球菌
传播途径	蚊虫叮咬	呼吸道
病变部位	脑和脊髓实质	脑和脊髓膜
病变性质	变质性炎	化脓性炎
发病季节	夏秋季	冬春季
病理变化	神经细胞变性坏死，软化灶形成，胶质细胞增生，血管变化和炎症反应	蛛网膜下腔充满灰黄色脓性渗出物，内含有大量中性粒细胞、纤维素
症状	脑膜刺激症状和脑脊液改变不明显或较轻	有明显脑膜刺激症状及脑脊液改变
后遗症	痴呆，语言障碍，肢体瘫痪，颅神经麻痹	脑积水，颅神经受损麻痹，脑梗死

第十二章 内分泌系统疾病 ▷▷▷▷

一、选择题

(一)A 型题

1.关于弥漫性毒性甲状腺肿,下列哪项正确

    A.男性明显多于女性   B.年龄越大发病者越多

    C.甲状腺滤泡中胶质减少   D.发病与饮食缺碘有关

    E.基础代谢率降低

2.与胰岛素依赖型糖尿病无关的是

    A.胰岛 B 细胞明显减少   B.多见于成人   C.易出现酮症

    D.治疗依赖胰岛素   E.起病急,发展快

3.与弥漫性毒性甲状腺肿的发病机制有关的是

    A.细菌引起的化脓性炎症   B.食物中含有致甲状腺肿的物质

    C.自身免疫反应   D.甲状腺异常增生形成的新生物

    E.土壤和水中缺碘

4.弥漫性毒性甲状腺肿常伴有

    A.促甲状腺素过多   B.甲状腺素过多   C.结节性甲状腺肿

    D.甲状腺肿瘤   E.桥本甲状腺炎

5.非毒性甲状腺肿患者血液中哪种激素水平升高

    A.T_3、T_4 B.TSH   C.PG

    D.ADH   E.GH

6.1 型糖尿病主要病变的部位是

    A.骨骼肌细胞   B.胰岛素敏感细胞   C.血管内皮细胞

    D.肝细胞   E.胰岛 B 细胞

7.关于单纯性甲状腺肿叙述不确切的是

    A.病区多数为山区或半山区   B.女性显著多于男性

    C.甲状腺早期就呈结节状肿大 D.一般不伴有功能亢进

    E.可见大量胶质贮存

8.关于结节性甲状腺肿的叙述错误的是

    A.结节大小不等

B.结节边界清楚,有完整包膜

C.结节内常有出血、坏死、纤维增生

D.甲状腺滤泡大小不一

E.滤泡上皮有乳头状增生

9.下列哪一项不是 1 型糖尿病的特点

　A.患者多为青少年

　B.血中胰岛素开始不下降,甚至升高

　C.早期可见胰岛炎,有大量淋巴细胞浸润

　D.胰岛 B 细胞明显减少

　E.发病与遗传易感素质和自身免疫有关

10.下列哪一项不是 2 型糖尿病的特点

　A.发病年龄多在 40 岁以上

　B.早期血中胰岛素明显下降

　C.胰岛数目正常或轻度减少

　D.无抗胰岛细胞抗体及其他自身免疫反应表现

　E.发病与胰岛素相对不足及组织对胰岛不敏感有关

11.地方性甲状腺肿的主要病因是

　A.遗传因素　　　　　　　　B.机体对碘或甲状腺素需求量增加

　C.长期摄入大量钙　　　　　D.缺碘

　E.吃海产品过多

12.关于结节性甲状腺肿的叙述,下列哪项是错误的

　A.甲状腺滤泡过度扩大,大小差别显著

　B.结节内常有出血、坏死、纤维增生等改变

　C.结节边界清楚,有完整包膜

　D.结节常为多个,大小不等

　E.病变后期滤泡上皮增生与复旧不一致,分布不均

13.关于毒性甲状腺肿的发病机制,目前认为最可能是

　A.自身免疫反应　　　　　　B.食物中含有致甲状腺肿的物质

　C.病毒引起的甲状腺炎症　　D.甲状腺异常增生形成的新生物

　E.土壤和水中缺碘

14.关于单纯性甲状腺肿.下列描述哪一项是不正确的

　A.男性显著多于女性　　　　B.年龄越大发病者越多

　C.甲状腺多呈结节性肿大　　D.一般不伴有功能亢进或功能低下

　E.可以看作良性肿瘤

15.经过治疗的毒性甲状腺肿的形态学特征是

　A.滤泡增生,滤泡大小不等

B.滤泡内胶质少而稀薄

C.滤泡上皮细胞呈立方形或高柱状

D.滤泡上皮细胞变矮小,间质血管少

E.多量淋巴细胞浸润并有滤泡形成

16.下面叙述中不符合 2 型糖尿病的是

A.成年发病,起病较轻,发展缓慢

B.无抗胰岛细胞抗体

C.胰岛数目正常或轻度减少

D.血胰岛素水平明显降低

E.肥胖者多见

17.下列哪项不是非胰岛素依赖型糖尿病的特点

A.患者年龄在 40 岁以上

B.早期就有胰岛 B 细胞破坏和减少,血中胰岛素降低

C.无自身免疫反应的表现

D.肥胖是重要因素

E.常见胰岛淀粉样变性

18.下列哪项不是胰岛素依赖型糖尿病的特点

A.多发生于成年,发病缓慢　　　　B.胰岛 B 细胞明显减少

C.是自身免疫性疾病　　　　　　　D.血中胰岛素明显降低

E.治疗依赖胰岛素

19.下列有关毒性甲状腺肿病变的描述哪项是错误的

A.间质血管丰富且显著充血

B.滤泡腔内胶质浓厚

C.甲状腺滤泡增生且以小滤泡为主

D.滤泡上皮呈立方或高柱状并向滤泡腔内形成乳头状突起

E.间质淋巴细胞浸润及淋巴滤泡形成

20.关于结节性甲状腺肿,下列叙述哪一项是错误的

A.结节具有完整包膜　　　　　B.滤泡上皮有乳头状增生者癌变率高

C.结节大小及数目不等　　　　D.结节内常有出血坏死

E.部分滤泡增生

(二)B 型题

A.碘缺乏　　　　　　B.外伤　　　　　　C.甲状腺发育不良

D.甲状腺功能亢进　　E.甲状腺炎症

1.与单纯性甲状腺肿有关的是

2.与弥漫性毒性甲状腺肿有关的是

A.甲状腺切面分叶状、均质似肌肉

B.甲状腺胶质大量贮积,切面呈淡或棕褐色的半透明胶冻状

C.甲状腺呈不对称结节状增大

D.甲状腺表面光滑,呈弥漫性对称性肿大

E.甲状腺呈弥漫性、对称性增大,胶质含量少

3.弥漫性增生性甲状腺肿

4.弥漫性胶样甲状腺肿

5.结节性甲状腺肿

6.弥漫性毒性甲状腺肿

A.起病较急,有发热、咽痛及显著甲状腺区疼痛和压痛

B.甲状腺肿大,血液中 T_3 和 T_4 增高、基础代谢率及神经兴奋性升高

C.常呈地方性分布,主要是弥漫性甲状腺肿大,一般不伴甲状腺功能亢进

D.起病缓慢,病情较轻,发展较慢,肥胖者多见,不易出现酮症,一般可以不依赖胰岛素治疗

E.青少年发病,起病急,病情重,发展快,易出现酮症,治疗须依赖胰岛素

7.1 型糖尿病

8.2 型糖尿病

9.弥漫性非毒性甲状腺肿

10.弥漫性毒性甲状腺肿

(三)X 型题

1.非毒性甲状腺肿的病因有

A.食物中有致甲状腺肿因子   B.某些药物抑制碘离子浓集

C.缺碘   D.血中有多种抗甲状腺抗体

E.水中钙和氟升高

2.非毒性甲状腺肿的病变有

A.滤泡上皮增生   B.可形成不规则结节

C.滤泡扩大含多量胶质   D.严重者可产生压迫症状

E.可有全身淋巴组织增生

3.糖尿病的胰岛可出现的病变为

A.淋巴细胞浸润   B.胰岛 B 细胞减少

C.纤维素性坏死   D.淀粉样变

E.萎缩及纤维化

4.2 型糖尿病的特点是

A.成人发病,多在 40 岁以上   B.是自身免疫性疾病

C.胰岛数目正常或轻度减少   D.血中胰岛素含量极低

E.起病及病情缓慢

5.糖尿病时,全身可有哪些病变

　　A.肝糖原沉积　　　　　　B.视网膜病变　　　　　　C.肾小球硬化
　　D.动脉粥样硬化　　　　　E.细动脉玻璃样变性

二、非选择题

(一)名词解释
1.弥漫性毒性甲状腺肿　2.弥漫性非毒性甲状腺肿　3.糖尿病

(二)填空题
1.内分泌的病变均能引起该器官激素分泌的＿＿①＿＿或＿＿②＿＿,在临床上表现为该器官的功能＿＿③＿＿或＿＿④＿＿。

2.单纯性甲状腺肿按其病程可分为＿＿①＿＿、＿＿②＿＿和＿＿③＿＿三期。

3.弥漫性毒性甲状腺肿在临床上的主要表现是＿＿①＿＿、＿＿②＿＿和＿＿③＿＿。

4.1型糖尿病又称＿＿①＿＿或＿＿②＿＿糖尿病,其发病是在＿＿③＿＿的基础上由＿＿④＿＿诱发的针对＿＿⑤＿＿细胞的一种＿＿⑥＿＿。

5.糖尿病的主要病理改变包括＿＿①＿＿、＿＿②＿＿、＿＿③＿＿、＿＿④＿＿、＿＿⑤＿＿及＿＿⑥＿＿。

6.2型糖尿病又称＿＿①＿＿或＿＿②＿＿糖尿病,该型患者的胰岛数目＿＿③＿＿或＿＿④＿＿,血中无＿＿⑤＿＿。

(三)问答题
1.试比较两型糖尿病。
2.简述地方性甲状腺肿的形态学变化。

参考答案

一、选择题

(一)A型题
1.C　2.B　3.C　4.B　5.B　6.E　7.C　8.B　9.B　10.B
11.D　12.C　13.A　14.E　15.D　16.D　17.B　18.A　19.B　20.A

(二)B型题
1.A　2.D　3.D　4.B　5.C　6.A　7.E　8.D　9.C　10.B

(三)X型题
1.ABCE　2.ABCD　3.ABDE　4.ACE　5.ABCDE

二、非选择题

(一)名词解释
1.弥漫性毒性甲状腺肿指血中甲状腺素过多,作用于全身各组织所引起的临床综合征,临床上统称为甲状腺功能亢进症。由于约有1/3患者有眼球突出,故又称为突眼性甲状腺肿。

2.弥漫性非毒性甲状腺肿亦称单纯性甲状腺肿,是由于缺碘使甲状腺素分泌不足、促甲状腺素分泌增多、甲状腺滤泡上皮增生、滤泡内胶质堆积使甲状腺肿大,一般不伴甲状腺功能亢进。

3.糖尿病是一种体内胰岛素相对或绝对不足及靶细胞对胰岛素敏感性降低,或胰岛素本身存在结构上的缺陷而引起的碳水化合物、脂肪和蛋白质代谢紊乱的一种慢性疾病。

(二)填空题

1.①增多　②不足　③亢进　④低下

2.①增生期　②胶质贮积期　③结节期

3.①甲状腺肿大　②基础代谢率升高　③神经兴奋性升高

4.①胰岛素依赖性　②幼年型　③遗传易感性　④病毒感染等　⑤胰岛B　⑥自身免疫性疾病

5.①胰岛病变　②血管病变　③肾脏病变　④视网膜病变　⑤神经系统病变　⑥其他组织或器官病变

6.①非胰岛素依赖性　②成年型　③正常　④轻度减少　⑤抗胰岛细胞抗体

(三)问答题

1.两型糖尿病比较见表 12-1。

表 12-1　两型糖尿病的比较

	1 型	2 型
发病年龄	青少年	成年人
病情	起病急,病情重,发展快	起病缓慢,病情较轻,发展较慢
胰岛 B 细胞	明显减少	正常或轻度减少
血中胰岛素	降低	正常、增多或降低
酮症	易出现	不易出现
治疗	依赖胰岛素	可不依赖胰岛素
病因	病毒感染引起的自身免疫病	与肥胖有关的胰岛素相对不足

2.地方性甲状腺肿的形态学变化共分为三个时期:

(1)增生期

肉眼观:甲状腺表面光滑,呈弥漫性对称性肿大。

光镜下:滤泡上皮增生呈立方或低柱状,伴小滤泡和小假乳头形成,胶质较少,间质充血。

(2)胶质贮积期

肉眼观:甲状腺表面光滑,弥漫性、对称性显著增大。

光镜下:部分上皮增生,可有小滤泡或假乳头形成,大部分滤泡上皮复旧变扁平,滤泡腔高度扩大,大量胶质贮积。

（3）结节期

肉眼观：由于滤泡上皮增生与复旧或萎缩不一致,分布不均,甲状腺呈不对称结节状增大,结节大小不一,境界清楚,但无包膜或无完整包膜。

光镜下：滤泡大小不一,部分滤泡上皮呈柱状或乳头状增生,可形成小滤泡;部分上皮复旧或萎缩,滤泡高度扩张,胶质贮积;间质纤维组织增生、间隔包绕滤泡,形成大小不一的结节状病灶。

〔附〕代谢综合征

一、选择题

(一)A型题

1.下述不属于代谢综合征的诊断指标是

    A.中心性肥胖

    B.甘油三酯＞1.7mmol/L

    C.血压＞130/85mmHg

    D.空腹血糖(FPG)≤5.6mmol/L

    E.HDL-C水平降低

2.导致脂肪细胞数量增加和体积增大的机制不包括

    A.细菌感染　　　　　　　B.游离脂肪酸增加　　　　　C.病毒感染

    D.遗传学缺陷　　　　　　E.前脂肪细胞分化增加

3.长期大量摄入高热量饮食不会导致

    A.脂肪细胞数量增加　　　B.慢性炎症　　　　　　　　C.改变基因表型

    D.引起内质网应激　　　　E.胰岛素受体数量增加

4.胰岛素抵抗是指机体抵抗胰岛素介导的

    A.非代谢性作用　　　　　B.葡萄糖摄取和利用　　　　C.细胞分化作用

    D.细胞增殖作用　　　　　E.抗炎症、抗氧化作用

5.不属于代谢综合征发生机制的是

    A.遗传因素　　　　　　　B.内脏脂肪积聚　　　　　　C.急性炎症

    D.胰岛素抵抗　　　　　　E.环境因素

6.下述关于脂联素的说法不正确的是

    A.脂联素是主要的抗脂毒性的脂肪因子

    B.脂联素具有胰岛素增敏作用

    C.脂联素具有抑制骨骼肌脂肪酸氧化作用

    D.脂联素具有促进糖吸收和抑制肝糖的输出作用

    E.脂联素具有抗炎作用

7.代谢综合征的临床特征主要包括

  A.肥胖、高血糖、血脂异常和高血压

  B.血脂异常、低蛋白血症、蛋白尿和水肿

  C.高尿酸血症、痛风性关节炎、肾结石和肾功能不全

  D.高血压、左心室增大、心功能不全和心律失常

  E.高血糖、高血压、色素沉着和电解质紊乱

8.下述关于代谢综合征的说法不正确的是

  A.遗传因素在代谢综合征发生中起重要作用

  B.环境因素影响基因表型

  C.节俭基因是将摄取的能量转化成脂肪存储起来的基因

  D.低出生体重的人群成年后不易患代谢综合征

  E.瘦素受体基因可能是节俭基因

9.代谢综合征是一组复杂的代谢紊乱症候群,其核心是

  A.高血糖   B.高血脂   C.高血压

  D.胰岛素抵抗   E.超重或肥胖

10.下述说法不正确的是

  A.肥胖患者血循环中瘦素浓度降低

  B.腹部脂肪含量越丰富,脂联素含量越低

  C.脂联素也具有抗脂毒性作用

  D.TNF-α可抑制胰岛素信号传导

  E.肥胖患者可出现选择性瘦素抵抗

11.代谢综合征患者通常

  A.吸烟   B.饮酒   C.乳糖不耐受

  D.抑郁   E.超重或肥胖

12.下述说法正确的是

  A.环境因素不会影响基因表型

  B.代谢综合征的发生与年龄无关

  C.错配假说是指母亲和胎儿血型不符

  D.具有节俭基因的人可以经常大饱口福

  E.节俭基因是将摄取的能量转化成脂肪存储起来的基因

13.下述关于内脏脂肪的说法正确的是

  A.代谢综合征与皮下脂肪堆积有关

  B.内脏脂肪堆积是导致代谢综合征发病的主要原因

  C.脂联素主要由皮下脂肪分泌

  D.瘦素主要由内脏脂肪产生

  E.胰岛素也可由皮下脂肪生成

14.以下哪种疾病不属于代谢综合征的范畴

　　A.糖尿病　　　　　　　B.脂肪肝　　　　　　　C.先天性心脏病

　　D.高血压　　　　　　　E.动脉粥样硬化

15.不属于代谢综合征一级干预的是

　　A.合理膳食　　　　　　B.戒烟限酒　　　　　　C.适量运动

　　D.药物治疗　　　　　　E.心理平衡

(二)X 型题

1.脂肪组织分泌功能异常表现为

　　A.脂联素分泌减少　　　B.瘦素分泌减少　　　　C.RAS 分泌减少

　　D.胰岛素分泌减少　　　E.TNF-α 分泌增加

2.胰岛素抵抗的发生机制包括

　　A.胰岛素受体数量减少　B.胰岛素受体突变　　　C.胰岛素受体活性降低

　　D.胰岛素抗体存在　　　E.受体后信号传导异常

3.影响胰岛素敏感性的脂肪因子有

　　A.瘦素　　　　　　　　B.抵抗素　　　　　　　C.血管紧张素原

　　D.TNF-α　　　　　　　E.GLUT4

4.胰岛素抵抗可导致

　　A.血糖升高　　　　　　B.增加甲亢的危险性

　　C.高血压　　　　　　　D.增加心血管疾病的危险性

　　E.增加肿瘤的危险性

5.代谢综合征时炎性因子来源于

　　A.淋巴细胞　　　　　　B.脂肪细胞　　　　　　C.巨噬细胞

　　D.肝细胞　　　　　　　E.胰岛 B 细胞

6.代谢综合征会发生的病理状态有

　　A.高血脂　　　　　　　B.高血糖血症　　　　　C.低胰岛素血症

　　D.高尿酸血症　　　　　E.高 HDL 血症

7.代谢综合征可出现

　　A.胰岛素抵抗　　　　　B.糖耐量受损　　　　　C.2 型糖尿病

　　D.炎症　　　　　　　　E.血栓形成

8.代谢综合征可引起

　　A.动脉粥样硬化　　　　B.睡眠呼吸暂停综合征　C.视网膜病变

　　D.肾脏病变　　　　　　E.神经病变

9.代谢综合征的主要防治措施有

　　A.增加体力活动　　　　B.减轻体重　　　　　　C.合理的药物治疗

　　D.改善不良膳食　　　　E.增加户外活动

二、非选择题

(一)名词解释

1.代谢综合征　2.胰岛素抵抗　3.节俭基因　4.瘦素抵抗

(二)填空题

1.胰岛素抵抗的发生机制包括:各种因素导致的___①___导致胰岛素分子结构异常、胰岛素抗体或拮抗剂存在和胰岛素降解加速;___②___;___③___。

2.代谢综合征的主要表现为:___①___、___②___、___③___、___④___等。

3.代谢综合征的预防措施包括:___①___、___②___、___③___。

(三)问答题

1.什么是代谢综合征?易患人群如何分布?其主要临床表现有哪些?

2.内脏脂肪聚集导致代谢综合征的机制是什么?

3.试述慢性炎症在代谢综合征中的作用。

(四)病例分析题

患者张某,男,70岁,因反复发作性右足踇肿疼5年、近3天开始溃烂来院就诊。查体:血压175/95mmHg,体重86kg,身高171cm,腰围93cm。右足拇趾肿胀、畸形、溃烂。血液检查:空腹血糖9.7mmol/L,甘油三酯13.38mmol/L,HDL-C 0.9 mmol/L,胆固醇7.56mmol/L,C-反应蛋白90mg/L,血尿酸680μmol/L,血肌酐209μmol/L。心电图检查:Ⅰ、aVL、V4、V5导联ST-T改变。患者经抗慢性炎症、降糖、调脂、降压、降血尿酸、保护肾功能等中西医结合治疗4周后,病情明显好转。请说明该患者患何病?诊断依据是什么?

参考答案

一、单项选择题

(一)A型题

1.D　　2.A　　3.E　　4.B　　5.C　　6.C　　7.A　　8.D　　9.D　　10.A

11.E　　12.E　　13.B　　14.C　　15.D

(二)X型题

1.AE　　　2.ACE　　　3.ABDE　　　4.ABDE　　　5.BCD

6.ABD　　7.ABCDE　　8.ABCDE　　9.ABCDE

二、非选择题

(一)名词解释

1.代谢综合征是一组由遗传因素与环境因素共同决定的,以多种代谢异常发生在同一个体为特点的症候群。

2.胰岛素抵抗指机体对胰岛素介导的葡萄糖摄取和利用降低,机体为了保持内在环境稳定和血糖正常,代偿性地分泌胰岛素增加而致高胰岛素血症的现象。

3.节俭基因指能在进食时将摄取的能量转化成脂肪存储起来的基因。

4.瘦素抵抗指对瘦素反应减弱或无反应现象。

(二)填空题

1.①胰岛素基因突变 ②胰岛素受体缺陷 ③受体后缺陷

2.①中心性肥胖 ②脂代谢紊乱 ③高血压 ④高空腹血糖

3.①合理的生活方式 ②控制体重 ③合理的药物治疗

(三)问答题

1.代谢综合征是一组由遗传因素与环境因素共同决定的,以多种代谢异常发生在同一个体为特点的症候群。那些具有肥胖和遗传因素的人,体内营养不良以及有着不良生活方式如吸烟、不良情绪、不良饮食、少动、感染等的人容易患该病。代谢综合征的主要表现为中心性肥胖、脂代谢紊乱、高血压、高空腹血糖等。

2.内脏脂肪聚集时,过多过大的脂肪细胞储存过多脂肪,致使大量 FFA 释放入血,可导致高血糖,促进胰岛 B 细胞的胰岛素分泌功能,致高胰岛素血症;脂肪细胞因子分泌增加,并导致高尿酸血症。聚集过多脂肪的脂肪细胞还可产生分泌功能异常,使拮抗脂毒性的脂肪因子——脂联素分泌减少,其调脂作用、降糖、抗炎和胰岛素增敏作用降低,易发生代谢综合征;也可使炎性脂肪因子分泌增加,产生慢性炎症;还可使调节食欲和体重的脂肪因子——瘦素的作用不能发挥,从而易发生代谢综合征。

3.慢性轻度炎症是促进代谢综合征发展的因素。由于过度营养物质摄入诱导了氧化应激和炎症反应。炎性因子主要是来自巨噬细胞。这些炎症因子可导致:①抑制胰岛素分泌、诱导 β 细胞凋亡;②抑制胰岛素信号传递通路,导致胰岛素抵抗,如 TNF-α;③促进脂肪分解,使 FFA 增多;④上调 IL-6、CRP、MIF、PAI-1 表达,导致炎症加剧;⑤抑制脂联素启动子活性,减少脂联素表达。

(四)病例分析题

患者以"反复发作性右足跗趾肿疼 5 年、近 3 天开始溃烂"入院,体检发现高空腹血糖,提示糖尿病存在,并且并发糖尿病足。根据病史及检查结果,患者存在代谢综合征,诊断依据:超重、腰围大、空腹血糖高、高血压、高甘油三酯,低 HDL。高尿酸表示嘌呤代谢障碍;高 C-反应蛋白提示炎症存在;高血肌酐意味着肾功能受损;患者心电图检查异常,提示心脏缺血改变,可能存在心脏血管病变。

第十三章　常见传染病及寄生虫病 ▷▷▷▷

一、选择题

(一)A型题

1.肺结核病变侵蚀破坏下列哪种血管引起急性全身粟粒性结核病

 A.无名静脉　　　　　　　B.颈内静脉　　　　　　　C.上腔静脉

 D.肺静脉　　　　　　　　E.支气管静脉

2.下列哪项最能反映结核病的病变性质

 A.渗出性炎　　　　　　　B.纤维素性炎　　　　　　C.肉芽肿性炎

 D.变质性炎　　　　　　　E.化脓性炎

3.结核病的变态反应属于

 A.Ⅰ型变态反应　　　　　B.Ⅱ型变态反应　　　　　C.Ⅲ型变态反应

 D.Ⅳ型变态反应　　　　　E.排斥反应

4.渗出为主的结核病基本病变主要表现为

 A.假膜性炎　　　　　　　B.浆液纤维素性炎　　　　C.化脓性炎

 D.出血性炎　　　　　　　E.黏液性卡他性炎

5.下列哪项中含有大量结核杆菌

 A.结核结节　　　　　　　B.结核性钙化灶　　　　　C.巨噬细胞

 D.干酪样坏死的液化物　　E.纤维化病灶

6.结核病的主要传染途径是

 A.呼吸道　　　　　　　　B.消化道　　　　　　　　C.皮肤

 D.输血　　　　　　　　　E.接触

7.可认为结核病完全愈合的变化为

 A.形成空洞　　　　　　　B.纤维化　　　　　　　　C.钙化

 D.纤维包裹　　　　　　　E.溶解播散

8.关于原发性肺结核病的叙述,下列哪项是正确的

 A.病变在肺内主要经支气管播散

 B.支气管播散可引起全身粟粒性结核病

 C.主要通过淋巴道和血道播散

 D.需积极治疗才能痊愈

E.仅发生于儿童

9.原发性肺结核病的原发病灶多位于

A.锁骨下肺组织   B.肺尖部

C.右肺上叶下部或下叶上部近胸膜处   D.左肺下叶近胸膜处

E.肺门淋巴结

10.关于急性全身粟粒性结核病,下列哪项叙述是正确的

A.临床常无明显结核中毒症状

B.肉眼见各器官密布粟粒大小的结核病灶

C.病灶镜下均为干酪样坏死

D.因干酪样坏死破溃入支气管引起

E.一旦发生,死亡率可达 100%

11.关于继发性肺结核病变特点的叙述,下列哪项是正确的

A.病变多始发于肺尖部

B.肺门淋巴结常有明显干酪样坏死

C.一般不见肺内空洞的形成

D.病变在肺内主要经淋巴道播散

E.机体已有一定免疫力,病变常可迅速痊愈

12.继发性肺结核主要通过下列哪种途径播散

A.淋巴道   B.血道   C.支气管

D.消化道   E.体腔

13.继发性肺结核病临床最常见的活动性类型是

A.浸润型肺结核   B.慢性纤维空洞型肺结核

C.肺结核球   D.局灶型肺结核   E.干酪性肺炎

14.下列哪种类型结核病预后最差

A.浸润型肺结核   B.急性粟粒性肺结核

C.慢性纤维空洞型肺结核   D.慢性粟粒性肺结核   E.干酪性肺炎

15.关于浸润型肺结核病变的叙述,下列哪项是正确的

A.属于非活动性肺结核

B.病灶多位于锁骨下区

C.多为继发性肺结核的起始病变

D.病变多数以增生为主

E.临床症状和体征不明显

16.慢性纤维空洞型肺结核的空洞特点是

A.肺内有薄壁空洞   B.空洞大小一致,形态规则   C.空洞多位于肺下叶

D.肺内有慢性厚壁空洞   E.洞壁内层无结核菌

17.下列哪种类型肺结核病易引起肺硬化

A.慢性粟粒型肺结核   B.慢性纤维空洞型肺结核   C.结核球

D.浸润型肺结核   E.局灶型肺结核

18.渗出性结核性胸膜炎的病变特点是

A.浆液纤维素性炎   B.假膜性炎   C.浆液卡他性炎

D.纤维素化脓性炎   E.黏液性炎

19.肠结核病的好发部位是

A.空肠   B.回肠   C.回盲部

D.升结肠   E.横结肠

20.关于溃疡型肠结核病变的叙述,下列哪项是正确的

A.溃疡呈圆形或椭圆形

B.溃疡长径与肠管长轴垂直

C.溃疡长径与肠管长轴平行

D.右下腹可触及包块

E.溃疡愈合后极少形成肠腔狭窄

21.关于冷脓肿的叙述,下列哪项是正确的

A.骨结核时合并化脓性炎

B.骨结核时引起周围软组织的结核性脓肿

C.化脓性细菌引起组织深部的脓肿

D.无菌性化脓引起的脓肿

E.机体抵抗力低时化脓性细菌引起的脓肿

22.伤寒细胞的特征是

A.细胞核内染色质集中在中央,状如枭眼或毛虫样

B.细胞直径约 $300\mu m$,有多个或几十个核

C.吞噬细菌的中性粒细胞

D.胞质内吞噬有红细胞、淋巴细胞、细胞碎片及伤寒杆菌

E.细胞有多个或十几个核,并吞噬异物

23.伤寒病的病变性质为

A.急性增生性炎   B.慢性增生性炎   C.化脓性炎

D.浆液性炎   E.纤维素性炎

24.伤寒病主要累及

A.呼吸系统   B.泌尿系统   C.单核巨噬细胞系统

D.神经系统   E.消化系统

25.伤寒带菌者细菌常潴留在

A.十二指肠   B.结肠   C.胆囊

D.肝脏   E.脾脏

26.下列哪种疾病可出现横纹肌蜡样变性

A.细菌性痢疾　　　　　　　　B.肠阿米巴病　　　　　　　C.伤寒病

D.钩端螺旋体病　　　　　　　E.流行性出血热

27.伤寒第一次发生的菌血症是指

A.小肠上皮细胞中繁殖的细菌侵入血

B.在肠壁淋巴组织中繁殖的细菌进入血流

C.在骨髓中繁殖的细菌进入血流

D.在胆囊内繁殖的细菌进入血流

E.在肝脾内繁殖的细菌进入血流

28.伤寒患者的肌肉疼痛是由于

A.菌血症　　　　　　　　　　B.伤寒肉芽肿形成　　　　　　C.肌肉乳酸积聚

D.肌肉脂肪变性　　　　　　　E.肌肉凝固性坏死

29.伤寒患者的心肌可发生

A.严重的纤维素样坏死　　　　B.伤寒肉芽肿形成　　　　　　C.严重的玻璃样变性

D.细胞水肿或坏死　　　　　　E.严重的黏液样变性

30.肠伤寒最常见的并发症是

A.肠出血、支气管肺炎、脑炎

B.支气管肺炎、中毒性心肌炎

C.肠出血、肠穿孔

D.中毒性心肌炎、脑炎

E.中毒性心肌炎、肠梗阻

31.细菌性痢疾病变较重的部位是

A.回肠下端　　　　　　　　　B.升结肠　　　　　　　　　　C.降结肠

D.横结肠　　　　　　　　　　E.乙状结肠、直肠

32.细菌性痢疾的病变性质是

A.化脓性炎　　　　　　　　　B.蜂窝织炎　　　　　　　　　C.假膜性炎

D.卡他性炎　　　　　　　　　E.出血性炎

33.急性细菌性痢疾初期结肠病变呈

A.出血性炎　　　　　　　　　B.浆液性炎　　　　　　　　　C.化脓性炎

D.卡他性炎　　　　　　　　　E.假膜性炎

34.中毒性细菌性痢疾最多见于

A.2～7 岁儿童　　　　　　　　B.10～15 岁少年　　　　　　　C.20～30 岁青年

D.30 岁以上壮年人　　　　　　E.老年人

35.中毒性细菌性痢疾最严重的表现是

A.结肠广泛坏死　　　　　　　B.肺水肿　　　　　　　　　　C.肾上腺皮质出血

D.中毒性休克　　　　　　　　E.黏膜卡他性炎

36.中毒性细菌性痢疾的发病机理可能是由于

A.感染了毒力强的志贺痢疾杆菌

B.机体对痢疾杆菌毒素的强烈超敏反应

C.机体免疫功能低下

D.肠道病变过于严重

E.机体免疫功能缺陷

37.肠阿米巴病的病变部位最常发生在

A.回肠下端   B.降结肠   C.盲肠和升结肠

D.乙状结肠和直肠   E.横结肠

38.阿米巴病的病变性质是

A.浆液性炎   B.变质性炎   C.增生性炎

D.出血性炎   E.纤维素性炎

39.肠阿米巴病最常见的并发症是

A.阿米巴性脑脓肿   B.阿米巴性肾脓肿   C.阿米巴性肝脓肿

D.皮肤疖、痈   E.阿米巴性肺脓肿

40.阿米巴痢疾出现肠道溃疡的特点是

A.口小底大的烧瓶状溃疡   B.与肠管长轴平行溃疡   C.与肠管长轴垂直溃疡

D.边缘隆起火山口状溃疡   E.表浅地图状溃疡

41."阿米巴肿"是指

A.阿米巴肝脓肿

B.阿米巴肺脓肿

C.肠壁纤维化变硬、增厚

D.盲肠上皮及肉芽组织过度增生成局限性肿块

E.阿米巴原虫导致的癌

42.引起流行性出血热的病原体是

A.衣原体   B.支原体   C.立克次体

D.螺旋体   E.病毒

43.下列哪种传染病的肾脏损害最严重

A.伤寒   B.流行性出血热   C.流行性乙型脑炎

D.流行性脑脊髓膜炎   E.血吸虫病

44.流行性出血热最基本的病变是

A.毛细血管损伤引起的出血性炎

B.右心房心内膜下弥漫出血

C.脑实质灶性出血、坏死

D.腹膜后疏松组织水肿如胶冻样

E.垂体前叶出血坏死

45.淋病的主要病变是

A.淋巴结肿大　　　　　　B.T 淋巴细胞受损　　　　C.纤维素性炎

D.化脓性炎　　　　　　　E.变质性炎

46.最常见的性传播疾病是

A.梅毒　　　　　　　　　B.尖锐湿疣　　　　　　　C.艾滋病

D.淋病　　　　　　　　　E.性病性肉芽肿

47.尖锐湿疣的病原体为

A.淋球菌　　　　　　　　B.HIV　　　　　　　　　C.HPV

D.螺旋体　　　　　　　　E.立克次体

48.尖锐湿疣的病变为

A.化脓性炎　　　　　　　B.变质性炎　　　　　　　C.增生性病变

D.出血性病变　　　　　　E.玻璃样变性

49.镜下尖锐湿疣的特征性病变

A.表皮角质层增厚　　　　B.角化不全细胞增多　　　C.棘细胞层增厚

D.表皮棘层有凹空细胞　　E.偶见核分裂细胞

50.尖锐湿疣初起时大体呈

A.灰白色扁平隆起　　　　B.灰白色乳头状隆起

C.形如鸡冠尖部的小突起　D.灰白色菜花状　　　　　E.红色扁平隆起

51.梅毒是由下列何种病原体引起的性传播疾病

A.病毒　　　　　　　　　B.真菌　　　　　　　　　C.寄生虫

D.螺旋体　　　　　　　　E.立克次体

52.下列哪种病变仅见于一期梅毒

A.梅毒瘤　　　　　　　　B.梅毒疹　　　　　　　　C.硬腭坏死穿孔

D.硬性下疳　　　　　　　E.脊髓变性

53.梅毒小血管周围炎特点之一是始终具有何种炎细胞

A.中性粒细胞和淋巴细胞　B.嗜酸性粒细胞　　　　　C.浆细胞

D.肥大细胞　　　　　　　E.淋巴细胞

54.镜下树胶样肿不同于结核结节的是

A.无干酪样坏死　　　　　B.无朗汉斯巨细胞

C.坏死程度不如结核彻底　D.有淋巴细胞浸润　　　　E.没有上皮样细胞

55.硬性下疳在光镜下的特点为

A.坏死及肉芽组织

B.闭塞性动脉内膜炎和小血管周围炎

C.异物肉芽肿及血管周围炎

D.树胶样肿及血管炎

E.干酪样坏死

56.第二期梅毒的主要表现是

A.软性下疳　　　　　　　B.颈部淋巴结肿大　　　　C.梅毒疹

D.主动脉炎　　　　　　　E.分叶肝

57.晚期梅毒最常侵犯

A.心血管系统　　　　　　B.消化系统　　　　　　　C.中枢神经系统

D.周围神经系统　　　　　E.骨骼系统

58.HIV 侵犯、破坏的主要 T 淋巴细胞是

A.CD28　　　　　　　　　B.CD27　　　　　　　　　C.CD8

D.CD4$^+$　　　　　　　　E.CD3

59.感染 HIV 后多久可出现免疫功能缺陷

A.1～3 月　　　　　　　　B.1～3 年　　　　　　　　C.4～5 年

D.5～10 年　　　　　　　E.11～15 年

60.HIV 感染者最常见的肺部机会性感染病原体是

A.白假丝酵母菌　　　　　B.弓形虫　　　　　　　　C.新隐球菌

D.卡氏肺孢子菌　　　　　E.鸟型结核菌

61.艾滋病患者最常见的继发肿瘤是

A.骨肉瘤　　　　　　　　B.卡波西肉瘤　　　　　　C.淋巴瘤

D.白血病　　　　　　　　E.肺癌

62.有助于诊断淋巴结内感染 HIV 的标志是

A.淋巴滤泡消失　　　　　B.副皮质区消失　　　　　C.华-芬多核巨细胞

D.上皮样细胞　　　　　　E.朗汉斯巨细胞

63.血吸虫虫卵主要沉着的部位是

A.乙状结肠、直肠、肝脏　 B.回盲部、升结肠、肝脏　 C.乙状结肠、肺脏

D.升结肠、肝脏　　　　　E.肝脏、回肠

64.血吸虫性肝硬化的大体特点是何种肝硬化

A.大结节性　　　　　　　B.小结节性　　　　　　　C.大小结节混合型

D.干线型　　　　　　　　E.不全分隔型

65.血吸虫成虫主要引起

A.肝脏病变　　　　　　　B.肠道病变　　　　　　　C.肺部病变

D.门静脉系统病变　　　　E.脾脏病变

66.患者,女,35 岁,发热(39～40℃)2 周,脉搏 90 次/分,食欲不振,黄腻苔,皮肤有淡红色小斑丘疹,右下腹痛,血中白细胞减少。首先考虑患有

A.阑尾炎　　　　　　　　B.细菌性痢疾　　　　　　C.中毒性菌痢

D.伤寒病　　　　　　　　E.阿米巴痢疾

67.患者,男,35 岁,发热 3 周,3 小时前突然满腹痛。体检全腹压痛、反跳痛、肌紧张,X 线腹透见膈下新月形游离气体,肥达反应(＋),应考虑

A.胃溃疡病　　　　　　　B.溃疡病穿孔　　　　　　C.肠伤寒

D.肠伤寒穿孔　　　　　　　E.伤寒出血

68.患者有畏寒、发热、腹痛、腹泻、脓血便和里急后重,首先应考虑为

　　A.阿米巴痢疾　　　　　　　B.细菌性食物中毒　　　　　C.肠结核

　　D.急性肠炎　　　　　　　　E.细菌性痢疾

69.患儿,男,5岁,高热2天,精神萎靡,面色青灰,四肢厥冷,食欲减退,脉细,尿少,无腹泻,直肠拭子查见黏脓便,镜下有脓细胞及红细胞,血压60/40mmHg。应考虑

　　A.伤寒早期　　　　　　　　B.伤寒肠出血　　　　　　　C.中毒性菌痢

　　D.阿米巴痢疾　　　　　　　E.血吸虫病

70.术中见肝右叶有一直径约6.5cm液化腔,内含红棕色、腥臭黏稠液体,腔壁尚存未液化的残余坏死组织呈破棉絮样。首先考虑

　　A.肝癌出血　　　　　　　　B.肝淤血、坏死　　　　　　　C.细菌性肝脓肿

　　D.阿米巴肝脓肿　　　　　　E.肝内胆管炎

71.镜下皮肤病变中央为凝固性坏死,类似于干酪样坏死,但不如其彻底,尚存弹力纤维;坏死灶周围肉芽肿内富含淋巴细胞及浆细胞,而上皮样细胞及朗汉斯巨细胞较少;并伴有闭塞性小动脉内膜炎及血管周围炎,首先应考虑皮肤

　　A.结核结节　　　　　　　　B.异物肉芽肿　　　　　　　C.局部凝固性坏死

　　D.树胶样肿　　　　　　　　E.风湿皮下小结

72.肝内见病灶中央有3个虫卵,其外层有红色火焰样物质,虫卵外有大量嗜酸性粒细胞,考虑是

　　A.慢性虫卵结节　　　　　　B.坏死虫卵结节　　　　　　C.急性虫卵结节

　　D.血吸虫病伴细菌性肝脓肿　E.肝血吸虫伴结核结节

73.肠壁内病灶中央为破碎卵壳及钙化物,周围为上皮样细胞及异物多核巨细胞,其外为成纤维细胞及淋巴细胞等,考虑是

　　A.结核结节　　　　　　　　B.假结核结节　　　　　　　C.急性虫卵结节

　　D.伤寒小结　　　　　　　　E.异物肉芽肿

74.患者,男,17岁,身体瘦弱。近日咳嗽,乏力,晚间睡觉常出虚汗,胸部X光片检查发现右肺上叶锁骨上、下有絮状阴影,首先应考虑

　　A.大叶性肺炎　　　　　　　B.间质性肺炎　　　　　　　C.干酪性肺炎

　　D.浸润性肺结核　　　　　　E.局灶性肺结核

（二）B型题

　　A.溃疡浅表,形状不规则

　　B.溃疡长轴与肠管长轴平行

　　C.溃疡呈烧瓶状,口小底大

　　D.溃疡长轴与肠管长轴垂直

　　E.溃疡周围黏膜隆起呈火山口状

1.肠伤寒的溃疡特征是

2.阿米巴痢疾的溃疡特征是

3.肠结核的溃疡特征是

    A.变性、坏死　　　　　　　　B.溃疡形成　　　　　　　　C.纤维素渗出

    D.髓样肿胀　　　　　　　　　E.肉芽组织及黏膜上皮增生

4.肠伤寒第一期的病变为

5.肠伤寒第三期的病变为

    A.髓样肿胀期　　　　　　　　B.溃疡期　　　　　　　　　C.坏死期

    D.潜伏期　　　　　　　　　　E.愈合期

6.肠伤寒容易发生穿孔的是

7.肠伤寒的菌血症高峰处于

    A.伤寒病　　　　　　　　　　B.细菌性痢疾　　　　　　　C.阿米巴病

    D.梅毒　　　　　　　　　　　E.钩端螺旋体病

8.全身单核巨噬细胞系统增生性炎见于

9.假膜性炎见于

10.动脉内膜炎和血管周围炎及树胶肿见于

    A.全身细动脉玻璃样变性

    B.全身毛细血管中毒性损伤

    C.全身毛细血管损伤引起的出血性炎

    D.全身小动脉纤维素样坏死

    E.门静脉系统的静脉内膜炎、静脉周围炎

11.血吸虫成虫引起的基本病变

12.流行性出血热的基本病变

    A.马刀胫＋马鞍鼻

    B.梅毒疹＋全身淋巴结肿大

    C.树胶样肿

    D.间质性角膜炎＋神经性耳聋＋楔形小门齿

    E.硬性下疳＋局部淋巴结肿大

13.一期梅毒可见

14.二期梅毒可见

15.三期梅毒可见

    A.回肠末端　　　　　　　　　B.回盲部　　　　　　　　　C.盲肠、升结肠

    D.乙状结肠、直肠　　　　　　E.横结肠

16.肠阿米巴病的病变主要位于

17.肠血吸虫病的病变主要位于

18.肠伤寒病的病变主要位于

(三)X型题

1.经消化道传播的疾病有

  A.淋病　　　　　　　　B.钩端螺旋体病　　　　C.细菌性痢疾

  D.伤寒病　　　　　　　E.流行性脑脊髓膜炎

2.主要经呼吸道传播的疾病有

  A.结核病　　　　　　　B.流行性脑脊髓膜炎　　　C.毛霉菌病

  D.伤寒病　　　　　　　E.隐球菌病

3.艾滋病的传播途径主要有

  A.性接触　　　　　　　B.血道及血制品　　　　　C.胎盘及母乳

  D.口对口接触　　　　　E.食物、握手

4.肠伤寒的并发症常有

  A.肠出血　　　　　　　B.肠穿孔　　　　　　　　C.支气管肺炎

  D.脑炎　　　　　　　　E.中毒性心肌炎

5.能形成伤寒肉芽肿的脏器有

  A.肠系膜淋巴结　　　　B.脾　　　　　　　　　　C.胆囊

  D.肝　　　　　　　　　E.骨髓

6.伤寒病肠道病变分期为

  A.髓样肿胀期　　　　　B.渗出期　　　　　　　　C.坏死期

  D.溃疡期　　　　　　　E.愈合期

7.肠伤寒的临床表现包括

  A.相对缓脉　　　　　　B.皮肤玫瑰疹　　　　　　C.脾大

  D.外周血白细胞增多　　E.高热

8.肠伤寒的主要病变特点是

  A.溃疡为圆或卵圆形

  B.病变主要累及回肠末端淋巴组织

  C.溃疡长轴与肠管长轴垂直

  D.肠壁淋巴组织内可见伤寒小结

  E.严重时溃疡深度可达浆膜层

9.病变性质属假膜性炎的疾病有

  A.风湿性心包炎　　　　B.大叶性肺炎　　　　　　C.肠阿米巴病

  D.细菌性痢疾　　　　　E.咽白喉

10.急性细菌性痢疾的病变特点为

  A.浆液性炎　　　　　　B.变质性炎　　　　　　　C.假膜性炎

  D.病变部位主要在直肠和乙状结肠

  E.肠黏膜可有不规则浅表溃疡

11.急性细菌性痢疾的临床特点包括

A.适当治疗后大多痊愈　　　B.黏液脓血便　　　　　　C.头痛、乏力

D.里急后重　　　　　　　　E.腹痛、腹泻

12.肠阿米巴病时,最易找到阿米巴大滋养体的部位是

A.溃疡底坏死组织　　　　　B.肠壁小静脉内　　　　　C.肠壁肌层内

D.肠壁坏死组织与活组织交界处　　　　　　　　　　　E.肠壁浆膜层

13.阿米巴性肝脓肿的病变特点有

A.内容物为果酱样物质　　　B.脓肿壁呈破絮状外观

C.活检可找到阿米巴滋养体　D.光镜下见大量中性粒细胞

E.长期发热伴肝大

14.流行性出血热的脏器特征性病理变化有

A.垂体前叶出血坏死

B.肝细胞变性,灶状坏死

C.腹膜后胶冻样水肿

D.右心房、右心耳心内膜下弥漫出血

E.肾上腺髓质高度充血、出血

15.流行性出血热的临床病理分期包括

A.发热期　　　　　　　　　B.低血压休克期　　　　　C.少尿期

D.多尿期　　　　　　　　　E.恢复期

16.AIDS 的病变特征有

A.破坏 CD_4^+T 淋巴细胞　　B.抗感染功能下降　　　　C.免疫监视功能障碍

D.继发机会感染　　　　　　E.继发卡波西肉瘤

17.艾滋病的机会性感染病原体包括

A.病毒　　　　　　　　　　B.细菌　　　　　　　　　C.真菌

D.原虫　　　　　　　　　　E.弓形虫

18.梅毒性树胶样肿内常出现

A.凝固性坏死　　　　　　　B.朗汉斯巨细胞　　　　　C.上皮样细胞

D.浆细胞　　　　　　　　　E.钙盐

19.关于第二期梅毒的叙述正确的是

A.有梅毒疹　　　　　　　　B.全身淋巴结肿大

C.淋巴细胞和浆细胞浸润和血管炎

D.梅毒血清反应阳性　　　　E.常伴有心血管、中枢神经的破坏性病变

20.胎儿及新生儿先天性梅毒的病变包括

A.皮肤和黏膜的广泛大疱和剥脱性皮炎

B.皮肤黏膜梅毒疹

C.肺弥漫性纤维化

D.骨软骨炎及马刀胫、马鞍鼻

E.面部皮肤广泛树胶样肿致面部畸形

21.主要发生在直肠和乙状结肠的病变有

    A.血吸虫病　　　　　　　　B.结肠癌　　　　　　　　C.肠结核病

    D.细菌性痢疾　　　　　　　E.阿米巴痢疾

22.日本血吸虫会引起下列哪些病变

    A.嗜酸性脓肿　　　　　　　B.假结核结节　　　　　　C.尾蚴性皮炎

    D.潜行性溃疡　　　　　　　E.静脉内膜炎及静脉周围炎

23.血吸虫病之假结核结节的组成是

    A.上皮样细胞　　　　　　　B.异物巨细胞　　　　　　C.干酪样坏死

    D.钙化虫卵　　　　　　　　E.少量淋巴细胞

24.血吸虫性急性虫卵结节发展为慢性虫卵结节的过程中,下列正确的是

    A.虫卵周围坏死组织被吸收

    B.虫卵周围可见异物巨细胞

    C.嗜酸性粒细胞增多

    D.上皮样细胞增多　　　　　E.虫卵内毛蚴死亡、钙化

25.关于血吸虫病的肝脏硬变,下列哪些是错误的

    A.汇管区纤维化明显

    B.肝切面呈特征性干线型肝硬化

    C.肝内形成假小叶

    D.与肝癌发生关系密切

    E.门静脉高压出现早而严重

26.尖锐湿疣的病变特点包括

    A.好发于外生殖器

    B.偶见于乳房、腋窝

    C.表皮棘层内有凹空细胞

    D.主要为良性增生性疣状病变

    E.有可能癌变

27.干酪样坏死的病变特点为

    A.色淡黄

    B.质地均匀细腻

    C.光镜下为红染的无结构颗粒状物

    D.坏死不彻底

    E.含较多脂质

28.结核结节中上皮样细胞来源于

    A.局部浸润的淋巴细胞

    B.局部增生的浆细胞

C.组织中的单核巨噬细胞

D.血液中渗出的单核细胞

E.局部增生的上皮细胞

29.原发性肺结核病的病变特征包括

A.粟粒性肺结核　　　　　　B.肺原发病灶　　　　　　C.肺内结核性淋巴管炎

D.肺门淋巴结结核　　　　　E.结核性胸膜炎

30.慢性纤维空洞型肺结核洞壁组成有

A.增生的纤维组织　　　　　B.结核性肉芽组织　　　　C.干酪样坏死物质

D.残存的梁柱状组织　　　　E.大量钙盐

31.关于结核病的正确叙述有

A.继发性肺结核早期病变多位于肺尖部

B.开放性肺结核是本病的传染源

C.肠结核溃疡愈合时可引起肠腔狭窄

D.男性生殖系统以附睾结核多见

E.骨结核以脊椎结核最常见

32.溃疡型肠结核的病变特点为

A.溃疡长轴与肠管长轴垂直

B.受累肠浆膜可有结核结节形成

C.溃疡愈合后可引起肠腔狭窄

D.常可导致肠黏膜息肉

E.常可引起结肠癌

33.慢性纤维空洞型肺结核可引起

A.肺硬化　　　　　　　　　B.肺源性心脏病　　　　　C.肠结核

D.气胸和脓气胸　　　　　　E.大咯血

34.结核病转向愈合的形态表现是

A.吸收消散　　　　　　　　B.纤维包裹　　　　　　　C.钙化

D.纤维化　　　　　　　　　E.干酪样坏死液化

二、非选择题

(一)名词解释

1.伤寒细胞　2.伤寒肉芽肿　3.中毒性菌痢　4.肠外阿米巴病　5.闭塞性动脉内膜炎
6.树胶样肿　7.硬性下疳　8.梅毒疹　9.早发性先天梅毒　10.机会性感染　11.卡波西
(Kaposi)肉瘤　12.嗜酸性脓肿　13.假结核结节　14.结核结节　15.肺原发综合征
16.结核瘤　17.冷脓肿　18.继发性肺结核病　19.浸润型肺结核

(二)填空题

1.伤寒病主要病变累及　①　系统,其中以　②　的病变最为显著。

2.伤寒的主要临床表现有___①___、___②___、___③___、___④___、___⑤___和___⑥___。

3.肠伤寒常分___①___、___②___、___③___和___④___四期。

4.伤寒病的溃疡期常见并发症为___①___和___②___。

5.细菌性痢疾的主要临床表现有___①___、___②___、___③___和___④___。

6.阿米巴痢疾的主要病变是___①___部位的___②___炎,形成___③___溃疡。

7.肠外阿米巴病常侵犯___①___、___②___、___③___,尤以___④___常见。

8.阿米巴肝脓肿是由于___①___从肠壁病灶进入小静脉,经___②___入肝,往往在肝___③___形成脓肿。

9.流行性出血热的基本病变是___①___引起的___②___。

10.诊断流行性出血热的特征性病变是:___①___、___②___、___③___等多脏器同时出血。

11.尖锐湿疣的病变主要位于___①___,形成___②___病变。

12.尖锐湿疣是仅次于___①___的第二常见的性病。

13.梅毒的基本病变是___①___及___②___,晚期出现的特征性病变为___③___。

14.梅毒的临床表现复杂多样,可出现___①___、___②___、___③___等典型症状,也可潜伏多年甚至终身___④___。

15.梅毒的小血管周围炎症指___①___、___②___和___③___等的围管性浸润。

16.后天梅毒分___①___期:早期梅毒指___②___期,传染性___③___;晚期梅毒指___④___期,传染性___⑤___,又称___⑥___。

17.胫骨和鼻骨的梅毒病变常导致形成___①___和___②___。

18.AIDS的病变特点为HIV侵犯、破坏___①___细胞,使___②___严重缺陷;临床主要表现为___③___,伴发___④___。

19.AIDS的常见继发肿瘤有___①___、___②___等。

20.血吸虫病的病变包括由___①___、___②___、___③___及___④___引起的多种组织损伤,其中以___⑤___引起___⑥___、___⑦___及___⑧___等脏器的病变最为重要。

21.由于血吸虫的成虫主要寄生于___①___,其代谢、分泌产物或死亡虫体主要引起___②___、___③___、___④___等。

22.由于血吸虫虫卵主要沉积在___①___,其周围大量纤维结缔组织增生导致血吸虫肝硬化,其大体特征为肝切面纤维组织增生呈___②___型(状),镜下无___③___形成,引起窦___④___门静脉高压。

23.结核病渗出为主的病变见于___①___或___②___、___③___或___④___时,病变表现为___⑤___。

24.结核病的特征性病变是___①___,由___②___、___③___、___④___和___⑤___构成的。

25.原发性肺结核病的特征性病变是___①___,它由___②___、___③___和___④___三者构成,X线呈___⑤___阴影。

26.继发性肺结核病又称___①___。其感染来源有___②___和___③___两种。

27.干酪样肺炎镜下肺泡腔内有___①___,内含以___②___为主的炎细胞,并可见广泛

红染无结构的　__③__。

28.慢性纤维空洞型肺结核镜下空洞壁由三层结构组成,即__①__、__②__及__③__。

29.渗出性胸膜炎病变为__①__,如渗出物中有较多__②__,则易引起胸膜的__③__。

(三)问答题

1.根据病理变化,解释细菌性痢疾的主要临床表现。

2.简要说明细菌性痢疾的病变部位及病变特点。

3.为什么阿米巴痢疾常无"里急后重"症状,粪便呈"果酱样"?

4.为什么阿米巴肝脓肿以右叶多见?

5.简述尖锐湿疣的肉眼观及镜下病变特点。

6.简述梅毒的病因、传播途径。

7.简述后天性一期梅毒的病变特点。

8.简述后天性二期梅毒的病变特点。

9.简述伤寒病肠道病变分期及特点。

10.根据病变特点,解释伤寒的主要临床表现。

11.列表区别细菌性痢疾和阿米巴痢疾。

12.试述梅毒的基本病变。

13.梅毒树胶肿与结核结节有何不同?

14.简要说明 AIDS 的主要病变及临床表现。

15.简要说明血吸虫病的肠道病变及后果。

16.试述血吸虫性肝硬化与门脉性肝硬化的区别。

17.比较不同肠道疾病的溃疡特点。

18.列表说明原发性肺结核与继发性肺结核的区别。

19.结核结节中的巨噬细胞形态有何特点?

20.原发性肺结核播散途径有哪些?

21.继发性肺结核有哪些类型?

22.试述结核病基本病变及形成条件。

(四)病案分析题

1.患者,男,52岁,农民。2小时前因呕血急症入院。入院前2天患者自觉头晕,并发现排出粪便呈黑色,未加注意;入院当日中午突然呕血,量多,面色苍白。入院体检:心率112次/分,血压 60/30 mmHg,胸部未见异常,腹部肝未触及,脾肋缘下触及少许,无移动性浊音,四肢凉。实验室检查:WBC $3.5×10^9$/L,RBC $2.7×10^{12}$/L,Hb 78g/L,A 5.5%,A/G 1:1。乙肝病毒化验两对半检查(一)。患者年轻时喜欢捕鱼,1962年曾因"肝大"住院接受"锑剂"治疗。请根据病史作临床病理学诊断,并说明主要诊断依据。

2.患者,男,6岁,一个月来反复发热,食欲减退,盗汗。近1周出现头痛,喷射性呕吐,嗜睡,阵发性强直性抽搐。实验室检查:WBC $13×10^9$/L,中性粒细胞 12%,淋巴细胞70%,单核细胞 17%,嗜碱性粒细胞 1%;血沉 48mm/h。T40.2℃。住院15天,治疗无效,病情恶化,呼吸困难,抢救无效死亡。尸体检查:右肺上叶下部有一灰白色病灶,并与下叶肺膜粘连,切面病灶大小为 $2.5cm\times3cm$,肺门处可见一灰白色病灶,全为干酪样坏死的灰白色粟粒大小的病灶。肝脾均可见粟粒样结核结节。脑膜有多量散在的粟粒结节,脑回增宽,脑沟变浅,脚间池、桥脑池等处的蛛网膜下腔内有大量灰黄色胶冻样液体。镜下:见脑膜普遍充血水肿,有多量结核结节,并有大量淋巴细胞等炎细胞浸润。试讨论患儿死前作何诊断? 其依据是什么?

参考答案

一、选择题

(一)A 型题

1.D　2.C　3.D　4.B　5.D　6.A　7.B　8.C　9.C
10.B　11.A　12.C　13.A　14.E　15.B　16.D　17.B　18.A
19.C　20.B　21.B　22.D　23.A　24.C　25.C　26.C　27.B
28.E　29.D　30.C　31.E　32.C　33.D　34.E　35.D　36.B
37.C　38.B　39.C　40.A　41.D　42.E　43.B　44.A　45.D
46.D　47.C　48.C　49.C　50.C　51.D　52.D　53.C　54.C
55.B　56.C　57.A　58.D　59.D　60.D　61.B　62.C　63.A
64.D　65.D　66.D　67.D　68.E　69.C　70.D　71.D　72.C
73.B　74.D

(二)B 型题

1.B　2.C　3.D　4.D　5.B　6.B　7.A　8.A　9.B
10.D　11.E　12.C　13.E　14.B　15.C　16.C　17.D　18.A

(三)X 型题

1.BCD　2.ABCE　3.ABC　4.ABCE　5.ABDE　6.ACDE
7.ABCE　8.ABDE　9.DE　10.CDE　11.ABCDE　12.BD
13.ABCE　14.ACDE　15.ABCDE　16.ABCDE　17.ABCDE　18.ABCD
19.ABCD　20.ABCD　21.ABD　22.ABCE　23.ABDE　24.ABDE
25.CD　26.ABCDE　27.ABCE　28.CD　29.BCD　30.ABCD
31.ABCDE　32.ABC　33.ABCDE　34.ABCD

二、非选择题

(一)名词解释

1.伤寒病时增生的巨噬细胞胞浆内吞噬有红细胞、淋巴细胞、细胞碎屑及伤寒杆菌,称为伤寒细胞。

2.镜下许多伤寒细胞常聚集成堆,形成境界清楚的小结节状病灶,称为伤寒肉芽肿。

3.中毒性菌痢常由毒力较低的痢疾杆菌引起,是发病快,全身中毒症状明显,常伴发中毒性休克或呼吸衰竭,表现为高热、惊厥、昏迷而肠道症状不明显的儿童型菌痢。

4.肠外阿米巴病常为肠阿米巴病的并发症,主要侵犯肝、肺、脑,常形成阿米巴性脓肿。少数累及脑膜、皮肤或泌尿系统。

5.闭塞性动脉内膜炎表现为小动脉内皮细胞及纤维细胞增生,使管壁增厚、管腔狭窄或闭塞,见于各期梅毒。

6.树胶样肿是梅毒的一种特征性病变,又称梅毒瘤,其质韧而有弹性,似树胶。镜下似结核结节,中央为凝固性坏死,但坏死不彻底,坏死灶周围有少量上皮样细胞和朗汉斯巨细胞,淋巴细胞和浆细胞较多,并伴有闭塞性动脉内膜炎及血管周围炎。

7.外生殖器出现单个、圆形或椭圆形的硬结、糜烂或溃疡病变,其直径约1cm,色如牛肉或呈红铜色,边缘隆起,触之无痛、硬实,称硬性下疳,见于一期梅毒。

8.梅毒疹是螺旋体大量入血而产生的免疫复合物沉积引起全身皮肤、黏膜病变,常表现为口腔黏膜、掌心、足心处斑疹或丘疹,以及阴茎、肛周的扁平湿疣。

9.早发性先天梅毒指在胎儿或2岁内婴幼儿期发病的先天性梅毒,可引起早产、死胎或晚期流产。

10.机会性感染指继发多种在正常人体不致病的病原体感染,是艾滋病的特征之一。

11.卡波西肉瘤是一种极少见的血管增生性病变,来源于内皮细胞。约30%的AIDS患者常继发皮肤、胃、肝等部位的这种肉瘤。

12.血吸虫病急性虫卵结节的病灶中央有数个成熟虫卵,其表面可见嗜酸性火焰状物质,其周围是一片无结构的颗粒状坏死物和大量嗜酸性粒细胞浸润。由于其结构类似脓肿,故称为嗜酸性脓肿。

13.血吸虫病慢性虫卵结节时,虫卵内毛蚴死亡分解,虫卵破裂或钙化,虫卵周围巨噬细胞增生,衍变为上皮样细胞、异物多核巨细胞,其外周伴有成纤维细胞和淋巴细胞增生,从而构成结核结节样的结构,称为假结核结节。

14.结核结节是结核病以增生为主的特征性病变,是由上皮样细胞、朗汉斯巨细胞以及外周聚集的淋巴细胞和成纤维细胞构成的特异性肉芽肿。典型的结核结节中央常出现干酪样坏死。

15.肺原发综合征是指初次受结核杆菌感染后所发生的肺结核病,由肺部原发病灶、结核性淋巴管炎和肺门淋巴结结核三者构成,X线呈哑铃状阴影。

16.结核瘤即结核球,是一种境界分明的孤立球形的纤维包裹性干酪样坏死灶,直径2~5cm,多为单个,常位于肺上叶。

17.骨结核病变部位出现大量干酪样坏死,骨质破坏形成死骨,周围软组织发生干酪样坏死和坏死液化形成结核性脓肿,由于局部无红、肿、热、痛,故称为冷脓肿,又称为寒性脓肿。

18.再次感染结核杆菌,多见于成年人,病变多从肺尖开始。病灶容易发生干酪样坏死,坏死灶周围增生性病变明显,经支气管播散,病程长,病变表现多样,可为新旧不一的病灶交叉出现。

19.浸润型肺结核是临床上最常见的类型,多由局灶型肺结核发展而来,病变以渗出为主,中央有干酪样坏死,伴病灶周围炎症,患者常有低热、疲乏、盗汗和咯血等症状。

(二)填空题

1.①全身单核巨噬细胞　②回肠末端淋巴组织

2.①持续高热　②相对缓脉　③肝脾肿大　④皮肤玫瑰疹　⑤外周血白细胞减少⑥腹痛

3.①髓样肿胀期　②坏死期　③溃疡期　④愈合期

4.①肠穿孔　②肠出血

5.①腹痛　②腹泻　③里急后重　④黏液脓血便

6.①盲肠及升结肠　②以坏死为主的变质性　③口小底大的烧瓶状

7.①肝　②肺　③脑　④阿米巴肝脓肿

8.①阿米巴滋养体　②门静脉　③右叶

9.①全身毛细血管中毒性损伤　②出血及循环障碍

10.①肾脏和肾上腺髓质　②脑垂体前叶　③右侧心房心耳内膜下

11.①外生殖器　②良性增生性疣状

12.①淋病

13.①闭塞性动脉内膜炎　②小血管周围炎　③树胶样肿

14.①硬性下疳　②皮疹　③主动脉炎及主动脉瘤　④无表现

15.①单核细胞　②淋巴细胞　③浆细胞

16.①三　②一、二　③强　④三　⑤弱　⑥内脏梅毒

17.①马刀胫　②马鞍鼻

18.①CD_4^+T　②免疫功能　③机会性感染　④恶性肿瘤

19.①卡波西肉瘤　②淋巴瘤

20.①尾蚴　②童虫　③成虫　④虫卵　⑤虫卵沉积　⑥肠　⑦肝　⑧脾

21.①门静脉系统　②静脉内膜炎　③静脉周围炎　④血栓形成或栓塞

22.①汇管区门静脉分支　②干线或树枝　③假小叶　④前性

23.①病变早期　②机体免疫力低下　③细菌数量多、毒力强　④变态反应较强⑤浆液纤维素性炎

24.①结核结节　②上皮样细胞　③朗汉斯巨细胞　④淋巴细胞　⑤成纤维细胞

25.①原发综合征　②肺部原发病灶　③结核性淋巴管炎　④肺门淋巴结结核⑤哑铃状

26.①成人型肺结核病　②外源性再感染　③内源性再感染

27.①浆液纤维素性渗出物　②巨噬细胞　③干酪样坏死

28.①内层为干酪样坏死物　②中层为结核性肉芽组织　③外层为纤维结缔组织

29.①浆液纤维素性炎 ②纤维素 ③粘连

(三)问答题

1.主要临床表现为腹痛、腹泻、里急后重、黏液脓血便。腹痛是由于炎症介质刺激使肠管平滑肌痉挛、肠蠕动加强所致;腹泻是肠蠕动加强后影响肠腔内水分吸收的结果;直肠壁内神经末梢及肛门括约肌受炎症刺激导致里急后重和排便次数增多;早期黏液便是急性卡他性炎黏液分泌亢进之故;当黏膜上皮变性坏死、假膜溶解脱落伴出血时排出脓血便。

2.病变主要侵犯结肠,特别是乙状结肠和直肠,病变自下而上逐渐变轻,严重者可波及大肠全部和回肠下段。病变初期多以卡他性炎开始,由卡他性炎症阶段过渡到假膜性炎症阶段。此时,黏膜有大量纤维素及脓性渗出物,黏膜上皮亦发生坏死。坏死的上皮细胞与纤维素、白细胞和细菌凝结成一层假膜,假膜脱落后局部可形成表浅、形状不一的溃疡,最后溃疡经修复而愈合。

3.病变主要位于盲肠、升结肠,其次位于乙状结肠和直肠。由于炎症反应轻,对肛门刺激作用小,故里急后重症状少见;肠黏膜组织坏死、液化及血管被腐蚀出血,使坏死物与血液混合成腥臭、果酱样脓血便。

4.肠阿米巴病好发部位为盲肠和升结肠,是由于肠道内的滋养体进入血液,由肠系膜上静脉流入门静脉后,大部分进入肝右叶所致。

5.①肉眼观:病变初起为小而尖的突起,如鸡冠的尖部,逐渐扩大,表面凹凸不平;呈疣状颗粒,有时融合成鸡冠或菜花状,色淡红或暗红,质软。顶端可有感染、溃烂,触之易出血。②光镜下:表皮角质层轻度增厚,几乎全为角化不全细胞;棘层肥厚,出现有诊断意义的凹空细胞。真皮层可见毛细血管及淋巴管扩张,大量慢性炎细胞浸润。

6.病因为梅毒螺旋体,其运动能力强,能迅速穿过黏膜或受损皮肤而引起感染。①后天性梅毒主要通过密切性接触传染;少数可因输血、接吻、手术或间接通过被螺旋体污染的衣物、浴具等传染。②先天性梅毒又称胎传梅毒,是因为患梅毒的孕妇血液中的梅毒螺旋体通过胎盘进入胎儿所引起。

7.一期梅毒的特点是形成硬性下疳。下疳多为圆形,直径为1～2cm,边缘隆起,稍硬有弹性,与周围正常皮肤黏膜分界清楚。下疳内有大量梅毒螺旋体,故传染性极强;下疳多为一个,常发生于阴茎龟头、阴唇和子宫颈,亦可见于唇、舌、口腔、手指及肛周。

8.二期梅毒的特点是形成全身皮肤、黏膜的梅毒疹和全身淋巴结肿大。梅毒疹可呈丘疹、斑疹和脓疱疹等多种形式。梅毒疹呈对称状性,分布广泛而稠密,不痛不痒。在肛周、会阴、外阴等处的梅毒疹则常融合为暗红色突起的平坦斑块,柔软湿润,称为扁平湿疣。

9.伤寒病肠道病变以回肠下段的集合淋巴小结和孤立淋巴小结的病变最为明显,按病变发展过程可分为四期,每期约1周。①髓样肿胀期:淋巴小结肿胀,凸出于黏膜表面,状如脑回样隆起。②坏死期:淋巴组织及其表面的黏膜发生坏死。③溃疡形成期:坏死组织崩解脱落,形成溃疡,其长轴与肠管长轴平行。④愈合期:肉芽组织将溃疡填平,溃疡边缘的黏膜上皮再生而使溃疡完全愈合。

10.伤寒的主要临床表现有持续高热、相对缓脉、肝脾肿大、皮肤玫瑰疹、外周血白细胞减少及腹痛等,重者并发肠穿孔、出血。高热是由于伤寒发病过程中出现败血症引起;相对缓脉是由于伤寒杆菌毒素使心肌细胞水肿或坏死,重者可引起中毒性心肌炎或导致迷走神经兴奋性增强;肝、脾因伤寒杆菌引起巨噬细胞弥漫增生而肿大;皮肤玫瑰疹是因菌血症时细菌栓塞,导致局部出现淡红色小斑丘疹;外周血中性粒细胞减少是因伤寒杆菌侵犯骨髓后使巨噬细胞增生、压迫及伤寒杆菌的毒素作用所致;肠伤寒溃疡期病变严重时,溃疡深达肌层及浆膜层,甚至引起肠壁穿孔,如腐蚀血管则可引起出血;肠壁坏死及溃疡形成等炎症反应可引起腹痛。

11.两种痢疾的比较见表 13-1。

表 13-1　细菌性痢疾与阿米巴痢疾的比较

	细菌性痢疾	阿米巴痢疾
病原体	痢疾杆菌	溶组织阿米巴原虫
病理变化	病变部位以乙状结肠、直肠为主,为假膜性炎。溃疡浅表,大小不等,呈地图状,溃疡间黏膜有弥漫性炎	病变部位以盲肠、升结肠为主,为变质性炎。溃疡较深呈烧瓶状,严重时溃疡底部相互沟通呈隧道样,溃疡间黏膜基本正常,炎症反应轻
临床表现	毒血症显著,多有发热、腹痛、腹泻,里急后重显著,腹部压痛以左侧为主	无毒血症,不发热或有低热,腹痛、腹泻较轻,里急后重不明显,腹部压痛较轻且多在右侧
粪便检查	量少,呈黏液脓血便,镜检见大量脓细胞杂有红细胞,培养示痢疾杆菌阳性	量多,呈暗红色果酱样,有腥臭,镜检见大量红细胞而白细胞少,可找到阿米巴原虫
血白细胞	总数及中性粒细胞显著增多	一般不增加
并发症	少见	常并发阿米巴肝脓肿

12.①血管炎和小血管周围炎:即病灶内小动脉内皮细胞肿胀增生,成纤维细胞呈同心性增生,并有淋巴细胞浸润致血管壁增厚,管腔狭窄,有时甚至闭塞,成为闭塞性动脉内膜炎。小血管周围有淋巴细胞、单核巨噬细胞和多量浆细胞浸润,这种病变可见于各期梅毒。②树胶样肿:是梅毒的一种特殊性肉芽肿,又称梅毒瘤。其质韧而有弹性,似树胶,故称树胶肿。镜下结构似结核结节,中央为凝固性坏死,但不彻底;坏死灶周围有少量上皮样细胞和朗汉斯巨细胞,淋巴细胞和浆细胞较多,并伴有闭塞性动脉内膜炎和血管周围炎。

13.两者均为肉芽肿性炎。①肉眼观:树胶肿为灰白色,韧而有弹性,如同树胶,大者数厘米,小者仅在镜下可见;三四个结核结节融合成较大时肉眼才能见到,特点为粟粒大小,灰白色,半透明,境界分明,结节内有明显干酪样坏死时略带黄色。②光镜下:树胶肿颇似结核结节,但干酪样坏死没有结核彻底,尚可见血管轮廓;上皮样细胞与朗汉斯巨细胞较少,淋巴细胞和浆细胞较多,伴有闭塞性动脉内膜炎及血管周围炎;树胶肿易发生纤维化及瘢痕形成,瘢痕收缩使器官变形;很少发生钙化。这些都是与结核结节的重要区别点。

14.①淋巴组织继发感染病变:早期全身浅表淋巴结肿大,其质地柔韧,无压痛,不粘连,直径在 1cm 以上,以胸锁乳突肌后缘淋巴结肿大最多见。光镜下:淋巴结为反应性增生,淋巴滤泡明显增生,生发中心活跃,副皮质区 CD_4^+T 细胞逐渐减少而浆细胞增多,有时滤泡间区可见华-芬多核巨细胞。随后滤泡外层淋巴细胞减少或消失,伴小血管增生,网状带破坏并逐渐消失,滤泡界限不清。晚期淋巴结内 T、B 淋巴细胞几乎消失殆尽,无淋巴滤泡和副皮质区之分。在淋巴细胞消失区常由巨噬细胞、浆细胞替代,并伴纤维组织增生及玻璃样变性。胸腺、脾脏及消化道的淋巴细胞也减少,组织逐渐萎缩。②混合性机会感染是本病的特征之一。机会性致病源范围广,包括原虫、真菌、细菌、病毒等,可引起多重混合性感染。病变累及中枢神经、呼吸、消化等多器官系统,感染部位因免疫缺陷而炎症反应轻微不典型。③继发肿瘤:如卡波西肉瘤,这是一种极少见的血管增生性病变,约有 1/3 的 AIDS 患者继发皮肤、口腔及胃黏膜、肝等部位的卡波西肉瘤。非霍奇金淋巴瘤在 AIDS 患者中有较高发病率。

15.虫卵主要沉积在直肠、乙状结肠和降结肠。①肉眼观:早期肠黏膜充血、水肿,散布直径为 0.5～1mm 的灰黄或黄白色结节,有时黏膜坏死脱落形成浅表溃疡;晚期因虫卵反复沉积,不断出现溃疡、纤维化,使肠壁增厚、变硬或息肉状增生,重者肠腔狭窄与梗阻。②光镜下:肠壁内可见急、慢性虫卵结节;晚期有不同程度的纤维化及瘢痕形成,肠黏膜可萎缩或增生形成息肉。③溃疡形成时,虫卵可随坏死物脱落入肠腔,粪便中可查见虫卵。急性期患者可表现为血吸虫病痢疾症状如腹痛、腹泻和脓血便;慢性患者结肠可有梗阻症状或并发息肉等,甚至可癌变。

16.两种肝硬化的比较见表 13-2。

表 13-2　血吸虫性肝硬化与门脉性肝硬化的比较

	血吸虫性肝硬化	门脉性肝硬化
肝表面	沟纹状隆起或呈粗大结节	细小结节
纤维化部位	汇管区门静脉分支周围明显	随坏死分隔肝小叶
门脉高压属性	窦前性,门脉高压出现早	窦后性,门脉高压出现稍晚
假小叶	常无	多见
肝细胞变性坏死	少	多见

17.不同肠道疾病溃疡特点比较见表 13-3。

表 13-3　五种肠道疾病溃疡特点的比较

病名	溃疡部位	溃疡特点
肠伤寒	回肠末端淋巴组织	圆或卵圆形,长轴与肠管长轴平行
肠结核	多数位于回盲部,其次为升结肠	不规则半环状,长轴与肠管长轴垂直
菌痢	主要位于乙状结肠与直肠	不规则地图状,多较表浅
肠阿米巴病	主要位于盲肠、升结肠,其次为乙状结肠、直肠	口小底大烧瓶状
肠血吸虫病	全结肠,尤以乙状结肠、直肠、降结肠明显	浅表不规则小溃疡

18.两种肺结核病的比较见表 13-4。

表 13-4　两种肺结核病的比较

	原发性肺结核病	继发性肺结核病
结核杆菌感染	初次	再次
发病人群	儿童	成人
对结核杆菌的免疫力或过敏性	先无,病程中产生	有
病理特征	原发综合征	病变多样,新旧病灶并存,较局限
起始病灶	上叶下部或下叶上部近胸膜处	肺尖部
主要播散途径	多为淋巴道或血道	多为支气管
病程	短,大多自愈	长,波动性,大多需治疗

19.结核结节中的巨噬细胞可有两种形态:①上皮样细胞,由活化的巨噬细胞吞噬和杀灭结核杆菌后在菌体破坏释放出的磷脂作用下转变而成。其形态特点为体积大,呈梭形或多角形,胞浆丰富,淡伊红染,境界不清,细胞间常以胞浆突起互相连缀;核圆形或卵圆形,染色质少,空泡状,有 1~2 个核仁。②朗汉斯巨细胞,由多个上皮样细胞互相融合,或由 1 个上皮样细胞核分裂而胞质不分裂形成。其形态特点为:体积很大,直径可达 $300\mu m$,胞浆丰富,胞浆突起常和上皮样细胞胞浆突起相连接,核呈空泡状,核数量多可由几个到十几个不等,核排列在胞浆的周边部,呈花环状、马蹄形或密集在胞体的一端。

20.原发性肺结核的播散途径有:①经血道播散:肺内或淋巴结内的干酪样坏死灶可侵蚀血管壁,结核杆菌直接进入血液或经淋巴管由胸导管入血,引起血行播散性结核病。②经淋巴道播散:肺门淋巴结病灶内的结核杆菌可沿淋巴管到达支气管分叉处、气管旁、纵隔及锁骨上、下淋巴结,也可逆流至腹膜后、腋下和腹股沟淋巴结。③经支气管播散:较少见。含菌的干酪样坏死物可沿支气管排出形成空洞,也可沿支气管向同侧或对侧肺叶播散引起干酪样肺炎。

21.继发性肺结核根据病变特点和临床经过,可分为以下几种类型:局灶型肺结核、浸润型肺结核、干酪样肺炎、慢性纤维空洞型肺结核、结核球及结核性胸膜炎。

22.①渗出为主的病变,好发于肺、浆膜、滑膜及脑膜等处,表现为浆液性或浆液纤维素性炎。形成的条件为机体免疫力低下或病变早期,侵入细菌数量多、毒力强或变态反应强。②增生为主的病变,特点是形成结核病特征病变结核结节。形成的条件为机体抵抗力较强,细菌数量较少、毒力较低。③变质为主的病变,特点是发生干酪样坏死。形成的条件为机体抵抗力低,变态反应强烈,侵入细菌数量大,毒力强。

(四)病案分析题

1.考虑为血吸虫病引起肝硬化,继发上消化道出血,导致休克。诊断依据:过去有肝病史及锑剂治疗史,考虑有血吸虫感染;有肝硬化、门静脉高压的临床表现;根据化验支持肝硬化的诊断,并可排除乙肝病毒感染引起的门脉性肝硬化;脾大并伴脾功能亢进也是门静脉高压表现。

2.①肺原发综合征。依据是患儿 6 岁；有发热、食欲减退、盗汗等中毒症状；实验室检查白细胞总数增高，分类淋巴细胞增高，血沉加快；尸体检查肺有原发综合征病变。②全身粟粒性结核病。尸体检查肺、脾、肝、脑膜上均有粟粒大小结节。③结核性脑膜炎。患者有头痛、喷射性呕吐、颈项强直等颅内压增高和脑膜刺激症状。尸体检查见有脑膜结核结节，蛛网膜下腔、室管膜上均见结核性炎性渗出物和坏死物。

第十四章　疾病概论 ▷▷▷▷

一、选择题

(一)A 型题

1.疾病的本质是指机体

　　A.结构、功能、代谢异常　　　B.心理状态不良　　　　C.出现各种症状和体征

　　D.社会适应能力差　　　　　　E.稳态破坏而发生的异常生命活动

2.疾病时,机体发生功能代谢和形态结构的变化是

　　A.损伤性变化表现　　　　　B.抗损伤性变化表现　　　C.损伤和抗损伤性变化表现

　　D.所有疾病的临床表现　　　E.疾病早期的临床表现

3.病因是指

　　A.引起疾病并决定该疾病特异性的特定因素

　　B.影响疾病发生的因素

　　C.促进疾病发生的因素

　　D.作用于机体并促进疾病发生的因素

　　E.与疾病无一定因果关系的因素

4.条件是指

　　A.在病因作用下能影响疾病发生发展的因素

　　B.能决定疾病特异性的特定因素

　　C.与疾病有因果关系的因素

　　D.引起疾病必不可少的因素

　　E.引起疾病的外界因素

5.诱因是指

　　A.能决定疾病特异性的特定因素

　　B.与疾病有因果关系的因素

　　C.引起疾病必不可少的因素

　　D.加强病因作用并促进疾病发生的因素

　　E.与疾病有因果关系的因素

6.病因引起疾病发生的神经机制不包括

　　A.通过神经反射引起器官的病变

B.直接损伤神经组织而致病

C.通过神经递质引起组织损伤

D.导致大脑皮质功能紊乱而致病

E.导致大脑皮质下功能紊乱而致病

7.病因引起疾病发生的细胞机制不包括

A.直接无选择地损伤细胞　　　　　　　　B.直接有选择地损伤细胞

C.引起细胞器功能障碍　　　　　　　　　D.引起细胞膜功能障碍

E.使细胞 DNA 遗传物质改变

8.脑死亡的主要指征不包括

A.自主呼吸停止　　　　　　B.心跳停止　　　　　　C.脑干反射消失

D.脑电波消失　　　　　　　E.脑血管灌流停止

（二）B 型题

A.损伤与抗损伤性变化

B.稳态破坏而发生的异常生命活动

C.发展极慢或相对稳定的局部病变

D.躯体上、精神上和社会上的完好状态

E.不同疾病中共有的规律性的功能代谢和形态结构变化

1.病理过程是指

2.病理状态是指

A.先天愚型　　　　　　　B.先天性梅毒　　　　　　C.支气管哮喘

D.小儿佝偻病　　　　　　E.精神分裂症

3.属免疫性疾病的是

4.属先天性疾病的是

5.属遗传性疾病的是

A.红斑狼疮　　　　　　　B.甲状腺肿　　　　　　　C.肺结核病

D.减压病　　　　　　　　E.一氧化碳中毒

6.免疫性因素所致的疾病是

7.生物性因素所致的疾病是

8.机体某种必需物质缺乏所致的疾病是

A.物理性因素　　　　　　B.化学性因素　　　　　　C.生物性因素

D.机体某种必需物质缺乏　E.遗传性因素

9.引起小儿佝偻病原因是

10.引起一氧化碳中毒原因是

11.引起减压病原因是

A.化学性因素　　　　　　B.精神性因素　　　　　　C.免疫性因素

D.先天性因素　　　　　　E.生物性因素

12.与高血压病发病有关的因素是

13.与消化性溃疡发病有关的因素是

14.与青霉素过敏有关的因素是

(三)X型题

1.与免疫性因素有关的疾病有

  A.高血压病   B.先天愚型   C.支气管哮喘

  D.艾滋病   E.类风湿性关节炎

2.与遗传性因素有关的疾病有

  A.先天愚型   B.先天性梅毒   C.小儿佝偻病

  D.精神分裂症   E.糖尿病

3.生物性因素致病的特点有

  A.能通过一定途径侵入机体   B.能在机体内生长繁殖

  C.侵入机体后一定会引起疾病   D.能使疾病得以传播

  E.所致疾病痊愈后都会留下后遗症

4.化学性因素致病的特点有

  A.致病作用与其浓度有关

  B.致病作用与其毒性有关

  C.致病作用与其持续时间有关

  D.对组织损伤有一定的选择性毒性作用

  E.病愈后都会留下后遗症

5.遗传易感性致病的特点是

  A.有遗传物质的改变

  B.有时并不直接引起疾病的发生

  C.致病作用与机体的免疫状态有关

  D.在某些因素作用下可导致疾病的发生

  E.病愈后都会获得一定的免疫能力

6.疾病过程中因果转化规律的特点

  A.是疾病过程中普遍存在的基本规律

  B.可以相互交替

  C.可使疾病向好的方向发展

  D.可使疾病向恶化的方向发展

  E.最终结果是导致机体死亡

7.疾病过程中损伤与抗损伤反应的特点

  A.是疾病发展过程中普遍存在的基本规律

  B.无严格界限

  C.抗损伤变化可转化为抗损伤性变化

D.抗损伤性变化都强于抗损伤变化

E.常决定疾病的发展和转归

8.疾病过程中体液因子的作用方式有

A.DNA 分子作用 　　　　B.内分泌作用 　　　　　C.旁分泌作用

D.自分泌作用 　　　　　　E.神经感受器作用

9.病理性死亡的原因有

A.重要生命器官的不可逆性损伤

B.慢性疾病引起的全身极度衰竭

C.意外原因引起的急性死亡

D.急性炎症引起局部组织的坏死

E.肿瘤增生的体积超过一定的大小

10.临床死亡期的特点是

A.呼吸、心跳停止和各种反射消失

B.经紧急抢救有复活的可能

C.机体各器官的代谢均已停止

D.表现为反应迟钝、意识模糊

E.可出现尸冷、尸斑、尸僵

11.对脑死亡的正确认识是

A.全脑功能不可逆地永久性停止

B.在一定时间内,脑以外的器官仍有血液供应

C.意味着人的临床死亡

D.意味着人的社会死亡

E.意味着法律上已具备死亡的合法依据

二、非选择题

(一)名词解释

1.健康　2.疾病　3.病理过程　4.病因　5.条件　6.诱因　7.内分泌作用

8.旁分泌作用　9.自分泌作用　10.细胞信号转导　11.跨膜信号转导　12.死亡

13.脑死亡

(二)填空题

1.生物性因素能否引起疾病既与病原体的 ___①___ 有关,又与机体 ___②___ 有关。

2.染色体病是指 ___①___ 所致疾病,分子病是指 ___②___ 所致疾病,受体病是指 ___③___ 所致疾病。

3.疾病发生发展过程的基本机制包括 ___①___ 、 ___②___ 、 ___③___ 、 ___④___ 。

4.体液因子引起疾病的作用方式: ___①___ 、 ___②___ 、 ___③___ 。

5.疾病的转归有两种: ___①___ 、 ___②___ 。

6.死亡过程常可分为三期：　①　、　②　、　③　。

7.临床死亡期的主要标志有：　①　、　②　、　③　。

8.脑死亡的主要指征有：　①　、　②　、　③　、　④　、　⑤　、　⑥　。

(三)问答题

1.疾病和病理过程有何关系？

2.试比较病因、条件和诱因在疾病发生发展中的作用。

3.简述遗传性疾病和先天性疾病的区别。

4.简述疾病过程中因果转化规律的意义。

5.简述疾病过程中损伤与抗损伤反应的意义。

6.如何正确认识脑死亡的意义。

参考答案

一、选择题

(一)A 型题

1.E　　2.C　　3.A　　4.A　　5.D　　6.C　　7.E　　8.B

(二)B 型题

1.E　　2.C　　3.C　　4.B　　5.A　　6.A　　7.C　　8.B　　9.D　　10.B

11.A　　12.B　　13.B　　14.C

(三)X 型题

1.CDE　　2.ADE　　3.ABD　　4.ABCD　　5.ABD　　6.ABCD

7.ABCE　　8.BCD　　9.ABC　　10.AB　　11.ABCDE

二、非选择题

(一)名词解释

1.健康是指机体没有疾病而且处于躯体上、精神上和社会上的完好状态。

2.疾病是指机体在一定病因和条件作用下,因稳态破坏而发生的异常生命活动,表现为功能、代谢和结构的变化,并出现各种症状、体征和社会行为的异常。

3.病理过程是指存在于不同疾病中共有的规律性的功能代谢和形态结构变化过程。

4.病因是指引起疾病并决定该疾病特异性的因素。

5.条件是指在病因作用下能影响疾病发生发展的因素。

6.诱因是指能加强病因作用并促进疾病发生的因素。

7.内分泌作用是指细胞分泌的化学活性物质通过血液循环作用于远处的靶器官。

8.旁分泌作用是指细胞分泌的信息分子仅作用于邻近的靶细胞。

9.自分泌作用是指细胞分泌的信息分子将自身作为靶细胞而发挥作用。

10.细胞信号转导是指细胞通过胞膜或胞内的受体感受胞外信息分子的刺激,并经细胞内信号传导系统转换而调节其生物学功能的应答方式。

11.跨膜信号转导是指水溶性分子与细胞膜表面受体结合而激活细胞内信息分子,并经信号转导级联反应影响靶细胞功能。

12.死亡是指机体作为整体的功能永久性停止。

13.脑死亡是指全脑功能不可逆地永久性停止。

(二)填空题

1.①侵袭力、毒力和数量　②防御功能及其对病原体的感受性

2.①染色体畸变　②基因突变　③受体数量、结构和功能异常

3.①神经机制　②体液机制　③细胞机制　④分子机制

4.①内分泌作用　②旁分泌作用　③自分泌作用

5.①康复　②死亡

6.①濒死期　②临床死亡期　③生物学死亡期

7.①呼吸停止　②心跳停止　③各种反射消失

8.①自主呼吸停止　②不可逆性深昏迷　③瞳孔放大或固定　④脑干反射消失
⑤脑电波消失　⑥脑血流灌注停止

(三)问答题

1.疾病是机体在一定病因和条件作用下,因稳态被破坏而发生损伤和抗损伤反应的异常生命活动,表现为组织、细胞的功能代谢和形态结构变化,并引起各种症状、体征和社会行为的异常;而病理过程是存在于不同疾病中一组共同的、具有内在联系的功能、代谢和结构变化的综合过程。病理过程无特异性,相同的病理过程可存在于多种不同的疾病中。病理过程是疾病的一个组成成分,一种疾病可以包含多种病理过程。

2.病因是指引起疾病必不可少的、并决定该疾病特异性的因素,没有病因就不可能发生相应的疾病,其与疾病之间存在必然的因果关系。而条件必须在病因的作用下才能影响疾病的发生,条件本身并不能引起疾病,与疾病的特异性无关。病因和条件是相对的,仅是针对某一种疾病而言的;同一因素在这种疾病中可能是病因,而对另一种疾病而言则可能是条件。所谓诱因是指能加强病因作用并促进疾病或病理过程发生的因素,诱因实际上属于条件的范畴。

3.遗传性疾病是指由于遗传物质(包括基因突变和染色体畸变)改变而引起的疾病,但遗传物质的改变有时并不直接引起疾病;而先天性疾病是指有害因素损害正在发育的胎儿所致的疾病,患者并无遗传物质的改变。此外,如果遗传物质的改变只是使机体获得容易发生某种疾病的倾向,则称为遗传易感性,具有这种遗传素质的机体,在一定的环境因素作用下即可发生相应的疾病。

4.疾病的因果转化规律可以促使疾病不断发展。若因果转化的结果使病情更趋恶化甚至死亡,称为恶性循环;反之,若因果转化的结果使疾病向好的方向转化或康复,则称为良性循环。我们应该采取有效的治疗措施,阻断恶性循环,促进良性循环,使疾病朝向康

复的方向发展。

5.疾病过程中机体出现的损伤与抗损伤反应是推动疾病发展的基本动力,常决定疾病的发展和转归。当抗损伤反应占主导地位时,疾病向好的方向转化,并趋向缓解和康复;当损伤性变化占主导地位时,疾病则逐渐恶化,甚至死亡。但损伤与抗损伤变化并无严格的界限,而且可以互相转化,抗损伤变化可转变为损伤性变化。

6.脑死亡既意味着人的临床死亡,又意味着人的社会死亡:①脑死亡一旦确定,就意味着在法律上已经具备死亡的合法依据,可协助医务人员判断死亡时间和确定终止复苏抢救的界线,以及减轻社会和家庭的负担;②脑死亡者除脑以外的器官在一定时间内仍有血液供应,能提供最新鲜的器官移植材料,以挽救其他患者。

第十五章　水、电解质代谢紊乱 ▷▷▷▷

一、选择题

(一)A 型题

1.正常成人体液总量占体重的
　　A.30%～40%　　　　　B.40%～50%　　　　C.50%～60%
　　D.60%～70%　　　　　E.70%～80%

2.细胞外液中的阳离子主要是
　　A.Na^+　　　　　　　B.K^+　　　　　　C.Ca^{2+}
　　D.Mg^{2+}　　　　　　E.Fe^{2+}

3.决定血浆胶体渗透压高低的主要物质是
　　A.K^+　　　　　　　B.Na^+　　　　　　C.Mg^{2+}
　　D.Ca^{2+}　　　　　　E.蛋白质

4.下列关于体液的叙述,哪项是正确的
　　A.成年女性的体液量约占体重的60%
　　B.细胞内液量在男性约占体重的40%,绝大多数存在于骨骼肌中
　　C.血浆约占体重的10%
　　D.脑脊液、关节液、消化液等属于功能性细胞外液
　　E.细胞外液和细胞内液的渗透压一般为260～280mmol/L

5.低渗性脱水时血清钠浓度低于
　　A.135mmol/L　　　　　B.140mmol/L　　　　C.150mmol/L
　　D.160mmol/L　　　　　E.170mmol/L

6.高容量性低钠血症也称为
　　A.水肿　　　　　　　B.积水　　　　　　C.低渗性脱水
　　D.高渗性脱水　　　　　E.水中毒

7.高渗性脱水时,体液减少最明显的部位是
　　A.细胞内液　　　　　B.组织间液　　　　C.血浆
　　D.各部体液都明显减少　　E.淋巴液

8.易引起休克症状的水、钠代谢紊乱类型为
　　A.高渗性脱水　　　　　B.等渗性脱水　　　　C.低渗性脱水

D.水中毒　　　　　　　　E.水肿

9.严重呕吐伴有高热患者,未经治疗易出现下列何种水、钠代谢紊乱

A.低渗性脱水　　　　　B.等渗性脱水　　　　　C.高渗性脱水

D.单纯性血钠浓度升高　　E.水中毒

10.高渗性脱水患者早期一般存在以下哪种表现

A.皮肤弹性差　　　　　B.口渴　　　　　　　　C.脉搏细速

D.血压下降　　　　　　E.静脉塌陷

11.给呕吐或腹泻患者只补充部分水分而未注意补充电解质,容易引起

A.高渗性脱水　　　　　B.等渗性脱水　　　　　C.低渗性脱水

D.水中毒　　　　　　　E.水肿

12.一位肠梗阻患者,恶心、呕吐、少尿、尿比重增高,眼窝凹陷,肢端湿冷,血压偏低,血清 Na^+ 正常。首选的补液种类应是

A.5%葡萄糖溶液　　　　B.生理盐水　　　　　　C.平衡盐溶液

D.5%氯化钠溶液　　　　E.20%葡萄糖溶液

13.男,56岁。因吞咽困难、饮水困难2周,现有乏力、尿少、极度口渴来诊。查体:血压正常,唇干,眼窝凹陷,烦躁不安,出现狂躁、幻觉,有时昏迷。患者应考虑为

A.中度等渗性缺水　　　B.重度低渗性缺水　　　C.重度高渗性缺水

D.中度低渗性缺水　　　E.中度高渗性缺水

14.低渗性脱水引起体液容量的变化表现为

A.以血液浓缩为主

B.只有组织间液减少

C.血浆、组织间液、细胞内液均减少,以血浆减少为主

D.血浆、组织间液、细胞内液均减少,以细胞内液减少为主

E.血浆、组织间液、细胞内液均减少,以组织间液减少为主

15.尿崩症易引起

A.低渗性脱水　　　　　B.高渗性脱水　　　　　C.等渗性脱水

D.水中毒　　　　　　　E.盐中毒

16.下列有关水中毒的描述,哪项是不正确的

A.血清 Na^+ 浓度<135mmol/L　　　　　　　B.可出现肺水肿、脑水肿等

C.低渗性液体在组织间隙潴留　　　　　　　　D.细胞外液量增多,血液稀释

E.血浆渗透压<290mmol/L

17.水肿一般是指

A.体重增加

B.细胞外液增多,钠浓度降低

C.细胞内液增多,钾浓度降低

D.细胞间液增多,钠浓度无明显变化

E.以上都不对

18.微血管壁通透性增加引起水肿的主要机制是

    A.毛细血管流体静压升高   B.淋巴回流清除过多的组织液

    C.静脉端的液体静压下降   D.组织液胶体渗透压增高

    E.血管口径增大

19.水肿液在组织间隙以游离状态存在,说明存在

    A.隐性水肿   B.显性水肿   C.黏液性水肿

    D.特发性水肿   E.炎性水肿

20.下列哪项不引起血浆胶体渗透压降低

    A.肝硬化   B.严重营养不良   C.肾病综合征

    D.恶性肿瘤   E.低渗性脱水

21.因水钠潴留引发水肿的发生机制中,下列哪项是不正确的

    A.GFR 降低   B.肾血流重分布   C.肾小球滤过分数降低

    D.醛固酮分泌增多   E.抗利尿激素分泌增多

22.水肿首先出现于颜面部位,提示发生了

    A.肾性水肿   B.肝性水肿   C.隐性水肿

    D.心性水肿   E.肺水肿

23.低钾血症是指血清钾浓度低于

    A.2.5mmol/L   B.3.0mmol/L   C.3.5mmol/L

    D.4.0mmol/L   E.5.0mmol/L

24.急性轻度低钾血症对神经肌肉的影响是

    A.兴奋性增高,肌肉松弛无力

    B.兴奋性下降,肌肉张力增加

    C.兴奋性增高,肌肉弛缓性麻痹

    D.兴奋性下降,肌肉弛缓性麻痹

    E.兴奋性先增高后降低,肢体刺痛、感觉异常及肌无力、麻痹

25.引起低钾血症最主要的原因是

    A.钾丢失过多   B.碱中毒

    C.长期使用β-肾上腺素能受体激动剂   D.钾摄入不足

    E.低钾性周期性麻痹

26.低钾碱中毒可能出现在下列那种情况

    A.肾功能衰竭   B.胃手术后   C.术后少尿

    D.严重创伤   E.大量输血

27.下列低钾血症的临床表现中,错误的是

    A.肌肉酸软无力,甚至四肢瘫痪   B.腹胀、肠麻痹

    C.心率快,心律失常   D.代谢性碱中毒

E.尿量减少,呈碱性

28.过量使用胰岛素产生低钾血症的机制是

　　A.醛固酮分泌增多　　　　　　B.大量钾离子转移入细胞内

　　C.肾小管重吸收钾障碍　　　　D.结肠上皮细胞分泌钾过多

　　E.呕吐、腹泻致失钾过多

29.高钾血症最严重的危害在于

　　A.使神经、肌肉兴奋性增高,肌肉震颤　　　　　　B.心室纤颤,心搏骤停

　　C.引起酸中毒　　　　　　　　　　　　　　　　D.使呼吸肌麻痹,呼吸停止

　　E.使神经、肌肉兴奋性降低,肌肉麻痹

30.某手术患者术后禁食 7 天,仅从静脉输入大量的 5% 葡萄糖维持机体需要,此患者最易发生

　　A.高钾血症　　　　　　B.低钾血症　　　　　　C.高钠血症

　　D.低钠血症　　　　　　E.低钙血症

31.高钾血症对神经肌肉的影响是

　　A.兴奋性增高,肌肉松弛无力

　　B.兴奋性下降,肌肉松弛无力

　　C.兴奋性增高,肌肉弛缓性麻痹

　　D.兴奋性下降,肌肉弛缓性麻痹

　　E.兴奋性先增高后降低,肢体刺痛、感觉异常及肌无力、麻痹

32.高钾血症最主要的发生原因是

　　A.酸中毒　　　　　　　　B.使用 β-肾上腺素能受体阻断剂

　　C.洋地黄中毒　　　　　　D.肾排钾障碍

　　E.摄钾过多

33.高钾血症时较为特征性的心电图变化是

　　A.QRS 波低宽　　　　　　B.P 波低宽　　　　　　C.T 波高尖

　　D.P-R 间期延长　　　　　E.ST 段低平

34.患者,男,31 岁,车祸挤压伤急诊入院,血压 78/62mmHg,无尿。化验:pH7.25。入院后第三天突然出现快速性心律失常并迅速转化为心室纤颤,抢救无效心跳停止死亡。患者的直接死因最可能为

　　A.高钾血症　　　　　　B.低钾血症　　　　　　C.水中毒

　　D.代谢性酸中毒　　　　E.低渗性脱水

35.患者,男,62 岁,因"精神萎靡、嗜睡、乏力、呼吸深快"入院。有 18 年糖尿病史,曾多次发生糖尿病昏迷。实验室检查:血糖 60mmol/L,尿糖(＋＋＋),血 pH7.04,$PaCO_2$16mmol/L,AB 3.9mmol/L,血钾 6.8mmol/L。患者血钾升高最可能的机制是

　　A.钾摄入过多　　　　　　B.严重酸中毒　　　　　　C.血糖升高

　　D.过度通气　　　　　　　E.组织损伤

36.患儿,女,6个月。腹泻3天,无尿8小时,急诊入院。大便呈蛋花汤样稀便、无脓血,血压86/60mmHg,四肢厥冷,血钠128mmol/L。下列补液措施最合适的是

A.1/3张溶液   B.1/2张溶液   C.0.9%氯化钠溶液

D.5%葡萄糖溶液   E.5%碳酸氢钠

37.心力衰竭患者水肿通常首先出现在

A.眼睑   B.腹部   C.颜面

D.下肢   E.上肢

38.漏出液与渗出液相比,其特点不包括

A.漏出液比重低   B.漏出液蛋白含量低   C.漏出液细胞含量少

D.漏出液混浊可自凝   E.漏出液澄清

39.急性低钾血症对神经肌肉组织膜电位的影响机制称为

A.超极化兴奋   B.超极化阻滞   C.去极化兴奋

D.去极化阻滞   E.肌源性扩张

40.符合低渗性脱水特点的是

A.口渴明显   B.失水大于失钠   C.容易引起循环衰竭

D.早期表现为尿量减少   E.血浆钠离子浓度不变

41.脱水热产生的原因是

A.散热减少   B.产热增加

C.体温调节中枢紊乱   D.体温调节中枢调定点上移

E.机体代谢耗氧率增加

42.细胞内外液都减少的水电解质代谢紊乱类型是

A.高渗性脱水   B.低渗性脱水   C.等渗性脱水

D.水中毒   E.水肿

43.细胞内外液都增多的水电解质代谢紊乱类型是

A.高渗性脱水   B.低渗性脱水   C.等渗性脱水

D.水中毒   E.水肿

44.患者,男,25岁。腹痛腹胀4小时,其间呕吐数次,经药物治疗后缓解。次日腹胀逐渐加重,全身乏力。查体:腹部隆起,腹软,无压痛和反跳痛,无移动性浊音,肠鸣音减弱。ECG示T波低平。下列最可能的诊断是

A.低钙血症   B.低钠血症   C.低镁血症

D.低钾血症   E.低氯血症

45.男,20岁。10000米长跑后晕倒,眼窝下陷,神志欠清。急查血钾5.3mmol/L,血钠155mmol/L。该患者最可能的水电解质平衡紊乱类型是

A.高渗性脱水   B.低渗性脱水   C.等渗性脱水

D.水中毒   E.水肿

46.下列血液蛋白质中,维持血浆胶体渗透压的主要是

A.β 球蛋白　　　　　　B.白蛋白　　　　　　C.α 球蛋白

D.γ 球蛋白　　　　　　E.血红蛋白

47.患者,女,31 岁,肠梗阻频繁呕吐 3 天入院,入院时全身乏力、口渴、尿少,血压 90/60mmHg,化验:血钠 160mmol/L,血钾 3.1mmol/L,患者最可能的诊断是

A.高渗性脱水,低钾血症,碱中毒

B.高渗性脱水,低钾血症,酸中毒

C.水中毒,高钾血症,碱中毒

D.低渗性脱水,低钾血症,碱中毒

E.低渗性脱水,高钾血症,酸中毒

48.决定细胞内液渗透压的阳离子主要是

A.Na^+　　　　　　　　B.K^+　　　　　　　　C.Ca^{2+}

D.Mg^{2+}　　　　　　　E.Fe^{2+}

49.大面积肌肉挤压伤易引起

A.低钾血症　　　　　　B.低镁血症　　　　　　C.低钠血症

D.高钠血症　　　　　　E.高钾血症

50.高钾血症和低钾血症均可引起

A.代谢性酸中毒　　　　B.代谢性碱中毒　　　　C.肾小管泌氢增加

D.心律失常　　　　　　E.肾小管泌钾增加

(二)B 型题

A.低渗性脱水　　　　　B.等渗性脱水　　　　　C.高渗性脱水

D.等容量性低钠血症　　E.高容量性低钠血症

1.尿崩症易引起

2.急性腹泻易引起

3.慢性腹泻易出现

A.尿量减少,尿钠含量降低　　　　　　　　B.尿量减少,尿钠含量增加

C.尿量不少,尿钠含量降低　　　　　　　　D.尿量增多,尿钠含量降低

E.尿量增多,尿钠含量增加

4.肾性原因引起的低容量性低钠血症晚期

5.肾外原因引起的低容量性低钠血症早期

6.低容量性高钠血症早期

7.低容量性高钠血症晚期

A.高渗性脱水　　　　　B.低渗性脱水　　　　　C.水中毒

D.等容量性低钠血症　　E.高容量性高钠血症

8.易发生外周循环衰竭的是

9.易发生脱水热的是

10.易发生脑水肿的是

A.细胞外液减少,细胞内液增多

B.细胞外液减少,细胞内液减少

C.细胞外液增多,细胞内液增多

D.细胞外液增多,细胞内液正常

E.细胞外液增多,细胞内液减少

11.低渗性脱水的细胞内外液改变特点是

12.水肿时的细胞内外液改变特点是

13.高渗性脱水的细胞内外液改变特点是

14.水中毒时的细胞内外液改变特点是

A.毛细血管流体静压增高　　B.血浆胶体渗透压降低　　C.微血管壁通透性增强

D.肾小球滤过率降低　　　　E.肾小管重吸收增加

15.炎症水肿的主要发生机制是

16.静脉淤血所致水肿的主要发病机制是

17.急性肾小球肾炎发生水肿的主要机制是

18.严重的营养不良引起水肿的主要机制是

A.水肿一般先出现于面部和眼睑部

B.水肿一般先出现在身体下垂部位

C.水肿部位压之不凹陷

D.腹水为主

E.水肿部位压之凹陷

19.心性水肿

20.肝性水肿

21.肾性水肿

22.显性水肿的主要皮肤特点

(三)X 型题

1.水中毒可出现

A.细胞外液量增加　　　　B.细胞内液高渗

C.细胞内水肿　　　　　　D.颅内高压,严重者发生脑疝

E.细胞外液低渗

2.下列哪些不是引起高渗性脱水的病因

A.剧烈腹泻　　　　　B.水源断绝　　　　　C.大量使用速尿来利尿

D.大汗　　　　　　　E.大面积烧伤早期

3.低渗性脱水患者的临床表现有

A.易发生休克

B.早期无渴感

C.早期多尿,晚期少尿

D.可出现皮肤弹性下降、眼窝凹陷等脱水表现

E.肾性因素所致者,尿钠含量减少;肾外因素所致者,尿钠含量增多

4.高渗性脱水对机体的影响有

A.口渴　　　　　　　　B.尿少,尿比重增高　　　　C.不易发生休克

D.颅内高压　　　　　　E.脑出血

5.可使毛细血管流体静压增高并造成水肿的因素有

A.充血性心力衰竭　　　B.丝虫病　　　　　　　　C.肝硬化

D.肾病综合征　　　　　E.妊娠后期

6.造成体内外液体交换失衡(水钠潴留)的机制是

A.GFR 降低　　　　　　B.ANP 分泌增多　　　　　C.肾小球滤过分数降低

D.抗利尿激素分泌增多　E.醛固酮分泌增多

7.全身性水肿的分布特点与下列因素有关的是

A.水肿的病因　　　　　B.重力效应　　　　　　　C.组织结构特点

D.局部血流动力学因素　E.水肿发生速度

8.促进钾离子移入细胞的因素

A.细胞外钾离子浓度升高　B.运动　　　　　　　　C.胰岛素

D.碱中毒　　　　　　　E.β-肾上腺素能受体激动剂

9.高钾血症对心肌生理特性的影响是

A.兴奋性降低　　　　　B.兴奋性先升高后降低　　　C.传导性升高

D.收缩性降低　　　　　E.自律性降低

10.低钾血症的治疗原则是

A.尿少时不宜补钾

B.静脉补钾浓度不应过高(低于 0.3%)

C.密切观察心率、心律变化,避免静脉补钾引起高钾血症

D.可适当静脉给钙剂

E.可静脉滴注葡萄糖和胰岛素

11.低钾血症的典型心电图改变为

A.心率增快和异位心律　B.T 波低平　　　　　　　C.ST 段下降

D.QRS 波增宽　　　　　E.U 波增高

12.对于严重高钾血症,临床可采取的紧急处理措施有

A.应用葡萄糖和胰岛素静脉滴注　　　　　　　　B.静注碳酸氢钠或乳酸钠

C.使用螺内酯、氨苯蝶啶利尿　　　　　　　　　D.静脉注射钙剂

E.透析疗法

13.血管内外液体交换失衡导致组织间液增多的因素是

A.微血管壁通透性增高　B.血浆胶体渗透压下降　　C.毛细血管流体静压升高

D.淋巴回流受阻　　　　E.水钠潴留

14.大汗后患者可能发生的水、电解质紊乱有

    A.等渗性脱水   B.低钾血症   C.高钾血症

    D.高渗性脱水   E.水中毒

15.右心衰竭时,患者发生水肿的原因包括

    A.体循环静脉回流障碍   B.有效循环血量降低引起醛固酮分泌增加

    C.淋巴回流障碍   D.微动脉收缩

    E.肝淤血引起白蛋白合成减少

16.哪些因素可以促进钾离子自细胞内移出

    A.胰岛素   B.组织缺氧   C.细胞外钾离子浓度升高

    D.酸中毒   E.细胞膜完整性受损

17.水、钠平衡的神经-内分泌调节主要维持因素包括

    A.渴觉   B.抗利尿激素   C.醛固酮

    D.心房钠尿肽   E.去甲肾上腺素

18.长期使用利尿剂患者可引起哪些水电解质代谢紊乱

    A.高钾血症   B.低钾血症   C.高渗性脱水

    D.低渗性脱水   E.水中毒

19.低渗性脱水患者尿的变化包括

    A.轻症或早期患者尿量不减少

    B.脱水严重时尿量减少

    C.肾外原因造成的低渗性脱水,尿钠减少

    D.肾性原因造成的低渗性脱水,尿钠增多

    E.尿蛋白阳性

20.高渗性脱水患者口渴明显的原因包括

    A.血浆渗透压降低   B.血浆渗透压升高   C.血容量增加

    D.血容量减少   E.细胞内液量减少

21.肝性水肿的发生机制包括

    A.门静脉毛细血管流体静压升高   B.肝脏合成白蛋白减少

    C.微血管壁通透性增加   D.淋巴回流受阻

    E.醛固酮灭活减少,肾水钠潴留

22.低钾血症患者容易伴发碱中毒的发生机制包括

    A.H^+向细胞外转移减少   B.H^+向细胞内转移增多

    C.肾脏排 H^+ 减少   D.肾脏排 H^+ 增多

    E.肠道吸收 HCO_3^- 增多

23.低钾血症对心肌生理特性的影响是

    A.兴奋性降低   B.兴奋性增高

    C.传导性降低   D.轻度低血钾时收缩性增强

E.自律性增高
24.肾排钾减少引起高钾血症的原因包括
　　A.急慢性肾衰竭尿量减少
　　B.醛固酮分泌增多症
　　C.醛固酮绝对或相对缺乏
　　D.长期使用螺内酯或三氨蝶呤等利尿药
　　E.长期使用髓袢或噻嗪类利尿剂
25.下列哪些疾病可因微血管壁通透性增高而引发局部水肿
　　A.感染　　　　　　　　B.冻伤　　　　　　　　C.烧伤
　　D.化学物质灼伤　　　　E.昆虫咬伤

二、非选择题

(一)名词解释

1.高渗性脱水　2.低渗性脱水　3.等渗性脱水　4.水中毒　5.水肿　6.积水
7.有效滤过压　8.凹陷性水肿　9.隐性水肿　10.超极化阻滞　11.反常性酸性尿
12.反常性碱性尿　13.低钾血症　14.高钾血症

(二)填空题

1.脱水根据血浆渗透压变化不同,可分为　①　、　②　、　③　。

2.低渗性脱水的特点是细胞外液量减少,失 Na^+ 多于失水,血清 Na^+ 浓度　①　,血浆渗透压　②　。

3.血管内外液体交换平衡失调引起水肿的发生机制包括　①　、　②　、　③　和　④　。

4.水肿液根据蛋白的含量不同分为　①　和　②　。

5.低钾血症血清钾浓度　①　,其最主要的发生原因是　②　;高钾血症血清钾浓度　③　,其最主要的发生原因是　④　。

6.低钾血症对心肌电生理特性的改变包括　①　、　②　、　③　及　④　。

7.高钾血症对酸碱平衡的影响可引起　①　,并出现　②　尿。

(三)问答题

1.简述机体维持体液容量和渗透压相对稳定的神经-内分泌调节方式。
2.何为低渗性脱水,试述其对机体的影响。
3.何为高渗性脱水,试述其对机体的影响。
4.何为水中毒,试述其对机体的影响。
5.举例说明血管内外液体交换平衡失调引起水肿的发生机制。
6.试述体内外液体交换平衡失调引起水肿的发生机制。
7.试述凹陷性水肿的发生机制。
8.简述低钾血症对神经肌肉的影响及其发生机制。

9.简述低钾血症与细胞代谢障碍有关的损害。

10.简述高钾血症对神经肌肉的影响及其发生机制。

11.简述高钾血症对心肌的影响及其发生机制。

(四)病例分析题

1.患儿男性,2 岁,腹泻 2 天,每天 7～8 次,水样便;呕吐 3 次;呕吐物为所食牛奶,不能进食。伴有口渴、尿少、腹胀。查体:精神萎靡,T37.0℃,BP86/40mmHg,皮肤弹性减退,两眼凹陷,前囟下陷,心跳快而弱,肺无异常所见,腹胀,肠鸣音减弱,腹壁反射消失,膝反射迟钝,四肢发凉。化验:血清 K^+ 3.2mmol/L,Na^+ 130mmol/L。

该患儿发生了何种水、电解质紊乱? 其依据是什么?

2.男性患者,36 岁,呕吐、腹泻,伴高热、口渴、尿少 4 天入院。查体:体温 39.2℃,血压 110/80mmHg,汗少、皮肤黏膜干燥。化验:血清 Na^+ 155mmol/L,血浆渗透压 320mmol/L,尿比重＞1.020,其余化验检查基本正常。

立即给予静脉滴注 5‰葡萄糖溶液 2500mL/d 和抗生素等。2 天后除体温、尿量恢复正常,无口渴感外,反而出现眼窝凹陷、皮肤弹性明显降低、头晕、厌食、肌肉软弱无力、肠鸣音减弱、腹壁反射消失。浅表静脉萎陷,脉搏 110 次/分,血压 72/50mmHg,血清 Na^+ 120mmol/L,血浆渗透压 255mmol/L,血清 K^+ 3.0mmol/L,尿比重＜1.010,尿钠 8mmol/L。

请问该患者在治疗前和治疗后发生了何种水、钠代谢紊乱? 分析其发生机制?

3.患者,女,50 岁,因上腹痛 11 个月,呕吐半年入院。呕吐物为黏液及隔夜食物,患者进行性消瘦,疲乏无力。体检:皮肤干燥松弛,弹性很差,BP94/64mmHg,体征特点符合胃癌幽门梗阻。化验:血 pH7.45,K^+ 2.7mmol/L,Na^+ 137.5mmol/L,Cl^- 89mmol/L,HCO_3^- 36mmol/L。

患者发生了何种水、电解质、酸碱平衡紊乱?

参考答案

一、选择题

(一)A 型题

1.C	2.A	3.E	4.B	5.A	6.E	7.A	8.C	9.C	10.B
11.C	12.C	13.C	14.E	15.B	16.C	17.D	18.D	19.B	20.E
21.C	22.A	23.C	24.D	25.A	26.B	27.E	28.B	29.B	30.B
31.E	32.D	33.C	34.A	35.B	36.C	37.D	38.D	39.B	40.C
41.A	42.A	43.D	44.D	45.A	46.B	47.A	48.B	49.E	50.D

(二)B 型题

1.C	2.B	3.A	4.B	5.D	6.B	7.A	8.B	9.A	10.C

11.A　12.D　13.B　14.C　15.C　16.A　17.D　18.B　19.B　20.D

21.A　22.E

(三)X型题

1.ACDE　2.ACE　3.ABCD　4.ABCE　5.ACE　6.ADE

7.BCD　8.ACDE　9.BDE　10.ABC　11.ABCDE　12.ABDE

13.ABCD　14.BD　15.ABE　16.BDE　17.ABCD　18.ABD

19.ABCD　20.BD　21.ABE　22.BD　23.BCDE　24.ACE

25.ABCDE

二、非选择题

(一)名词解释

1.细胞外液量和细胞内液量均减少,失水多于失Na^+,血清Na^+浓度高于150mmol/L,血浆渗透压高于310mmol/L,也称低容量性高钠血症。

2.细胞外液量减少,失Na^+多于失水,血清Na^+浓度低于130mmol/L,血浆渗透压低于280mmol/L,也称为低容量性低钠血症。

3.钠、水成比例丢失,血容量减少,血清Na^+浓度和血浆渗透压仍维持在正常范围之内。

4.体液量增多,血清Na^+浓度低于130mmol/L,血浆渗透压低于280mmol/L,但体钠总量正常或增多,也称高容量性低钠血症

5.过多的等渗液在组织间隙或体腔内积聚称为水肿。

6.水肿若发生在体腔内称为积水,如心包积水、胸腔积水等。

7.毛细血管流体静压和组织液胶体渗透压是促使液体由血管内向外滤过的力量,而血浆胶体渗透压和组织液静水压是使液体从血管外重吸收入血管内的力量,滤过力量和重吸收力量之差,称为有效滤过压。

8.当皮下组织有过多的液体积聚时,皮肤肿胀、弹性下降,用力按压可留下凹陷或压痕。

9.在凹陷性水肿出现前患者已有组织液的增多,并可达原体重的10%,但此时手指按压并无凹陷。

10.急性低钾血症时由于细胞外K^+浓度急剧降低,导致细胞内、外K^+浓度比值变大,静息状态下细胞内K^+外流增加,使静息电位负值增大,与阈电位的距离增加,细胞兴奋性降低。

11.低钾血症时,患者发生代谢性碱中毒而尿呈酸性。

12.高钾血症时,患者发生代谢性酸中毒而尿呈碱性。

13.血清钾浓度低于3.5mmol/L称为低钾血症。

14.血清钾浓度高于5.5mmol/L称为高钾血症。

(二)填空题

1.①低渗性脱水　②高渗性脱水　③等渗性脱水

2.①低于 130mmol/L　②低于 280mmol/L

3.①毛细血管流体静压升高　②血浆胶体渗透压降低　③微血管壁通透性增加④淋巴回流受阻

4.①漏出液　②渗出液

5.①低于 3.5mmol/L　②钾丢失过多　③高于 5.5mmol/L　④肾排钾减少

6.①兴奋性增高　②自律性增高　③收缩性增强　④传导性降低

7.①代谢性酸中毒　②反常性碱性

(三)问答题

1.机体主要是通过神经-内分泌系统调节体液容量和渗透压的相对稳定。

(1)渴感:细胞外液渗透压升高、血容量或血压明显降低都可刺激口渴中枢引起渴感,使机体主动饮水。饮水后细胞外液渗透压降低,血容量及血压回升。

(2)抗利尿激素:细胞外液渗透压升高、血容量和血压明显降低时,使 ADH 释放入血增多,促进肾远曲小管和集合管对水、钠的重吸收,使细胞外液渗透压降低,补充血容量。

(3)醛固酮:主要作用是促进肾远曲小管和集合管对钠的重吸收,伴有 Cl^- 和水的重吸收,并促进 K^+、H^+ 的排出。醛固酮的分泌主要受肾素-血管紧张素系统和血浆 K^+、Na^+ 浓度的调节。

(4)心房肽:是由心房肌细胞产生的肽类激素,具有明显的利钠利尿、拮抗肾素-血管紧张素-醛固酮系统和 ADH 的作用。血容量的增加、心房扩张、血钠浓度升高等因素,可使 ANP 的释放量增加。

2.低渗性脱水特点是细胞外液量减少,失 Na^+ 多于失水,血清 Na^+ 浓度低于130mmol/L,血浆渗透压低于 280mmol/L,也称为低容量性低钠血症。低渗性脱水对机体的影响包括:

(1)渴感不明显:细胞外液渗透压降低可抑制口渴中枢,故轻症或早期患者无渴感;重症或晚期患者由于血容量明显减少,可兴奋口渴中枢产生渴感。

(2)尿量变化:早期因低渗抑制 ADH 分泌,患者常出现多尿、低比重尿;晚期因血容量明显减少,促进 ADH 分泌,使肾小管对水的重吸收增加,此时患者尿量减少、尿比重增加。

(3)易发生休克:低渗性脱水时,水分从细胞外液移入渗透压相对较高的细胞内液,导致细胞外液和血容量进一步减少;此外,细胞外液低渗状态患者虽缺水,但却不思饮,难以自觉口服补充;同时又抑制 ADH 分泌,使脱水早期肾脏排水无明显减少。故患者易出现休克倾向,表现为脉搏细速、血压降低、静脉塌陷等症状。

(4)脱水征明显:细胞外液减少时,血浆容量也随之减少,使血液浓缩,血浆胶体渗透压升高而流体静压降低,导致组织液生成减少、回流增加,组织液向血液转移。因此,低渗性脱水时组织液减少明显,常出现皮肤弹性丧失、眼窝和婴儿囟门凹陷等脱水征。

(5)尿钠变化:经肾失钠的患者,尿钠含量增多(>20mmol/L);非肾性原因失钠患者,可因血容量减少激活肾素-血管紧张素-醛固酮系统,促进肾小管对 Na^+ 重吸收而致尿钠浓度减少(<10mmol/L)。

3.高渗性脱水的特点是细胞外液量和细胞内液量均减少,失水多于失 Na^+,血清 Na^+ 浓度高于 150mmol/L,血浆渗透压高于 310mmol/L,也称低容量性高钠血症,其对机体的影响包括:

(1)口渴:细胞外液高渗,刺激口渴中枢,引起渴感;循环血量减少和唾液腺分泌减少,也是引起渴感的原因。

(2)尿量的改变:细胞外液渗透压升高、体液丢失,使 ADH、醛固酮分泌增多,促进肾小管对 Na^+、水的重吸收,患者尿量减少。

(3)细胞内液向细胞外液转移:由于细胞外液高渗,细胞内水分移入渗透压相对较高的细胞外液,有助于恢复循环血量。

(4)细胞外液容量减少不明显:口渴使患者主动饮水、尿量减少及细胞内液向细胞外转移等均有助于提高细胞外液量及血容量。因此,高渗性脱水时细胞外液和血容量的减少均没有低渗性脱水明显。

(5)中枢神经系统功能障碍:重度高渗性脱水患者,细胞外液高渗使脑细胞严重脱水,可引起一系列中枢神经系统功能障碍,出现肌肉抽搐、嗜睡、昏迷,甚至死亡。脑细胞脱水时体积缩小,脑皮质与颅骨之间的血管张力增大,可致静脉出血而引起蛛网膜下腔和局部脑内出血。

4.水中毒的特点是体液量增多,血清 Na^+ 浓度低于 130mmol/L,血浆渗透压低于 280mmol/L,但体钠总量正常或增多,也称高容量性低钠血症,其对机体的影响包括:

(1)细胞外液增加:因水过多血液被稀释,患者尿量增加,尿比重减小,晚期或重症患者可出现凹陷性水肿。

(2)细胞水肿:细胞外液渗透压降低,水由细胞外移入渗透压相对较高的细胞内液,致细胞水肿,并出现相应症状。

(3)脑水肿和颅内高压:水中毒最严重的影响是细胞内、外液增多,引起脑水肿和颅内高压,此时可引起中枢神经系统受压症状,如头痛、恶心、呕吐、记忆力减退、视神经乳头水肿等,严重者可因发生脑疝致呼吸、心跳停止而危及生命。

5.正常情况下,组织液的生成略大于回流,组织液回流的剩余部分经淋巴管回流入静脉,机体不会发生水肿,而一旦上述平衡失调就可能导致水肿的发生:

(1)毛细血管流体静压升高:导致有效滤过压升高,组织液生成增多,当组织液生成超过淋巴回流的代偿能力时,可引起水肿。多见于心力衰竭、肿瘤压迫静脉、静脉内血栓形成或长期卧床等所致的静脉压升高。

(2)血浆胶体渗透压降低:当血浆白蛋白浓度降低时,血浆胶体渗透压降低,有效滤过压增大,组织液生成增加,超过淋巴回流的代偿能力时,可发生水肿。见于严重营养不良、严重的肝脏疾病、肾病综合征或慢性感染、恶性肿瘤等慢性消耗性疾病。

（3）微血管壁通透性增加：炎症，如感染、烧伤、冻伤、化学伤以及昆虫咬伤等情况下，细血管和微静脉管壁通透性升高时，血浆蛋白顺浓度差从微血管滤出，使血浆胶体渗透压下降而组织液的胶体渗透压升高，组织液生成增多引起水肿。

（4）淋巴回流受阻：当淋巴回流受阻时，组织液潴留过多，发生水肿。常见于恶性肿瘤侵入并阻塞淋巴管、乳腺癌根治术时摘除淋巴结和淋巴管、丝虫病成虫阻塞淋巴管等。

6.正常人体内外液体交换处于动态平衡状态，肾脏在这种平衡中起重要作用。任何原因导致球-管失平衡，致水、钠排出减少，都可导致水肿发生：

（1）肾小球滤过率下降：肾小球滤过钠、水减少，体内潴留量增加。常见原因有：①广泛肾小球病变，如急、慢性肾小球肾炎时，肾单位严重破坏，引起肾小球滤过面积明显减少等。②有效循环血量明显减少，如充血性心力衰竭、肾病综合征等引起的肾血流量减少，肾小球滤过率下降，导致钠、水潴留。

（2）肾小管重吸收钠、水增多：是引起全身性水肿的重要原因。其主要因素如下：①ADH分泌增加：当心排血量减少、有效循环血量下降时，刺激容量感受器，ADH分泌增加，使水、钠重吸收增加；②醛固酮分泌增加：当有效循环血量下降或肾血流量减少，使醛固酮分泌增加，使水、钠重吸收增加；③ANP分泌减少：当有效循环血量明显减少时，ANP的分泌减少，近曲小管对钠、水的重吸收增加；④肾小球滤过分数（filtration fraction，FF）增加：当有效循环血量减少时，肾血管收缩，肾血流量和肾小球滤过率都降低，但出球小动脉收缩比入球小动脉更加明显，肾小球滤过压增高，滤过率降低不如肾血浆流量降低明显，结果使FF增加，出球小动脉和肾小管周围毛细血管的血浆胶体渗透压升高，近曲小管重吸收钠、水增加，导致水钠潴留。

7.皮下水肿是全身或躯体局部水肿的重要体征。当皮下组织有过多的液体积聚时，皮肤肿胀、弹性下降，用力按压可留下凹陷或压痕，称为凹陷性水肿。组织间隙内的胶体网状物（透明质酸、胶原及黏多糖等）可吸附一定量的水肿液。只有当组织液的积聚量超过胶体网状物的吸附能力时，才形成游离液体，用手指按压皮肤，液体向周围移动，出现凹陷性水肿。当外力去除几秒后，凹陷可自然恢复。

8.低钾血症通过膜电位异常对可兴奋组织产生损害，主要表现为膜电位和细胞膜离子通透性的改变，对骨骼肌和胃肠道的平滑肌的影响与低钾血症的发生速度有关：

（1）急性低钾血症：由于细胞外K^+浓度急剧降低，导致细胞内、外K^+浓度比值变大，静息状态下细胞内K^+外流增加，使静息电位（Em）负值增大，与阈电位（Et）的距离增加，细胞处于超极化阻滞状态。骨骼肌受累表现为肌肉无力和迟缓性麻痹；重症可导致呼吸肌麻痹；胃肠道平滑肌无力和麻痹可致胃肠蠕动减弱甚至麻痹性肠梗阻。

（2）慢性低钾血症：由于病程缓慢，细胞内K^+逐渐外移，细胞内、外K^+比值变化不大，静息电位基本正常，细胞兴奋性无明显变化，临床症状不明显。

9.钾与细胞代谢密切相关，机体缺钾可引起细胞功能和结构不同程度的损害：

（1）骨骼肌损害：钾浓度升高可扩张血管，使局部血流量增加。严重低钾血症（<2.5mmol/L）患者，由于肌肉运动时细胞不能释放出足够的钾，因此，肌肉可因缺血、缺

氧而发生肌细胞坏死和横纹肌溶解。

(2)肾损害:主要形态表现为髓质集合管上皮细胞肿胀、增生等,重者可波及各段肾小管,甚至肾小球,出现间质性肾炎表现。主要功能损害表现为尿浓缩功能的障碍,出现多尿。

(3)对酸碱平衡的影响:低钾血症时,可引起代谢性碱中毒,并发生反常性酸性尿。主要是由于低钾血症时 H^+ 向细胞内转移增多和肾脏排 H^+ 增多所致。

10.高钾血症对神经肌肉的影响与高钾血症的发生速度有关:

(1)急性高钾血症:轻度高钾血症(血清钾 $5.5\sim7.0$ mmol/L)时,细胞膜内外的钾浓度差减小,细胞内 K^+ 外流减少,使 Em 绝对值减小,与 Et 之间的距离缩小,导致神经、肌肉的兴奋性升高,患者可有手足感觉异常、疼痛等症状。严重高钾血症(血清钾 $7.0\sim9.0$ mmol/L)时,Em 绝对值过小,钠通道失活,使神经、肌肉的兴奋性反而降低,患者出现肌肉无力甚至迟缓性麻痹。

(2)慢性高钾血症:细胞内外钾浓度梯度变化不大,对神经-肌肉无明显影响。

11.高钾血症时,心肌电生理特性发生兴奋性增高、自律性降低、收缩性减弱及传导性降低等表现。机制如下:

(1)兴奋性的改变:轻度高钾血症时,心肌的兴奋性升高;重度高钾血症时,心肌的兴奋性降低,其机制与高钾血症对神经-肌肉兴奋性的影响相似。

(2)自律性降低:高钾血症,细胞膜对 K^+ 的通透性增高,复极化 4 期 K^+ 外流增加而 Na^+ 内流相对缓慢,自律细胞的自动除极化延缓致自律性降低。

(3)收缩性减弱:细胞外高钾抑制 Ca^{2+} 内流,使心肌兴奋-收缩耦联障碍致收缩性减弱。

(4)传导性降低:高钾血症时,Em 绝对值减小,0 期钠通道不易开放,心肌除极化的速度减慢、幅度减小,兴奋扩布缓慢而致传导性降低。

心肌的上述变化使患者易出现心律失常甚至心脏骤停。

(四)病例分析题

1.该患者发生了低渗性脱水、低钾血症。其诊断依据为:

(1)病因:腹泻 2 天,每天 $7\sim8$ 次,水样便;呕吐 3 次。

(2)有明显的脱水征:皮肤弹性减退,两眼凹陷,前囟下陷。

(3)有外周循环衰竭:如精神萎靡、血压明显降低、心跳快而弱、四肢发凉。

(4)血钠降低:Na^+ 130mmol/L;血清 K^+ 降低,为 3.2mmol/L,腹胀,肠鸣音减弱,腹壁反射消失,膝反射迟钝。

2.治疗前发生了高渗性脱水,治疗后发生了低渗性脱水、低钾血症。其发生机制为:

(1)治疗前:患者呕吐、腹泻 4 天可导致大量消化液的丢失,消化液为等渗性液体,因伴有发热,患者经皮肤、呼吸道丢失水分增多,最终导致失水多于失钠;化验检查血清 Na^+ 155mmol/L、血浆渗透压 320mmol/L,都高于正常水平,因此,根据该患者治疗前的病因和血钠浓度及血浆渗透压水平判定发生的是高渗性脱水。

(2)治疗后:该患者在治疗过程中 2 天内静脉滴注 5% 葡萄糖溶液 2000mL/d,即只补充水分而未补充钠盐,使病情发生改变,患者由高渗性脱水转为低渗性脱水;血清 Na^+ 120mmol/L,血浆渗透压 252mmol/L,血清 K^+ 3.0mmol/L,都低于正常水平,因此,根据该患者治疗后的病因和血钠、钾浓度及血浆渗透压水平判定发生了低渗性脱水和低钾血症。

3.患者诊断为幽门梗阻,伴频繁呕吐,丢失了大量胃液。胃液中含有水、胃酸和 K^+。结合患者的血钠、血钾浓度,血浆渗透压和 pH 值改变,以及明显的脱水症状,可判断患者发生了低钾血症、低渗性脱水和代谢性碱中毒。

第十六章　酸碱平衡紊乱 ▷▷▷

一、选择题

(一)A 型题

1.正常人体动脉血呈

    A.弱酸性　　　　　　　　B.弱碱性　　　　　　　　C.较强的酸性

    D.较强的碱性　　　　　　E.中性

2.对代谢性 H^+ 的缓冲主要依靠

    A.碳酸氢盐缓冲系统　　　B.血浆蛋白缓冲系统　　　C.血红蛋白缓冲系统

    D.磷酸盐缓冲系统　　　　E.氧合血红蛋白缓冲系统

3.代谢性酸中毒时不会出现的情况是

    A.CO_2CP 降低　　　　　B.$PaCO_2$ 升高　　　　　C.血液 pH 值降低

    D.尿液 pH 值降低　　　　E.尿液中铵盐增多

4.下列哪种情况不可能引起代谢性酸中毒

    A.缺氧　　　　　　　　　B.饥饿　　　　　　　　　C.糖尿病

    D.严重腹泻　　　　　　　E.过度换气

5.代谢性酸中毒时可出现

    A.$NaHCO_3$ 升高　　　　B.CO_2CP 升高　　　　　C.血浆 pH 值升高

    D.血清钾升高　　　　　　E.细胞内 pH 值升高

6.与肾小管上皮细胞泌 NH_3 作用无直接关系的是

    A.谷氨酰胺酶活性　　　　B.尿液 pH 值　　　　　　C.碳酸酐酶活性

    D.血 Na^+ 浓度　　　　　E.血 K^+ 浓度

7.酸碱平衡与电解质的关系中叙述错误的是

    A.高血钾可以导致酸中毒　　B.酸中毒常伴有高血氯

    C.碱中毒可以引起低血钾　　D.高血钾引起酸中毒,尿液呈酸性

    E.低血钾可引起碱中毒

8.AG 增高反映体内发生

    A.高血氯性代谢性酸中毒　　B.正常血氯性代谢性酸中毒

    C.代谢性碱中毒　　　　　　D.呼吸性酸中毒

    E.呼吸性碱中毒

9.下列哪项不会引起代谢性酸中毒

    A.高钾血症　　　　　　　　B.休克　　　　　　　　C.长期不能进食

    D.持续性大量呕吐　　　　　E.急性肾功能衰竭

10.BE 负值增大可见于

    A.代谢性酸中毒　　　　　　B.代谢性碱中毒　　　　C.急性呼吸性酸中毒

    D.急性呼吸性碱中毒　　　　E.慢性呼吸性碱中毒

11.某肾盂肾炎患者,血气分析测定:pH7.32,$PaCO_2$ 30mmHg,HCO_3^- 15mmol/L,该患者应诊断为

    A.代谢性酸中毒　　　　　　B.代谢性碱中毒　　　　C.呼吸性酸中毒

    D.呼吸性碱中毒　　　　　　E.混合性酸中毒

12.下列哪项不是呼吸性酸中毒的原因

    A.呼吸中枢抑制及呼吸肌麻痹　　　　　　　　　　B.肺泡弥散障碍

    C.气道阻塞　　　　　　　　　　　　　　　　　　D.通风不良

    E.肺部疾患导致通气障碍

13.某溺水窒息患者经抢救后,其血气分析结果为:pH7.18,$PaCO_2$ 75mmHg,HCO_3^- 28mmol/L,可诊断为

    A.代谢性酸中毒　　　　　　B.急性呼吸性酸中毒

    C.慢性呼吸性酸中毒　　　　D.代谢性酸中毒合并代谢性碱中毒

    E.混合性酸中毒

14.某肺心病患者因感冒、继发肺部感染而住院,血气分析结果为 pH7.32,$PaCO_2$ 71mmHg,HCO_3^- 35mmol/L,可诊断为

    A.代谢性酸中毒　　　　　　B.急性呼吸性酸中毒　　C.慢性呼吸性酸中毒

    D.混合性酸中毒　　　　　　E.代谢性碱中毒

15.某幽门梗阻患者发生反复呕吐,血气分析结果为:pH7.5,$PaCO_2$ 50mmHg,HCO_3^- 36mmol/L,可诊断为

    A.代谢性酸中毒　　　　　　B.代谢性碱中毒　　　　C.呼吸性酸中毒

    D.呼吸性碱中毒　　　　　　E.混合性碱中毒

16.代谢性酸中毒时不会出现下列哪种变化

    A.心律失常　　　　　　　　　　　　　　　　　　B.心肌收缩力减弱

    C.血管对儿茶酚胺反应性降低　　　　　　　　　　D.中枢神经系统功能抑制

    E.神经肌肉兴奋性增强

17.严重失代偿性呼吸性酸中毒时,下列哪个系统的功能障碍最明显

    A.中枢神经系统　　　　　　B.心血管系统　　　　　C.泌尿系统

    D.运动系统　　　　　　　　E.血液系统

18.酸中毒时血钾变化的规律是

    A.升高　　　　　　　　　　B.不变　　　　　　　　C.降低

D.先升后降　　　　　　　E.先降后升

19.下列哪一项混合性酸碱平衡紊乱不可能出现

A.代谢性酸中毒合并代谢性碱中毒

B.呼吸性酸中毒合并呼吸性碱中毒

C.代谢性酸中毒合并呼吸性碱中毒

D.代谢性酸中毒合并呼吸性酸中毒

E.代谢性碱中毒合并呼吸性碱中毒

20.碱中毒时出现神经肌肉应激性亢进、手足抽搐的主要原因是

A.血清 K^+ 减少　　　　　B.血清 Cl^- 减少　　　　　C.血清 Ca^{2+} 减少

D.血清 Na^+ 减少　　　　　E.血清 Mg^{2+} 减少

21.血气分析测定结果为 $PaCO_2$ 降低,同时伴有 HCO_3^- 升高,可诊断为

A.呼吸性酸中毒　　　　　B.代谢性酸中毒　　　　　C.呼吸性碱中毒

D.代谢性碱中毒　　　　　E.呼吸性碱中毒合并代谢性碱中毒

22.血气分析测定结果为 $PaCO_2$ 升高,同时伴有 HCO_3^- 降低,可诊断为

A.呼吸性酸中毒　　　　　B.代谢性酸中毒　　　　　C.呼吸性碱中毒

D.代谢性碱中毒　　　　　E.呼吸性酸中毒合并代谢性酸中毒

23.当 AB<SB 时,可能有

A.代谢性碱中毒　　　　　B.呼吸性酸中毒　　　　　C.混合性酸中毒

D.呼吸性碱中毒　　　　　E.代偿后的代谢性碱中毒

24.急性呼吸性酸中毒时,可以出现

A.SB 增加　　　　　　　B.AB 减少　　　　　　　C.SB<AB

D.SB>AB　　　　　　　E.SB=AB

25.某患者血气分析结果为 pH7.21,$PaCO_2$72mmHg,HCO_3^-33mmol/L,其酸碱平衡紊乱的类型是

A.代谢性酸中毒　　　　　B.呼吸性酸中毒　　　　　C.代谢性碱中毒

D.呼吸性碱中毒　　　　　E.呼吸性酸中毒合并代谢性酸中毒

26.某患者血气分析结果为 pH7.51,$PaCO_2$52mmHg,HCO_3^-38mmol/L,其酸碱平衡紊乱的类型是

A.代谢性酸中毒　　　　　B.呼吸性酸中毒　　　　　C.代谢性碱中毒

D.呼吸性碱中毒　　　　　E.呼吸性碱中毒合并代谢性碱中毒

27.某患者血气分析结果为 pH7.29,$PaCO_2$28mmHg,SB17mmol/L,其酸碱平衡紊乱的类型是

A.代谢性酸中毒　　　　　B.呼吸性酸中毒　　　　　C.代谢性碱中毒

D.呼吸性碱中毒　　　　　E.呼吸性碱中毒合并代谢性碱中毒

28.某患者血气分析结果为 pH7.49,$PaCO_2$31mmHg,HCO_3^-21mmol/L,其酸碱平衡紊乱的类型是

A.代谢性酸中毒   B.呼吸性酸中毒   C.代谢性碱中毒

D.呼吸性碱中毒   E.呼吸性酸中毒合并代谢性碱中毒

29.下列哪一项不是代谢性碱中毒的原因

A.严重腹泻   B.剧烈呕吐   C.应用利尿剂

D.盐皮质激素过多   E.低钾血症

30.严重失代偿性呼吸性酸中毒时,下列哪项治疗措施是错误的

A.去除呼吸道梗阻   B.使用呼吸中枢兴奋剂   C.使用呼吸中枢抑制剂

D.控制感染   E.使用碱性药物

31.失代偿性呼吸性酸中毒时不易出现下列哪项变化

A.高钾血症   B.心律失常   C.心肌收缩力减弱

D.脑血管收缩   E.末梢血管扩张

32.酸中毒引起心肌收缩力

A.先增强后减弱   B.先减弱后增强   C.减弱

D.增强   E.不变

33.AG 增高型代谢性酸中毒常见于

A.严重腹泻   B.使用碳酸酐酶抑制剂   C.严重心衰、缺氧

D.稀释性酸中毒   E.高钾血症

34.正常体液中酸(H^+)的主要来源是

A.食物摄入的酸

B.代谢过程中产生的碳酸

C.蛋白分解代谢产生的硫酸、磷酸和尿酸

D.糖代谢产生的甘油酸、丙酮酸、乳酸和三羧酸

E.脂肪代谢产生的 β-羟丁酸和乙酰乙酸

35.下列缓冲系统不能缓冲挥发酸的是

A.HCO_3^-/H_2CO_3 B.$HPO_4^{2-}/H_2PO_4^-$ C.Pr^-/HPr

D.Hb^-/HHb E.$HbO_2^-/HHbO_2$

36.抽取的血液标本,如未与空气隔绝,下列哪项指标的测定结果将受到影响

A.SB   B.BB   C.AG

D.BE   E.AB

37.反映血液中具有缓冲作用的负离子碱总和的指标是

A.SB   B.AB   C.BB

D.BE   E.AG

38.完全代偿性酸或碱中毒时,血浆中 HCO_3^-/H_2CO_3 的比值应为

A.30/1   B.25/1   C.20/1

D.15/1   E.10/1

39.下列哪项不是引起 AG 增高型代谢性酸中毒的病因

A.糖尿病　　　　　　　　B.CO 中毒　　　　　　　C.严重饥饿

D.肠瘘　　　　　　　　　E.水杨酸中毒

40.AG 正常型代谢型酸中毒常见于

A.腹泻　　　　　　　　　B.心力衰竭　　　　　　　C.严重肾功能衰竭

D.重度高钾血症　　　　　E.严重贫血

41.慢性呼吸性酸中毒时机体代偿的主要方式是

A.细胞外液缓冲　　　　　B.细胞内缓冲　　　　　　C.细胞内外离子交换

D.肾脏代偿　　　　　　　E.骨骼代偿

42.下列哪项不是引起呼吸性碱中毒的原因

A.低张性低氧血症　　　　B.癔症发作　　　　　　　C.氨中毒

D.G$^-$杆菌败血症　　　　E.严重低钾血症

43.下列呼吸性酸中毒合并代谢性酸中毒的特点中,哪项是不正确的

A.pH 明显降低

B.HCO$_3^-$减少和 PaCO$_2$增高,二者不能相互代偿

C.SB、AB、BB 变化不大,AB<SB

D.血 K$^+$升高

E.AG 增大

44.下列哪项不是引起代谢性酸中毒合并呼吸性碱中毒的原因?

A.感染性休克　　　　　　B.肺性脑病　　　　　　　C.水杨酸中毒

D.糖尿病合并感染　　　　E.ARDS

45.下列代谢性酸中毒合并呼吸性碱中毒的特点中,哪项是不正确的?

A.PaCO$_2$和 HCO$_3^-$浓度均降低,且均小于代偿的最低值

B.SB、AB、BB 均降低,AB<SB

C.BE 负值增大

D.AG 减小

E.pH 变化不大

46.某糖尿病患者,血气分析结果如下:pH7.30,PaCO$_2$ 4.5kPa(34mmHg),HCO$_3^-$ 16mmol/L,血 Na$^+$140mmol/L,CL$^-$104mmol/L,K$^+$4.5mmol/L,应诊断为

A.AG 增高性代谢性酸中毒

B.AG 正常性代谢性酸中毒

C.AG 增高性代谢性酸中毒合并呼吸性碱中毒

D.AG 增高性代谢性酸中毒合并代谢性碱中毒

E.AG 正常性代谢性酸中毒合并呼吸性碱中毒

47.某溺水患者,经抢救后血气分析结果如下:pH7.20,PaCO$_2$ 10.7kPa(80mmHg),HCO$_3^-$ 27mmol/L,可诊断为

A.代谢性碱中毒

B.急性呼吸性酸中毒

C.代谢性酸中毒

D.急性呼吸性酸中毒合并代谢性碱中毒

E.急性呼吸性酸中毒合并代谢性酸中毒

48.某肝性脑病患者,血气分析结果如下:pH7.47,$PaCO_2$ 4.5kPa(26.6mmHg),HCO_3^- 19.3mmol/L,其酸碱紊乱类型为

A.呼吸性碱中毒　　　　　　B.代谢性酸中毒　　　　　C.呼吸性酸中毒

D.代谢性碱中毒　　　　　　E.呼吸性碱中毒合并代谢性酸中毒

49.某肺心病患者,血气分析结果:pH7.26,$PaCO_2$ 11.4kPa(85.8mmHg),HCO_3^- 30mmol/L,血 Na^+ 140mmol/L,Cl^- 90mmol/L,其酸碱紊乱类型为

A.呼吸性酸中毒

B.代谢性碱中毒

C.AG 增高性代谢性酸中毒

D.呼吸性酸中毒合并代谢性碱中毒

E.呼吸性酸中毒合并 AG 增高性代谢性酸中毒

50.某慢性肾功能衰竭患者,因反复呕吐急诊入院,血气分析结果为:pH7.40,$PaCO_2$ 5.90kPa(44mmHg),HCO_3^- 26mmol/L,Na^+ 142mmol/L,Cl^- 96mmol/L,应诊断为

A.AG 增高性代谢性酸中毒

B.AG 增高性代谢性酸中毒合并代谢性碱中毒

C.AG 正常性代谢性酸中毒

D.AG 正常性代谢性酸中毒合并代谢性碱中毒

E.完全代偿性呼吸性酸中毒

51.某门脉性肝硬化患者,肝昏迷 2 日,血气分析结果为:pH7.44,$PaCO_2$ 3.2kPa(24mmHg),HCO_3^- 16mmol/L,应诊断为

A.代谢性酸中毒

B.呼吸性碱中毒

C.代谢性碱中毒

D.慢性代偿性呼吸性碱中毒

E.代谢性酸中毒合并呼吸性碱中毒

52.一尿闭患者入院时留置导尿管,两日后出现低血压和发热,尿中有大量白细胞和细菌,血气分析为:pH7.32,PaO_2 10.7kPa(80mmHg),$PaCO_2$ 2.67kPa(20mmHg),HCO_3^- 10mmol/L,其酸碱紊乱类型为

A.代谢性酸中毒

B.呼吸性酸中毒

C.代谢性酸中毒合并呼吸性酸中毒

D.代谢性酸中毒合并呼吸性碱中毒

E.呼吸性碱中毒

（二）B 型题

A.血浆 pH 正常，HCO_3^- 下降，$PaCO_2$ 下降

B.血浆 pH 下降，HCO_3^- 上升，$PaCO_2$ 下降

C.血浆 pH 正常，HCO_3^- 下降，$PaCO_2$ 上升

D.血浆 pH 下降，HCO_3^- 下降，$PaCO_2$ 下降

E.血浆 pH 正常，HCO_3^- 上升，$PaCO_2$ 上升

1.失代偿性代谢性酸中毒表现为

2.代偿性呼吸性酸中毒表现为

A.$H_2PO_4^-$　　　　　　B.HCO_3^-　　　　　C.H_2CO_3

D.NH_3　　　　　　　　E.Hb

3.缓冲挥发酸的主要因素是

4.肾脏维持血浆 pH 恒定的主要因素是

5.肺脏维持血浆 pH 恒定的主要因素是

A.代谢性酸中毒　　　　B.呼吸性酸中毒　　　C.呼吸性碱中毒

D.代谢性碱中毒　　　　E.混合性酸中毒

6.$NaHCO_3$ 原发性减少，CO_2CP 降低是

7.H_2CO_3 原发性减少，CO_2CP 降低是

8.H_2CO_3 原发性增高，CO_2CP 升高是

A.挥发酸　　　　　　　B.固定酸　　　　　　C.CO_2CP

D.$PaCO_2$　　　　　　　E.pH

9.不能由肺呼出，需经肾调节的酸称为

10.物理溶解于血浆中的 CO_2 所产生的压力称为

A.酸中毒时酸性尿　　　B.酸中毒时碱性尿　　C.碱中毒时碱性尿

D.碱中毒时酸性尿　　　E.酸碱正常时酸性尿

11.严重失血性休克可出现

12.严重高钾血症可出现

A.缓冲能力较强，但易影响血 K^+ 浓度

B.缓冲作用慢，但最持久有效

C.缓冲作用最迅速

D.缓冲作用快，但只调节血 H_2CO_3

E.缓冲作用强，但只能缓冲固定酸

13.碳酸氢盐缓冲系统

14.肺的调节

15.肾的调节

A.代谢性酸中毒合并呼吸性酸中毒

B.代谢性碱中毒合并呼吸性碱中毒

C.呼吸性酸中毒合并代谢性碱中毒

D.呼吸性碱中毒合并代谢性酸中毒

E.代谢性酸中毒合并代谢性碱中毒

16.高热并伴有剧烈呕吐可发生

17.肺阻塞性疾病伴有休克可发生

18.糖尿病患者伴有剧烈呕吐可发生

    A.代谢性酸中毒   B.代谢性碱中毒   C.呼吸性酸中毒

    D.呼吸性碱中毒   E.酸碱平衡正常

19.HCO_3^- 原发性减少可见于

20.HCO_3^- 原发性增加可见于

21.HCO_3^- 继发性增加可见于

(三)X 型题

1.代偿性代谢性酸中毒应具备下列哪些特点

    A.血浆 pH 正常   B.血浆 pH 降低

    C.血浆 $NaHCO_3$ 原发性降低   D.血浆 H_2CO_3 继发性降低

    E.血浆 $NaHCO_3$ 原发性升高

2.关于肾脏在酸碱平衡中的作用,下列哪些是正确的

    A.肾小管泌 H^+ 及 Na^+ 的重吸收

    B.肾远曲小管和集合管的泌 NH_3 作用

    C.Na_2HPO_4 含量增多

    D.肾小管分泌 K^+ 和 Na^+

    E.Na^+-H^+ 交换与 Na^+-K^+ 交换相互竞争

3.碳酸氢盐缓冲对是缓冲固定酸最重要的缓冲对,其主要原因有

    A.浓度高   B.缓冲容量大

    C.肺和肾都能补充 HCO_3^- 和 H_2CO_3 D.比例波动范围大

    E.广泛存在于细胞内外

4.在酸中毒时,肾脏代偿的方式有

    A.碳酸氢盐重吸收增强

    B.磷酸盐的酸化加强

    C.肾小管上皮泌 NH_3 增强

    D.肾小管上皮 H^+-Na^+ 交换减少

    E.肾小管上皮泌 K^+ 增多

5.动脉血 pH 在 7.35~7.45 间,可能说明

    A.混合型酸碱平衡紊乱   B.没有酸碱平衡紊乱

    C.代偿性酸中毒或碱中毒   D.AG 增高型代谢性酸中毒

E.低钾血症型酸中毒

6.$PaCO_2$ 低于正常,可能表明

　A.代谢性酸中毒　　　　　　B.呼吸性酸中毒　　　　　C.呼吸性碱中毒

　D.代谢性碱中毒　　　　　　E.呼吸性酸中毒合并代谢性酸中毒

7.$PaCO_2$ 高于正常,可能表明

　A.代谢性酸中毒　　　　　　B.呼吸性酸中毒　　　　　C.呼吸性碱中毒

　D.代谢性碱中毒　　　　　　E.呼吸性酸中毒合并代谢性酸中毒

8.人体体液 pH 维持相对恒定主要依靠

　A.肺调节　　　　　　　　　B.血液缓冲　　　　　　　C.肾调节

　D.胃肠调节　　　　　　　　E.脾调节

9.AG 的真正含义是指

　A.血浆中未测定阴离子量减去未测定的阳离子量的差值

　B.血浆中 Na^+ 与(Cl^- ＋HCO_3^-)的差值

　C.主要代表未测定的磷酸根、硫酸根和有机酸根

　D.血浆中阴阳离子的差数

　E.血浆中阴离子的总量

10.机体在代谢过程中产生的固定酸包括

　A.硫酸　　　　　　　　　　B.碳酸　　　　　　　　　C.磷酸

　D.尿酸　　　　　　　　　　E.丙酮酸

11.酸中毒时心肌收缩力减弱的机制可能是

　A.诱发产生心肌抑制因子　　B.H^+ 与 Ca^{2+} 竞争肌钙蛋白上的结合点

　C.H^+ 影响 Ca^{2+} 内流　　D.H^+ 影响心肌细胞的肌浆网释放 Ca^{2+}

　E.H^+ 影响心肌细胞的肌浆网摄取 Ca^{2+}

12.代谢性酸中毒时发生中枢神经系统抑制的机制包括

　A.脑内 γ-氨基丁酸生成增多　　　　　　　　　B.脑内 ATP 生成减少

　C.脑血管收缩　　　　　　　　　　　　　　　D.脑内 α-酮戊二酸生成增多

　E.儿茶酚胺生成增多

13.代谢性碱中毒会发生

　A.脑内 γ-氨基丁酸生成增多　　　　　　　　　B.氧解离曲线右移

　C.血浆游离钙浓度降低　　　　　　　　　　　D.低钾血症

　E.低钠血症

14.代谢性酸中毒常见的表现有

　A.呼吸深而快　　　　　　　B.HCO_3^- 下降　　　　　C.尿液一般呈酸性

　D.腱反射减退　　　　　　　E.心肌收缩力加强

15.严重呕吐引起代谢性碱中毒的机制是

　A.H^+ 随胃液丢失,导致血浆中 HCO_3^- 潴留

B.胃液丢失大量 Cl^-

C.胃液丢失大量 K^+

D.胃液丢失使细胞外液容量减少,引起继发性醛固酮增多

E.胃液丢失大量 K^+、Ca^{2+}

16.酸碱指标中不受呼吸影响的指标有

A.AB B.SB C.BB

D.BE E.CO_2CP

17.能反映酸碱平衡代谢性因素的指标有

A.pH B.CO_2CP C.BB

D.SB E.BE

18.经肾丢失 H^+ 而发生代谢性碱中毒可见于

A.醛固酮分泌过多 B.急性肾衰多尿期

C.慢性肾衰晚期 D.肾上腺糖皮质激素分泌过少

E.肾素分泌过多

19.氧解离曲线左移可见于

A.代谢性酸中毒 B.代谢性碱中毒 C.呼吸性碱中毒

D.呼吸性酸中毒 E.代谢性酸中毒合并代谢性碱中毒

20.中枢神经系统功能障碍可见于

A.代谢性酸中毒 B.呼吸性酸中毒 C.代谢性碱中毒

D.呼吸性碱中毒 E.混合型酸碱平衡紊乱

21.酸中毒时肾脏代偿的最主要方式是

A.加强泌 H^+ B.重吸收 HCO_3^- C.磷酸盐的酸化

D.加强泌 NH_3 E.Cl^- 重吸收增加

22.酮症酸中毒发生于

A.糖尿病 B.酒精中毒 C.水杨酸盐中毒

D.饥饿 E.呕吐

23.BE 正值增大可见于

A.代谢性酸中毒 B.代谢性碱中毒 C.代偿后呼吸性酸中毒

D.代偿后呼吸性碱中毒 E.呼吸性酸中毒

24.AG>16mmol/L 可见于

A.严重腹泻 B.休克 C.严重贫血

D.糖尿病 E.NH_4Cl 摄入过多

25.引起代谢性碱中毒的原因是

A.剧烈呕吐 B.使用碳酸酐酶抑制剂 C.盐皮质激素过多

D.低钾血症 E.Addison 病

26.反常性碱性尿可见于

A.摄入大量盐酸精氨酸　　　B.肾小管性酸中毒　　　　C.过多使用碳酸酐酶抑制剂
D.低血钾　　　　　　　　　E.高血钾

二、非选择题

(一)名词解释

1.酸碱平衡紊乱　2.血浆 pH　3.标准碳酸氢盐(SB)　4.实际碳酸氢盐(AB)
5.缓冲碱(BB)　6.剩余碱(BE)　7.阴离子间隙　8.代谢性酸中毒　9.代谢性碱中毒
10.呼吸性酸中毒　11.呼吸性碱中毒　12.混合型酸碱平衡紊乱　13.CO_2 麻醉

(二)填空题

1.正常血液的 pH 值主要取决于血浆中　①　，正常人动脉血 pH 值的变动范围是　②　。

2.对呼吸性 H^+ 的缓冲主要依靠　①　，对代谢性 H^+ 的缓冲主要依靠　②　。

3.体液缓冲系统主要由　①　缓冲对、　②　缓冲对、　③　和　④　缓冲对组成。对固定酸进行缓冲主要依靠　⑤　缓冲对，对挥发酸进行缓冲主要依靠　⑥　缓冲对。

4.持续大量呕吐，可引起　①　；呼吸衰竭时，合并　②　，易发生肺性脑病。

5.代谢性酸中毒对心血管功能的影响有　①　、　②　、　③　。

6.酸中毒使　①　对儿茶酚胺的敏感性　②　，引起血管阻力　③　。H^+ 可竞争性地抑制　④　与　⑤　的结合，因而导致心肌收缩力　⑥　。

7.酸中毒常伴有　①　钾血症，碱中毒常伴有　②　钾血症。

8.反映酸碱平衡呼吸因素的最佳指标是　①　，反映血浆中实际 HCO_3^- 量的指标是　②　，反映血液中全部缓冲碱的指标是　③　，直接反映血浆碱储备过多或不足的指标是　④　。

9.肾功能衰竭引起酸中毒的机制是：　①　、　②　、　③　。

10.在所有酸碱平衡指标中，三个基本变量是　①　、　②　、　③　。

11.如 AB＞SB，则表明 $PaCO_2$＞　①　，可见于　②　。

12.$PaCO_2$ 是反映　①　的主要指标，正常值为　②　，平均值为　③　。

13.目前多以 AG＞　①　，作为判断是否 AG 增高性代谢性酸中毒的界限。

14.在代谢性酸中毒时，肾通过　①　及　②　，使 HCO_3^- 在细胞外液的浓度有所恢复。

15.各种原因引起呼吸性酸中毒的主要机制是　①　，引起呼吸性碱中毒的基本机制是　②　。

16.高钾血症引起的代谢性酸中毒，排　①　尿，低钾血症引起的代谢性碱中毒，排　②　尿。

17.纠正代谢性酸中毒可选用的药物常有　①　、　②　和　③　。

18.呕吐常引起　①　，发生机制主要是　②　、　③　和　④　。

19.按给予盐水后代谢性碱中毒能否得到纠正可将其分为　①　和　②　。

20.急性呼吸性碱中毒机体主要的代偿方式是＿①＿,慢性呼吸性碱中毒机体主要的代偿方式是＿②＿。

(三)问答题

1.简述酸中毒对机体的影响。

2.简述碱中毒对机体的影响。

3.酸中毒时,为什么往往伴有高血钾?

4.试述引起代谢性酸中毒的原因及其血气分析参数的变化。

5.代谢性酸中毒时机体是如何进行代偿调节的?

6.慢性肾功能衰竭的早期和晚期均产生代谢性酸中毒,其发生机制有何不同?

7.慢性阻塞性肺疾病患者常发生何种酸碱失衡?其血气分析参数有何变化?

8.幽门梗阻患者为什么易发生代谢性碱中毒?

9.对盐水反应性碱中毒患者,为什么给予等张或半张盐水后便能使代谢性碱中毒得到纠正?

10.血钾、血氯浓度与酸碱失衡有何联系?为什么?

11.在各种单纯性酸碱失衡中血浆中 HCO_3^- 浓度有何变化?

(四)病案分析题

1.某女性长时间大哭后,血 pH7.56,$PaCO_2$25.8mmHg,HCO_3^-22mmol/L。试分析该患者可能为何种酸碱平衡失调? 说明诊断依据。

2.患者,女,60 岁,被诊断为肺心病并发呼吸衰竭,血气指标:pH7.30,$PaCO_2$80mmHg,HCO_3^-39.2mmol/L。该患者有何酸碱平衡紊乱? 为什么?

3.某一酸碱平衡失调者,其化验结果为:CO_2 结合力降低,血清 K^+ 升高。请判断该患者属于哪种类型的酸碱平衡失调,并说明理由。

参考答案

一、选择题

(一)A 型题

1.B	2.A	3.B	4.E	5.D	6.D	7.D	8.B	9.D	10.A
11.A	12.B	13.B	14.C	15.B	16.E	17.A	18.A	19.B	20.C
21.E	22.E	23.D	24.C	25.B	26.C	27.A	28.D	29.A	30.C
31.D	32.C	33.C	34.B	35.A	36.E	37.C	38.C	39.D	40.A
41.D	42.E	43.C	44.B	45.C	46.A	47.B	48.A	49.E	50.B
51.D	52.D								

(二)B 型题

1.D	2.E	3.E	4.B	5.C	6.A	7.C	8.B	9.B	10.D

11.A　12.B　13.E　14.D　15.B　16.B　17.A　18.E　19.A　20.B
21.C

(三)X 型题

1.ACD　2.ABE　3.ABC　4.ABC　5.ABC　6.AC
7.BD　8.ABC　9.ABC　10.ACDE　11.BCDE　12.AB
13.CD　14.ABCD　15.ABCD　16.BCD　17.CDE　18.AB
19.BC　20.ABCDE　21.ABCD　22.ABD　23.BC　24.BCD
25.ACD　26.BCE

二、非选择题

(一)名词解释

1.当机体的酸性或碱性物质的量过多或过少,超过机体的调节能力或调节功能发生障碍时,其血浆 pH 超越正常范围,使机体发生酸中毒或碱中毒,称为酸碱平衡紊乱。

2.血浆 pH 是指动脉血中 H^+ 浓度的负对数。正常值为 7.35～7.45,平均为 7.40。pH 值小于 7.35 为酸中毒,大于 7.45 为碱中毒。

3.SB 是指全血标本在 37℃、Hb 氧饱和度 100%、$PaCO_2$ 为 40mmHg 的气体平衡后的标准条件下测得的血浆 HCO_3^- 浓度。正常范围为 22～27mmol/L,平均 24mmol/L。

4.AB 是指隔绝空气的血液标本,在实际 $PaCO_2$ 和实际血氧饱和度条件下测得的血浆 HCO_3^- 含量。这是人体血浆中 HCO_3^- 的真实浓度。

5.BB 是指血液中一切具有缓冲作用的负离子碱的总和,正常值为 45～52mmol/L,平均值为 48mmol/L。

6.BE 是指全血标本在 37℃、$PaCO_2$ 为 40mmHg、Hb 完全氧合的条件下,用酸或碱滴定至 pH 为 7.40 时所用的酸或碱的量。用酸滴定时,所用浓度以正值表示;用碱滴定时,所用浓度以负值表示,正常值范围为 0±3mmol/L。

7.阴离子间隙是指血浆中未测定的阴离子(UA)和未测定阳离子(UC)的浓度差(AG=UA－UC),正常值为 12±2mmol/L。

8.代谢性酸中毒是由于各种原因引起的血浆 HCO_3^- 浓度原发性降低,导致 pH 降低、机体机能及代谢改变,从而出现一系列临床表现的病理过程。

9.代谢性碱中毒是各种原因引起的血浆 HCO_3^- 浓度原发性升高,导致 pH 升高、机体机能及代谢改变,从而出现一系列临床表现的病理过程。

10.呼吸性酸中毒是各种原因引起的血浆 H_2CO_3 浓度($PaCO_2$)原发性增高,导致 pH 降低,机体机能、代谢改变,从而出现一系列临床表现的病理过程。

11.呼吸性碱中毒各种原因引起的血浆 H_2CO_3 浓度($PaCO_2$)原发性降低,导致 pH 升高、机体机能、代谢改变,从而出现一系列临床表现的病理过程。

12.混合性酸碱平衡紊乱是指同一患者有两种或两种以上的单纯型酸碱平衡紊乱同时存在。

13.CO_2 麻醉是指血浆中高浓度 CO_2,导致的中枢神经系统功能抑制,如嗜睡、昏迷、呼吸抑制等。

(二)填空题

1.①HCO_3^- 与 H_2CO_3 的比值　②7.35～7.45

2.①HCO_3^- 以外的缓冲系统　②HCO_3^- 缓冲系统

3.①碳酸氢盐　②磷酸盐　③蛋白质　④血红蛋白　⑤碳酸氢盐　⑥血红蛋白

4.①代谢性碱中毒　②呼吸性酸中毒

5.①心肌收缩力减弱　②心律失常　③血管对儿茶酚胺的反应性降低

6.①毛细血管前括约肌　②降低　③降低　④Ca^{2+}　⑤肌钙蛋白　⑥降低

7.①高　②低

8.①$PaCO_2$　②AB　③BB　④BE

9.①肾小管上皮细胞排 NH_3 减少,泌 H^+ 减少　②$NaHCO_3$ 重吸收减少　③HPO_4^{2-} 潴留

10.①pH　②HCO_3^-(AB)　③$PaCO_2$

11.①40mmHg(5.32kPa)/46mmHg(6.25kPa)　②呼吸性酸中毒及代偿后的代谢性碱中毒

12.①呼吸性酸碱平衡紊乱　②33～46mmHg(4.39～6.25kPa)　③40mmHg(5.32kPa)

13.①16mmol/L

14.①加强泌 H^+、泌 $NH4^+$　②回收 HCO_3^-

15.①肺通气障碍　②肺通气过度

16.①反常性碱性　②反常性酸性

17.①碳酸氢钠　②乳酸钠　③三羟甲基氨基甲烷(THAM)

18.①代谢性碱中毒　②失 H^+　③失 K^+　④失 Cl^-

19.①盐水反应性碱中毒　②盐水抵抗性碱中毒

20.①组织细胞的缓冲　②肾的调节作用

(三)问答题

1.①代谢性酸中毒可使中枢神经系统出现以抑制为特点的功能变化;可引起高钾血症;心肌收缩力减弱和心律失常;慢性代谢性酸中毒可影响骨骼的生长发育。②呼吸性酸中毒的影响类似于代谢性酸中毒,但中枢神经系统的改变有其特点:高浓度 CO_2 可引起脑血管扩张、颅内压增高,出现头痛、精神错乱或嗜睡,严重时可发生 CO_2 麻醉状态,甚至引起严重的中枢神经系统功能紊乱(肺性脑病)。

2.①代谢性碱中毒时,氧解离曲线左移,机体缺氧,对中枢神经系统的影响明显,同时中枢的 γ-氨基丁酸减少,表现为烦躁、精神错乱、意识障碍等;血浆中游离 Ca^{2+} 减少,使神经肌肉的兴奋性增高,易出现手足搐搦;也可发生低钾血症而影响心血管功能。②慢性呼吸性碱中毒一般无明显症状,急性呼吸性碱中毒时,由于 $PaCO_2$ 降低,脑血管收缩,临床

表现为头痛、意识障碍等。血浆游离 Ca^{2+} 减少,可有手足搐搦。

3.酸中毒时,细胞外液 H^+ 浓度增加,部分 H^+ 进入细胞内与 K^+ 交换,使细胞外液 K^+ 浓度增高;同时,肾小管上皮细胞的泌 H^+ 作用加强,而泌 K^+ 作用减弱,K^+ 的排出减少。因此,酸中毒时往往伴有高血钾。

4.引起代谢性酸中毒的原因:①固定酸产生过多;②固定酸排泄障碍;③HCO_3^- 丢失过多;④高血钾;⑤外源性固定酸摄入过多。

代谢性酸中毒的血气分析变化:HCO_3^- 原发性降低,AB、SB、BB 值均降低,AB<SB,BE 负值增大,pH 值下降,通过呼吸代偿,$PaCO_2$ 继发性下降。

5.(1)血液及细胞内的缓冲作用:$H^+ + HCO_3^- \rightarrow H_2CO_3 \rightarrow CO_2 + H_2O$ $H^+ + Buf$ $\rightarrow$ Hbuf,细胞内外 K^+-H^+ 交换,进入细胞内 H^+ 被细胞内缓冲系统缓冲。

(2)肺的代偿调节:H^+ 浓度增加,刺激颈动脉体和主动脉体化学感受器,反射性兴奋呼吸中枢,呼吸加深加快,使血中 H_2CO_3($PaCO_2$)继发性降低。

(3)肾的代偿调节:代谢性酸中毒时,肾小管上皮细胞中的碳酸酐酶和谷氨酰胺酶活性增强,肾泌 H^+ 及泌 NH_4^+ 及回收 HCO_3^- 增加,使血浆 HCO_3^- 浓度有所恢复。

6.慢性肾衰早期产生的酸中毒主要是肾小管上皮细胞泌 H^+ 产 NH_3 和重吸收 $NaHCO_3$ 减少所致,Na^+、水排出增多,因而细胞外液容量有所减少,激活肾素-血管紧张素-醛固酮系统,使 $NaCl$ 滞留,发生高血氯性酸中毒。晚期发生酸中毒是因肾小球滤过率降至正常人的 20% 以下时,血浆中非挥发性酸代谢产物,特别是硫酸、磷酸等在体内蓄积,发生 AG 增高性代谢性酸中毒。

7.慢性阻塞性肺病患者常发生慢性呼吸性酸中毒。其血气分析参数变化:$PaCO_2$ 原发性增高,pH 降低,通过肾代偿后,SB、AB、BB 值均升高,AB>SB,BE 正值增大。

8.呕吐是幽门梗阻患者的主要表现,由于频繁呕吐:①失 H^+;②失 K^+;③失 Cl^-;④细胞外液容量减少,激活肾素-血管紧张素-醛固酮系统

9.①扩充了细胞外液容量,消除了"浓缩性碱中毒"成分的作用。②有效循环血量得到恢复,增强肾小管重吸收 HCO_3^- 的因素已不存在,血浆中过多的 HCO_3^- 从尿中排出。③远端肾单位小管液中 Cl^- 含量增加,则使皮质集合管分泌 HCO_3^- 增强。

10.高血钾与高血氯均可引起代谢性酸中毒;低血钾和低血氯均可引起代谢性碱中毒。因血钾浓度的改变会影响细胞(包括肾小管上皮细胞)内外 K^+-H^+ 交换,血氯浓度的改变则影响远端肾小管内 Cl-HCO_3^- 的交换。

11.代谢性酸中毒时,血浆中 HCO_3^- 原发性降低,代谢性碱中毒时,血浆中 HCO_3^- 原发性升高;慢性呼吸性酸中毒时,血浆 HCO_3^- 呈代偿性升高,慢性呼吸性碱中毒时,血浆 HCO_3^- 则呈代偿性降低。

(四)病案分析题

1.可能为急性呼吸性碱中毒。诊断依据:pH7.56 说明有失代偿性碱中毒;长时间的大哭后,由于呼吸中枢过度兴奋引起通气过度,使 CO_2 排出增多。由于肺通气过度,$PaCO_2$ 原发性降低,肾在短时间内还来不及发挥代偿调节作用,所以血浆 HCO_3^- 仅略有

降低。

2.慢性呼吸性酸中毒。诊断依据：pH 降低为失代偿性酸中毒。患者有长期的呼吸系统疾病，可因肺通气量减少而造成 CO_2 潴留。根据病史和血 pH 的变化，首先考虑呼吸性酸中毒。$PaCO_2$ 原发性增高，因患者有长期的呼吸系统疾病，肾脏可发挥代偿调节作用，泌 H^+、泌 NH_4^+ 和重吸收 HCO_3^- 增加，使血浆 HCO_3^- 浓度代偿性增加。另外，患者 $PaCO_2$ 虽然明显增高，但由于肾的代偿，血浆 HCO_3^- 浓度亦明显增加，故血 pH 的下降并不很明显。

3.就血 K^+ 浓度与酸碱平衡失调的关系而言，血 K^+ 浓度升高，必然存在酸中毒。而 CO_2 结合力下降有两种情况：一是体内固定酸产生过多，肾排酸和重吸收 $NaHCO_3$ 障碍以及碱性消化液丢失过多等原因造成血浆 $NaHCO_3$ 浓度原发性降低，而引起代谢性酸中毒。另外，由于各种原因导致肺换气过度，CO_2 呼出过多，使血浆 H_2CO_3 浓度原发性降低伴有 $NaHCO_3$ 相应降低所致的代偿性呼吸性碱中毒。所以，根据化验结果，该患者的酸碱平衡失调类型属于代谢性酸中毒。

第十七章 缺 氧 ▷▷▷▷

一、选择题

(一)A 型题

1. 缺氧是指

   A. 吸入气中的氧含量减少   B. 血液中的氧含量过低

   C. 血液中的氧分压降低   D. 血液中的氧容量降低

   E. 供氧不足或用氧障碍

2. 缺氧时下列哪一项可使氧解离曲线右移

   A. 红细胞内 2,3-DPG 浓度升高   B. 血液 pH 升高

   C. 血液 CO_2 分压降低   D. 血液温度降低

   E. 血液氧容量降低

3. 有关血氧指标的叙述,下列哪一项是不确切的

   A. 血氧容量取决于血液中 Hb 的浓度及与氧的结合力

   B. 血氧饱和度的高低与血液中 Hb 的量无关

   C. 动脉血氧分压取决于吸入气中氧分压的高低

   D. 血氧含量是指 100mL 血液中实际含有氧的毫升数

   E. 正常动、静脉氧含量差约为 5mL/dL

4. 健康者进入高原地区或通风不良的矿井时所发生缺氧的主要原因是

   A. 吸入气的氧分压低   B. 肺部气体交换差   C. 肺循环血液少

   D. 血液携氧能力低   E. 组织血流少

5. 呼吸功能不全引起的缺氧,其动脉血中最具特征性的变化是

   A. 血氧容量降低   B. 血氧分压降低   C. 血氧含量降低

   D. 血氧饱和度降低   E. 氧解离曲线右移

6. CO 中毒造成缺氧的主要原因是

   A. 氧与脱氧 Hb 结合速度变慢

   B. HbO_2 解离速度减慢

   C. HbCO 无携氧能力

   D. CO 使红细胞内 2,3-DPG 减少

   E. 氧与脱氧 Hb 结合速度加快

7.引起肠源性发绀的原因是

    A.CO 中毒   B.亚硝酸盐中毒   C.氰化物中毒

    D.肠系膜血管痉挛   E.肠道淤血水肿

8.循环性缺氧时血氧指标最具特征性变化是

    A.动脉血氧分压正常   B.血氧容量正常   C.动脉血氧含量正常

    D.动脉血氧饱和度正常   E.动-静脉氧含量差增大

9.与组织性缺氧相符的血氧指标是

    A.血氧容量降低   B.动脉血氧分压降低   C.动脉血氧含量降低

    D.静脉血氧含量增加   E.动-静脉氧差增大

10.下列哪一种原因引起的缺氧表现为 PaO_2 降低

    A.氰化物中毒   B.CO 中毒   C.心室间隔缺损

    D.维生素 B_2 严重缺乏   E.亚硝酸盐中毒

11.血氧容量、动脉血氧分压和氧含量正常,静脉血氧分压与氧含量高于正常见于

    A.心力衰竭   B.呼吸衰竭   C.失血性休克

    D.氰化钠中毒   E.慢性贫血

12.动-静脉氧含量差大于正常见于

    A.低输出量性心力衰竭   B.慢性阻塞性肺气肿   C.CO 中毒

    D.氰化物中毒   E.亚硝酸盐中毒

13.急性低张性缺氧时机体重要的代偿反应不包括

    A.心率加快   B.心肌收缩力增强   C.肺通气量增加

    D.脑血流量增加   E.冠状动脉收缩

14.急性缺氧引起的血管效应是

    A.冠脉收缩、脑血管收缩、肺血管扩张

    B.冠脉扩张、脑血管收缩、肺血管扩张

    C.冠脉扩张、脑血管扩张、肺血管扩张

    D.冠脉扩张、脑血管扩张、肺血管收缩

    E.冠脉收缩、脑血管扩张、肺血管收缩

15.关于发绀的描述,下列哪一项是错误的

    A.缺氧不一定有发绀

    B.血液中脱氧 Hb 超过 5g/dL 便可出现发绀

    C.动脉血氧分压低于 50mmHg、血氧饱和度低于 80% 时易出现发绀

    D.严重贫血引起的缺氧发绀一般较明显

    E.发绀是否明显还与皮肤、黏膜血管中的血量有关

16.氰化物中毒引起缺氧的机制是其

    A.抑制 ATP 合成酶活性

    B.与氧化型细胞色素氧化酶结合

C.与还原型细胞色素氧化酶结合

D.增加线粒体膜对 H^+ 通透性

E.增加氧化磷酸化耦联

17.某患者血氧检查结果:血氧容量 12mL/dL,动脉血氧含量 11.4mL/dL,氧分压 100mmHg,动-静脉氧含量差 3.5mL/dL,为下列何种疾病的可能性最大

　　A.慢性支气管炎　　　　　　B.矽肺　　　　　　　　C.慢性充血性心力衰竭

　　D.慢性贫血　　　　　　　　E.氰化物中毒

18.某患者的血氧检查结果是:血氧容量 20mL/dL,动脉血氧含量 15mL/dL,动脉血氧分压 50mmHg,动-静脉氧含量差 4mL/dL,其缺氧类型最可能是

　　A.低张性缺氧　　　　　　　B.血液性缺氧　　　　　C.循环性缺氧

　　D.组织性缺氧　　　　　　　E.混合性缺氧

19.易引起肺动脉高压的缺氧性病变是

　　A.慢性阻塞性肺气肿　　　　B.慢性贫血　　　　　　C.高血压性心脏病

　　D.冠心病　　　　　　　　　E.风心病

20.下面哪一种情况必然导致发绀

　　A.缺氧　　　　　　　　　　B.HbCO 占 20%　　　　C.贫血

　　D.氰化物中毒　　　　　　　E.血中脱氧 Hb>5g/dL

21.患者,男,25 岁,因食用大量含硝酸盐的腌菜后,皮肤、黏膜呈咖啡色,血氧分压 100mmHg,血氧含量 10mL/dL,动-静脉氧含量差 3mL/dL,该患者的缺氧类型为

　　A.低张性缺氧　　　　　　　B.乏氧性缺氧　　　　　C.血液性缺氧

　　D.循环性缺氧　　　　　　　E.组织性缺氧

22.亚硝酸盐中毒引起组织缺氧主要是由于

　　A.HbCO 形成　　　　　　　B.高铁血红蛋白形成　　C.2,3-DPG 减少

　　D.Hb 数量减少　　　　　　E.脱氧 Hb 增多

23.亚硝酸盐中毒引起患者皮肤、黏膜呈咖啡色,被称为

　　A.瘀斑　　　　　　　　　　B.发绀　　　　　　　　C.肠源性发绀

　　D.紫癜　　　　　　　　　　E.脱氧 Hb 增多性发绀

24.依据亚硝酸盐引起发绀的机制,可采用下列哪种方法使发绀消退

　　A.低流量吸氧　　　　　　　B.高流量吸氧　　　　　C.给予氧化剂

　　D.给予还原剂　　　　　　　E.大量输液

25.血液性缺氧时,血氧指标变化正确的是

　　A.动脉血氧分压降低　　　　B.动脉血氧含量正常　　C.动脉血氧饱和度下降

　　D.血氧容量降低　　　　　　E.动静脉血氧含量差加大

(二)B 型题

　　A.严重贫血　　　　　　　　B.CO 中毒　　　　　　C.肺心病

　　D.氰化钾中毒　　　　　　　E.亚硝酸盐中毒

1.皮肤黏膜发绀可见于

2.皮肤黏膜苍白可见于

3.皮肤黏膜呈咖啡色可见于

4.皮肤和黏膜呈玫瑰红色可见于

   A.动脉血氧分压正常,血氧含量正常,血氧容量正常,动脉血氧饱和度正常

   B.动脉血氧分压正常,血氧含量降低,血氧容量降低,动脉血氧饱和度减小

   C.动脉血氧分压正常,血氧含量降低,血氧容量正常,动脉血氧饱和度正常

   D.动脉血氧分压正常,血氧含量正常,血氧容量降低,动脉血氧饱和度变小

   E.动脉血氧分压降低,血氧含量降低,血氧容量正常,动脉血氧饱和度变小

5.低张性缺氧时

6.血液性缺氧时

7.组织性缺氧时

   A.血氧容量降低   B.血氧分压降低

   C.动-静脉氧含量差变小   D.动-静脉氧含量差变大

   E.静脉血氧含量增高

8.低张性缺氧时的血氧指标特征性改变是

9.血液性缺氧血氧时的指标特征性改变是

(三)X 型题

1.急性缺氧时,机体主要的代偿反应包括

   A.肺通气量增加   B.组织用氧增加   C.血液携氧增加

   D.心脏活动增强   E.骨髓红细胞生成增加

2.缺氧时的心血管代偿反应主要有

   A.心率加快   B.心脑血管收缩   C.肺血管收缩

   D.毛细血管密度增加   E.心排血量增加

3.缺氧时的血液系统代偿反应有

   A.血氧容量增加   B.巨噬细胞对红细胞的破坏受抑制

   C.骨髓造血功能增强   D.氧合血红蛋白解离曲线右移

   E.储血器官收缩,红细胞入血量增加

4.慢性缺氧时的组织细胞代偿变化有

   A.无氧酵解增强   B.线粒体数目增加   C.肌红蛋白量增加

   D.溶酶体膜通透性增加 E.细胞内呼吸功能增强

5.缺氧初期心排血量增加的机制是

   A.心率加快   B.静脉回流血量增加   C.心肌收缩力增强

   D.胸廓运动增强   E.血流重新分布

6.严重缺氧时细胞可发生

   A.细胞内钠水增多   B.细胞内钙增多   C.细胞内钾缺少

D.细胞内线粒体肿胀　　　　E.细胞氧自由基生成增加

7.严重低张性缺氧时发生急性肺水肿的机制主要为

A.肺淋巴回流障碍　　　　　B.肺毛细血管压力增高

C.肺泡表面活性物质减少　　D.肺毛细血管通透性增高

E.微血管内皮受损

8.严重缺氧时所出现心功能障碍的主要机制为

A.心肌能量产生障碍　　　B.心律失常　　　　　C.肺动脉高压

D.代谢性酸中毒　　　　　E.心肌细胞受损

9.CO 中毒和亚硝酸盐中毒时所产生缺氧的相同之处有

A.典型发绀　　　　　　　B.氧合 Hb 减少　　　C.动脉血氧分压正常

D.氧解离曲线左移　　　　E.血氧含量降低

10.影响 Hb 氧解离曲线的因素是

A.白细胞的含量　　　　　B.温度和 pH

C.红细胞内 2,3-DPG 含量　　D.CO_2 含量

E.红细胞外 2,3-DPG 含量

二、非选择题

(一)名词解释

1.缺氧　2.发绀　3.低张性缺氧　4.血液性缺氧　5.循环性缺氧　6.组织性缺氧
7.肠源性发绀　8.碳氧血红蛋白血症　9.高铁血红蛋白血症　10.氧中毒

(二)填空题

1.低张性缺氧发生的主要原因有：___①___、___②___、___③___,其血氧变化特点是：___④___正常,___⑤___、___⑥___、___⑦___均降低。

2.血液性缺氧又称___①___,其发生的主要原因有：___②___、___③___、___④___、___⑤___。

3.循环性缺氧又称___①___,其主要原因是：___②___、___③___,其特点是动-静脉血氧含量差___④___。

4.组织性缺氧发生的主要原因有：___①___、___②___、___③___,其特点是动-静脉血氧含量差___④___。

5.外呼吸功能障碍因肺___①___不足、气体___②___障碍,致使肺通气与肺血流的比例失调而导致缺氧,此型缺氧又称为___③___缺氧。

6.一氧化碳中毒时皮肤黏膜呈___①___,高铁血红蛋白血症时皮肤黏膜呈___②___,氰化物中毒时皮肤黏膜呈___③___。

7.缺氧时循环系统的代偿反应有：___①___、___②___、___③___、___④___,其中___⑤___代偿见于慢性缺氧。

8.动脉血氧分压取决于___①___、___②___。

9.根据缺氧的原因和血氧变化,可将缺氧分为四种类型：___①___、___②___、___③___、

④____。

10.缺氧时组织细胞的适应反应有:___①___、___②___、___③___,严重缺氧时细胞的损伤有:___④___、___⑤___、___⑥___、___⑦___。

(三)问答题

1.呼吸功能不全会引起哪种类型缺氧?血氧指标有何变化?

2.试述煤气中毒导致缺氧的机制。

3.严重缺氧时机体细胞发生哪些损伤?

4.试述低张性缺氧时,使呼吸加深加快的机制。

5.试述缺氧引起酸碱平衡紊乱及酸碱失衡引起缺氧的机理。

(四)病案分析题

患者男性,35岁,农民。于当日清晨在蔬菜温室为火炉添煤时,昏倒在温室台阶上,4小时后方被人发现,急诊入院。患者以往身体健康,体检:体温37.5℃,呼吸24次/分,脉搏110次/分,血压100/70mmHg。神志不清,口唇呈樱红色,其他无异常发现。实验室检查:PaO_2 95mmHg,HbCO30%,CO_2CP 14.5mmol/L(32.3容积%)。入院后立即吸氧,不久渐醒,给予纠酸、补液等处理后,病情迅速好转。

试分析:是什么原因引起患者昏倒和神志不清?简述其发生机制。

参考答案

一、选择题

(一)A型题

1.E	2.A	3.C	4.A	5.B	6.C	7.B	8.E	9.D	10.C
11.D	12.A	13.E	14.D	15.D	16.B	17.D	18.A	19.A	20.E
21.C	22.B	23.C	24.D	25.D					

(二)B型题

1.C	2.A	3.E	4.D	5.E	6.B	7.A	8.B	9.A

(三)X型题

1.AD	2.ACDE	3.ACDE	4.ABCE	5.ABCDE	6.ABCDE
7.BDE	8.ABCDE	9.BCDE	10.BCD		

二、非选择题

(一)名词解释

1.当组织和细胞得不到充足的氧,或者不能充分利用氧时,组织和细胞的代谢、功能,甚至形态结构都可能发生异常变化,这一病理过程称为缺氧。

2.当脱氧Hb浓度达到或超过50g/L时,患者可出现不同程度皮肤与黏膜青紫色,称为发绀。

3.由于氧进入血液不足,使动脉血氧分压降低,动脉血氧含量减少,而使动脉血供应组织的氧不足引起的缺氧,称为低张性缺氧。

4.由于 Hb 数量不足或性质改变,血液携带氧的能力降低,或 Hb 结合的氧不易释出而引起的缺氧,称血液性缺氧。因缺氧后的动脉血氧含量降低而血氧分压正常,故又称等张性缺氧。

5.由于全身或局部血液循环障碍,组织血流量减少,使组织供氧减少而引起缺氧,称循环性缺氧,又称低动力性缺氧。

6.由于各种原因引起细胞生物氧化障碍,使组织细胞利用氧能力降低而引起的缺氧,称组织性缺氧。

7.食用大量含硝酸盐的腌菜后,肠道细菌将硝酸盐还原为亚硝酸盐,后者吸收后导致高铁血红蛋白血症,如其含量超过血红蛋白总量的 30％时,患者可出现头痛、无力、呼吸困难、心动过速、昏迷以及皮肤、黏膜呈咖啡色或青石板色,称为肠源性发绀。

8.碳氧血红蛋白血症:一氧化碳与血红蛋白结合形成碳氧血红蛋白,从而失去运氧功能,称碳氧血红蛋白血症。

9.高铁血红蛋白血症:亚硝酸盐等氧化剂中毒时,血红蛋白中的 Fe^{2+} 在氧化剂的作用下氧化成 Fe^{3+} 而形成大量高铁血红蛋白,称为高铁血红蛋白血症。高铁血红蛋白丧失携氧能力,使组织供氧减少而引起缺氧,是血液性缺氧的一种。

10.氧中毒:是指由于吸入气体氧化分压过高或长时间吸入高浓度氧,使患者出现听觉或者视者障碍、恶心、抽搐和晕厥等神经症状,或引起呼吸衰竭等一系列综合征。

(二)填空题

1.①吸入气氧分压过低　②外呼吸功能障碍　③静脉血分流入动脉　④血氧容量　⑤动脉血氧分压　⑥血氧含量　⑦血氧饱和度

2.①等张性缺氧　②贫血　③CO 中毒　④高铁血红蛋白血症　⑤Hb 与氧亲和力异常增加

3.①低动力性缺氧　②全身性血液循环障碍　③局部性血液循环障碍　④增大

4.①组织中毒　②维生素缺乏　③线粒体损伤　④减小

5.①通气　②弥散　③呼吸性

6.①樱桃红色　②咖啡色或青石板色　③玫瑰红色

7.①心排血量增加　②血流分布改变　③肺血管收缩　④毛细血管增生　⑤毛细血管增生

8.①吸入气体的氧分压　②肺的外呼吸功能

9.①低张性缺氧　②血液性缺氧　③循环性缺氧　④组织性缺氧

10.①组织细胞利用氧的能力增强　②无氧酵解增强　③肌红蛋白增多　④细胞水肿　⑤细胞内缺钾　⑥细胞内钙增多　⑦细胞变性坏死

（三）问答题

1.呼吸功能不全可引起低张性缺氧，血氧指标的变化有血氧容量正常、动脉血氧分压降低、氧含量降低、氧饱和度降低、动-静脉氧差一般减小。

2.煤气的主要成分是 CO，Hb 与 CO 结合形成碳氧血红蛋白（HbCO）而丧失携氧能力。CO 与 Hb 的亲和力比氧大 210 倍，结合后不易解离。此外，CO 还有抑制红细胞内糖酵解，使 2,3-DPG 生成减少，氧解离曲线左移，氧合 Hb 中的氧不易释出等作用。

3.严重缺氧引起的细胞损伤主要是细胞膜、线粒体和溶酶体的损伤。主要表现：细胞膜通透性增高，Na^+、Ca^{2+} 内流和 K^+ 外流增加，线粒体内酶活性降低，ATP 生成减少以致线粒体受损。溶酶体因酸中毒而破裂，大量溶酶体酶释出，使细胞溶解。另外，缺氧也引起氧自由基生成增多，参与细胞损伤。

4.低张性缺氧时，由于动脉血氧分压降低，刺激颈动脉体和主动脉体化学感受器，反射性引起呼吸中枢兴奋，导致呼吸变深变快。当低张性缺氧是由于外呼吸功能障碍所致时，体内动脉血 CO_2 分压增高，可刺激外周和中枢化学感受器引起呼吸加深加快，从而使肺泡通气量增加，肺泡气氧分压升高，动脉血氧分压也随之升高。

5.①代谢性酸中毒：因缺氧造成糖酵解增强，乳酸生成增多；缺氧时血流重新分布，使肾血管收缩，肾排出 H^+ 减少。②呼吸性酸中毒：严重缺氧时，因动脉血氧分压过低（<30mmHg）可直接抑制呼吸中枢，使呼吸抑制，肺泡通气不足，使氧摄入减少和 CO_2 排出降低。在某些外呼吸功能障碍引起低张性缺氧的同时合并有 CO_2 排出受阻。③呼吸性碱中毒：在轻、中度缺氧（动脉血氧分压<60mmHg）时，因刺激颈动脉体化学感受器反射性引起呼吸加深加快。如持续时间过久，由于 CO_2 大量排出，可导致呼吸性碱中毒的发生。④代谢性碱中毒：一般不会发生，只见于在纠正酸中毒时因补碱过多所致。⑤酸碱失衡引起或加重缺氧：严重酸中毒（特别是急性呼吸性酸中毒）可抑制呼吸中枢，造成肺通气功能下降，动脉血氧分压降低，引起低张性缺氧；抑制心血管中枢，使血压下降，发生休克，造成循环性缺氧。代谢性碱中毒时，因出现代偿性呼吸抑制，使肺泡通气量减少，肺泡氧分压下降，进而血氧分压下降，造成组织缺氧。代谢性或呼吸性碱中毒使氧解离曲线左移，HbO_2 释放氧减少。

（四）病案分析题

由 CO 中毒引起患者昏倒和神志不清，其机制为：①煤炉产生的气体中 CO 含量可高达 6%～30%，如通风不良、无烟囱或堵塞均可造成 CO 中毒。血中 HbCO 达 30% 为中度中毒。②CO 吸入人体后，85% 与血液中红细胞的 Hb 结合，CO 与 Hb 的亲和力比氧大 210 倍，HbCO 不能携带氧，且不易解离，造成组织缺氧。③CO 中毒时，由于供氧下降，而脑的代谢率高，脑对缺氧最敏感，故脑最易遭受损害，引起脑血液循环障碍、脑水肿等，导致脑功能障碍。

第十八章　发　热 ▷▷▷

一、选择题

(一)A 型题

1.有关发热概念的叙述,下列哪一项是正确的

　　A.体温超过正常值 0.5℃

　　B.产热过程超过散热过程

　　C.是临床上常见疾病

　　D.由致热原作用引起的调节性体温升高

　　E.由体温调节中枢调节功能障碍引起

2.体温正调节中枢的高级部分是

　　A.视前区-下丘脑前部　　　　B.延髓　　　　　　　　C.脑桥

　　D.中脑　　　　　　　　　　　E.脊髓

3.引起发热的最常见原因是

　　A.药物反应　　　　　　　　　B.恶性肿瘤　　　　　　C.变态反应

　　D.细菌感染　　　　　　　　　E.病毒感染

4.对于发热患者,下列描述哪项是错误的

　　A.物质代谢率升高　　　　　　B.维生素消耗减少　　　C.糖原分解加强

　　D.脂肪分解加强　　　　　　　E.负氮平衡

5.如体温高于体温调定点则会发生

　　A.散热中枢兴奋,产热中枢抑制,体温下降

　　B.产热中枢兴奋,散热中枢抑制,体温升高

　　C.散热中枢兴奋,产热中枢也兴奋,体温不升高

　　D.散热中枢抑制,产热中枢也抑制,体温不升高

　　E.散热中枢兴奋,产热中枢抑制,使体温低于体温调定点

6.发热是体温调定点

　　A.上移引起的主动性体温升高

　　B.下移引起的主动性体温升高

　　C.上移引起的被动性体温升高

　　D.下移引起的被动性体温升高

E.不变引起的主动性体温升高

7.下述哪种情况的体温升高属于发热

  A.妇女月经前期   B.妇女妊娠期   C.剧烈运动之后

  D.中暑   E.流行性感冒

8.下述哪一物质属发热激活物

  A.白细胞介素-1   B.干扰素   C.肿瘤坏死因子

  D.巨噬细胞炎症蛋白-1   E.抗原抗体复合物

9.内毒素的主要致热成分是

  A.核心多糖   B.蛋白质   C. G 特异侧链

  D.脂多糖 A   E.脂质

10.输液反应出现的发热,其产生原因多数是

  A.变态反应   B.内毒素污染   C.外毒素污染

  D.支原体污染   E.真菌污染

11.下列哪一种细胞产生和释放内生致热原(EP)最多

  A.肿瘤细胞   B.中性粒细胞   C.单核细胞

  D.神经胶质细胞   E.淋巴细胞

12.感染性发热见于

  A.药物性荨麻疹   B.支原体侵入   C.恶性淋巴瘤

  D.血清病   E.血浆中本胆烷醇酮升高

13.发热发生机制中共同的基本因素是

  A.外源性致热原   B.内生致热原   C.前列腺素

  D. 5-羟色胺   E.环磷酸腺苷

14.下述哪种不属于内生致热原

  A.白细胞介素-1   B.干扰素   C. 5-羟色胺

  D.肿瘤坏死因子   E.巨噬细胞炎症蛋白

15.EP 是一种

  A.小分子蛋白   B.大分子蛋白   C.磷脂

  D.多糖   E.淋巴因子

16.白细胞介素-1 由下列哪一种细胞产生

  A. T 淋巴细胞   B. B 淋巴细胞   C.单核巨噬细胞

  D.中性粒细胞   E.嗜酸性粒细胞

17.干扰素是

A.白细胞感染病毒的产物,能引起发热

B.白细胞感染病毒的产物,能抑制发热

C.白细胞感染细菌的产物,能引起发热

D.白细胞感染细菌的产物,能抑制发热

E.病毒本身分泌的物质,能引起机体发热

18.肿瘤坏死因子-α 是

A.巨噬细胞分泌的一种脂多糖,能引起发热

B.巨噬细胞分泌的一种脂多糖,能杀伤肿瘤细胞

C.巨噬细胞分泌的一种蛋白质,能引起发热

D.巨噬细胞分泌的一种蛋白质,能特异性杀伤肿瘤细胞

E.B淋巴细胞分泌的一种蛋白质,能杀伤肿瘤细胞

19.下列哪种物质属内生致热原

A.革兰阳性细菌产生的外毒素

B.革兰阴性细菌产生的内毒素

C.体内的抗原抗体复合物

D.体内睾酮代谢产物本胆烷醇酮

E.巨噬细胞被激活后释放的致热原

20.急性发热或体温上升期为

A.交感神经兴奋,心率加快,外周血管收缩,血压上升

B.交感神经兴奋,心率加快,外周血管舒张,血压下降

C.交感神经抑制,心率减慢,外周血管舒张,血压下降

D.交感神经抑制,心率减慢,外周血管收缩,血压上升

E.交感神经兴奋,心率加快,外周血管舒张,血压上升

21.不产生 EP 的细胞是

A.中性粒细胞 B.单核细胞 C.淋巴细胞

D.肺泡巨噬细胞 E.肝细胞

22.下述哪一项为中枢发热介质

A.内毒素 B.前列腺素 E C.干扰素

D.肿瘤坏死因子 E.类固醇

23.下列哪一种前列腺素属发热介质

A. PGA_2 B. PGD_2 C. PGE_2

D. PGF_2 E. PGI_2

24.下列哪项对热限概念的描述是正确的

A.体温升高持续时间受限制

B.体温升高的高度受限制

C.发热激活物的强度受限制

D.内生致热原产生的量受限制

E.内生致热原的作用受限制

25.在发热上升期的动脉血压

A.无变化 B.明显下降 C.明显上升

D.轻度下降   E.轻度上升

26.高热持续期的热代谢特点是

A.散热减少,产热增加,体温升高

B.产热增加,散热增加,体温升高

C.散热减少,产热增加,体温保持高水平

D.产热与散热在高水平相对平衡,体温保持高水平

E.产热减少,散热增加,体温下降

27.发热时糖代谢的变化为

A.糖原分解↓,糖异生↓,血糖↓,乳酸↓

B.糖原分解↓,糖异生↑,血糖↓,乳酸↓

C.糖原分解↓,糖异生↓,血糖↑,乳酸↓

D.糖原分解↑,糖异生↑,血糖↑,乳酸↑

E.糖原分解↑,糖异生↑,血糖↑,乳酸↓

28.发热患者最常出现

A.代谢性酸中毒   B.呼吸性酸中毒   C.混合性酸中毒

D.代谢性碱中毒   E.混合性碱中毒

29.热惊厥产生的机制可能是

A.大脑发育未成熟

B.大脑皮质和皮质下中枢均兴奋

C.大脑皮质处于兴奋,皮质下中枢兴奋性降低

D.大脑皮质处于抑制,皮质下中枢兴奋性增强

E.大脑皮质和皮质下中枢均抑制

(二)B 型题

A.能通过血脑屏障作用于体温调节中枢

B.不能通过血脑屏障作用于第三脑室

C.能通过血脑屏障作用于产内生致热原细胞

D.不能通过血脑屏障作用于产内生致热原细胞

E.能通过血脑屏障作用于大脑

1.内毒素

2.肿瘤坏死因子

3.干扰素

A. EP(内生致热原)   B. ET(内毒素)   C.淋巴因子

D.抗原-抗体复合物   E.炎症灶激活物

4.单核巨噬细胞可产生

5.革兰阴性细菌的细胞壁成分中有

A. ET(内毒素)的作用   B.外毒素的作用   C.本胆烷醇酮的作用

D.抗原-抗体复合物的作用　　E.血细胞凝集素的作用

6.输液时引起的发热是由于

7.葡萄球菌感染引起的发热是由于

A.血液温度高于体温调定点水平,体温不断升高

B.血液温度低于体温调定点水平,体温不断升高

C.血液温度等于体温调定点水平,体温不再升高

D.血液温度高于体温调定点水平,体温开始回降

E.血液温度低于体温调定点水平,体温开始回降

8.高热持续期

9.体温下降期

10.体温上升期

A.产热大于散热　　　　　　B.散热大于产热　　　　　　C.产热和散热平衡

D.产热增加　　　　　　　　E.散热增加

11.体温高峰期热代谢的特点是

12.体温下降期热代谢的特点是

A.全身骨骼肌不随意的周期性收缩

B.全身骨骼肌不随意的僵直性收缩

C.下肢骨骼肌不随意的周期性收缩

D.全身皮肤的竖毛肌周期性收缩

E.全身皮肤的竖毛肌不随意收缩

13.寒战是由于

14."鸡皮"是由于

(三)X型题

1.下列哪些情况可引起发热

A.细菌感染　　　　　　　　B.恶性肿瘤　　　　　　　　C.中暑

D.大面积烧伤　　　　　　　E.异型输血

2.下述哪些是非感染性发热的原因

A.无菌性炎症　　　　　　　B.病毒感染　　　　　　　　C.恶性肿瘤

D.异型输血　　　　　　　　E.本胆烷醇酮升高

3.下列哪些物质属于发热激活物

A.ET(内毒素)　　　　　　　B.外毒素　　　　　　　　　C.结核菌菌体脂质

D.真菌菌体荚膜多糖　　　　E.干扰素

4.发热发病学的基本环节包括

A.发热激活物的生成

B.EP的生成释放

C.中枢性发热介质的作用

D.体温中枢调定点上移　　　　E.调温效应器反应

5.发热体温上升期的特点有
　　A.皮肤颜色发红　　　　　B.皮肤苍白　　　　　C.自觉酷热
　　D.寒战加重　　　　　　　E.出现"鸡皮疙瘩"

6.内生致热原有
　　A.TNF　　　　　　　　　B.IFN　　　　　　　C.IL-1
　　D.IL-6　　　　　　　　　E.MIP-1(巨噬细胞炎症蛋白-1)

7.能释放内生致热原的细胞是
　　A.肝星状细胞　　　　　　B.单核巨噬细胞　　　C.肾小球系膜细胞
　　D.白血病细胞　　　　　　E.淋巴细胞

8.下列哪些情况的体温升高属于过热
　　A.疟疾　　　　　　　　　B.皮肤鱼鳞病　　　　C.甲状腺功能亢进
　　D.输液反应　　　　　　　E.中暑

9.发热中枢正调节介质有
　　A.精氨酸加压素　　　　　B.黑素细胞刺激素　　C.前列腺素 E
　　D.cAMP　　　　　　　　E.一氧化氮

10.下列属于病理性体温升高的有
　　A.甲状腺功能亢进　　　　B.剧烈运动　　　　　C.流行性感冒
　　D.应激　　　　　　　　　E.中暑

11.下列哪些情况会出现生理性体温升高
　　A.月经前期　　　　　　　B.剧烈运动　　　　　C.应激
　　D.妊娠期　　　　　　　　E.流行性感冒

12.发热高温持续期的表现有
　　A.寒战　　　　　　　　　B.皮肤颜色发红　　　C.口唇干燥
　　D.大量出汗　　　　　　　E.有酷热感

13.发热可引起的机体物质代谢改变有
　　A.糖分解代谢加强　　　　B.糖原储备减少　　　C.蛋白质分解代谢加强
　　D.脂肪分解代谢加强　　　E.糖原储备增加

14.发热可引起机体哪些生理功能的改变
　　A.神经系统兴奋性增高　　B.小儿可出现热惊厥　C.心率加快
　　D.呼吸加深加快　　　　　E.食欲减退

15.发热对机体防御功能的影响有
　　A.抗感染能力增强　　　　B.可抑制和杀灭肿瘤细胞　C.急性期蛋白合成增多
　　D.白细胞计数改变　　　　E.血浆微量元素浓度改变

二、非选择题

(一)名词解释

1.发热 2.过热 3.发热激活物 4.内生致热原 5.发热中枢调节介质 6.产内生致热原细胞 7.热惊厥 8.下丘脑终板血管器 9.热限 10.急性期反应

(二)填空题

1.体内能限制体温升高的物质是___①___和___②___。

2.过热是由于___①___、___②___及___③___所引起的___④___体温升高,体温升高的程度可___⑤___体温调定点水平。

3.能引起人类或实验动物发热的物质被称为___①___,它们能激活___②___产生和释放___③___。

4.目前认为内生致热原从血液中进入脑内的途径有:___①___、___②___。

5.目前已发现的EP有___①___、___②___、___③___、___④___、___⑤___等。

6.发热机制中的致热信号是___①___,其化学本质是___②___,它是由___③___产生和释放的。

7.产内生致热原细胞可分为___①___、___②___和___③___三类。

8.当EP到达体温调节中枢后,可有某些中枢发热介质参与,体温的正调节介质包括___①___、___②___等;体温的负调节介质有___③___、___④___等。

9.发热的过程大致分为三期,即___①___、___②___和___③___。

10.体温上升期时体温调节中枢调定点___①___,此时产热___②___,散热___③___,产热___④___散热。

11.发热高峰期___①___与上升的___②___相适应,___③___与___④___在较高水平上保持相对平衡。

12.体温下降期血液温度___①___调定点水平,散热___②___,产热___③___。

13.发热时三大营养素___①___增强,发热可导致___②___增加和___③___增高。

14.体温每升高1℃,心率每分钟约增快18次,这是由于___①___和___②___造成的。

15.体温调节中枢的高级部位是在___。

16.病理性体温升高有___①___和___②___两种。

(三)问答题

1.简述发热激活物的种类。

2.简述EP的产生和释放过程。

3.内毒素通过哪些基本环节使体温升高?

4.为什么发热时机体体温不会无限制上升?

5.发热激活物通过哪些基本环节使机体发热?

6.试述发热与过热的异同。

7.体温升高就是发热吗? 为什么?

8.试比较发热三期的临床表现和热代谢特点。

9.发热时机体有哪些主要代谢改变?

10.发热时机体有哪些主要功能改变?

11.试述发热对心率的影响及后果。

参考答案

一、选择题

(一)A 型题

1.D	2.A	3.D	4.B	5.A	6.A	7.E	8.E	9.D	10.B
11.C	12.B	13.B	14.C	15.A	16.C	17.A	18.C	19.E	20.A
21.E	22.B	23.C	24.B	25.E	26.D	27.D	28.A	29.A	

(二)B 型题

1.D	2.A	3.A	4.A	5.B	6.A	7.B	8.C	9.D	10.B
11.C	12.B	13.A	14.E						

(三)X 型题

1.ABDE	2.ACDE	3.ABCD	4.ABCDE	5.BDE	6.ABCDE
7.ABDE	8.BCE	9.CDE	10.ACE	11.ABCD	12.BCE
13.ABCD	14.ABCDE	15.ABCDE			

二、非选择题

(一)名词解释

1.发热是人类和恒温动物在致热原作用下,因体温调节中枢调定点上移而引起的调节性体温升高,当体温上升超过正常值 0.5℃时称为发热。

2.过热是体温调节中枢的调定点并未发生移动,而是由于散热障碍或体温调节障碍或产热器官功能异常所引起的被动性体温升高。

3.来自体内或体外,能激活产内生致热原细胞产生和释放内生致热原的物质,称为发热激活物。

4.在发热激活物的作用下,体内产内生致热原细胞被激活后所产生并释放的致热物质,称为内生致热原。

5.当 EP 到达下丘脑后,使其释放介质,从而使体温调定点上移,这些介质称为发热中枢调节介质。

6.凡能产生和释放内生致热原的细胞,称为产内生致热原细胞。主要是单核巨噬细胞。

7.小儿高热时出现的全身或局部肌肉抽搐,称为热惊厥。

8.下丘脑终板血管器(OVLT)位于第三脑室壁的视上隐窝处,OVLT神经元与视前区-下丘脑前部(POAH)有联系,EP通过OVLT的有孔毛细血管进入脑内。目前认为这可能是内生致热原作用于体温中枢的主要通路。

9.在临床和实验中均发现,发热时体温升高很少超过41℃,即使大大增加致热原剂量也难以超过此界限,这种发热时体温上升被限定于一定高度内的现象称为热限。热限是机体对调节性体温过分升高的自我限制,与负调节介质有关。

10.急性期反应指机体在细菌感染和组织损伤时所出现的一系列急性时相反应,包括急性期蛋白的合成增多、血浆微量元素浓度的改变及白细胞计数改变。

(二)填空题

1.①精氨酸加压素 ②黑素细胞刺激素

2.①散热障碍 ②体温调节障碍 ③产热器官功能异常 ④被动性 ⑤超过

3.①发热激活物 ②产内生致热原细胞 ③内生致热原

4.①通过下丘脑终板血管器(OVCT) ②经血脑屏障直接进入

5.①IL-1 ②IFN ③TNF ④MIP-1 ⑤IL-6

6.①内生致热原 ②不耐热的小分子蛋白质 ③产内生致热原细胞

7.①单核巨噬细胞类 ②肿瘤细胞 ③其他细胞

8.①前列腺素E ②环磷酸腺苷 ③精氨酸加压素 ④黑素细胞刺激素

9.①体温上升期 ②高温持续期 ③体温下降期

10.①上移 ②增加 ③减少 ④大于

11.①中心体温 ②调定点水平 ③产热 ④散热

12.①高于 ②增多 ③减少

13.①分解代谢 ②耗氧量 ③基础代谢率

14.①血温升高直接刺激窦房结 ②交感-肾上腺髓质系统活动增强(交感神经兴奋)

15.视前区-下丘脑前部(POAH)

16.①发热 ②过热

(三)问答题

1.①生物病原体及其产物:包括革兰阴性、阳性菌及其毒素,病毒、真菌和其他微生物,其中内毒素为最常见。②非微生物类:包括抗原-抗体复合物、致热性类固醇、致炎因子、组织损伤和坏死产物。

2.目前认为EP的产生和释放可以包括三个阶段:①激活:即发热激活物激活产内生致热原细胞;②产生:即产内生致热原细胞产生EP;③释放:合成的EP通过细胞膜从产内生致热原细胞中释放。

3.内毒素引起的体温升高通过三个基本环节:①致热信号传递:内毒素激活产内生致热原细胞,使后者产生和释放EP;EP作为信使,经血流到达下丘脑的体温调节中枢。②中枢调节:EP直接作用于体温调节中枢或通过中枢发热介质使体温调节中枢的调定点上移。③效应器反应:体温调节中枢发出冲动,一方面经交感神经使皮肤血管收缩而减少散热,另一方面经运动神经引起骨骼肌节律性收缩(寒战),使产热增加,导致体温上升。

4.发热时,内生致热原除作用于下丘脑体温调节中枢外,还引起其他神经内分泌反应,使精氨酸加压素、黑素细胞刺激素等释放增多,可限制体温过度升高。这些物质又称体温的负调节介质。

5.发热激活物激活产内生致热原细胞产生和释放内生致热原(EP),EP通过血脑屏障到达下丘脑后,通过中枢性发热介质使体温调定点上移而引起发热。

6.发热与过热的相同点为:两者均为病理性体温升高;体温均高于正常值 0.5℃。发热与过热的不同点为:①发热时体温调节中枢的调定点上移,而过热时体温调节中枢的调定点并未上移;②发热时体温升高不会超过体温调节中枢的调定点水平,而过热时体温升高程度可超过体温调节中枢的调定点水平;③发热是主动调节性体温升高,而过热是由于调节障碍或散热障碍引起的被动性体温升高。

7.体温升高并不都是发热。体温上升只有超过正常值 0.5℃时,才有可能成为发热。但体温上升超过 0.5℃时,还可见于两种情况:一种是在生理条件下,例如月经前期、剧烈运动时出现的体温超过正常值 0.5℃,这称为生理性体温升高;另一种是散热障碍或体温调节障碍或产热器官功能异常所引起的被动性体温升高,即过热。这两种体温升高从本质上不同于发热,因此不能说体温升高都是发热。

8.发热三期的临床表现和热代谢特点比较见表 18-1。

表 18-1　发热三期临床表现和热代谢特点的比较

	体温上升期	高热持续期	体温下降期
T 与 Tset	Tset 上移,T<Tset	Tset 停留于高水平,T=Tset	Tset 回降,T>Tset
热代谢	散热↓,产热↑;产热>散热	散热↑,产热↑;产热=散热	散热↑,产热↓;产热<散热
体温	上升	波动于高水平	下降
临床表现	畏寒,皮肤苍白,寒战,"鸡皮"	自觉酷热,皮肤发红,口唇皮肤干燥	大汗

注:T:体温;Tset:体温调定点;↑:增加;↓:减少

9.①糖原分解加强,出现血糖增高甚至糖尿;糖分解增强而氧的供应相对不足,糖酵解增加,可使血中乳酸增多。②脂肪分解加强并氧化不全,患者出现酮血症和酮尿症;长期发热患者出现消瘦。③蛋白质分解代谢加强,机体处于负氮平衡,血浆蛋白减少,出现氮质血症,患者抵抗力下降。④维生素的摄取和吸收都减少,消耗增多,患者发生维生素缺乏。⑤在体温上升期和高热持续期,患者排尿量减少,水、钠和氯在体内滞留;而在体温下降期由于水分蒸发增多或出汗增多可以导致脱水;发热机体代谢紊乱可出现代谢性酸中毒。

10.①体温上升期,由于交感-肾上腺髓质系统活动增强及血温增高直接刺激窦房结,出现心率加快,末梢血管收缩,血压略有升高;体温下降期,由于发汗及末梢血管扩张,血压轻度下降;少数患者可因大汗而致虚脱。②随发热程度不同,患者可有不同程度的中枢神经系统症状。发热患者常有头痛、头晕;高热患者出现烦躁不安、失眠;持续高热可出现昏迷,小儿高热易出现热惊厥。③发热时呼吸中枢兴奋性增强,呼吸加深加快,有利于体温散热,但由于通气过度,则造成呼吸性碱中毒;若持续高温可抑制呼吸。④发热时由于交感神经活动增强,导致消化液分泌减少和胃肠蠕动减弱。⑤体温上升期的尿量减少,尿比重增高;体温下降期则尿量增多,尿比重回降;持续发热可损伤肾小管。

11.发热常常引起心率加快,体温每升高 1℃,心率每分钟约增加 18 次。心率加快可增加心排出量,是增加组织供血的代偿效应。但对心肌劳损的患者,则可因加重心脏负荷而诱发心力衰竭。

第十九章　应　激 ▷▷▷▷
....

一、选择题

(一) A 型题

1.应激是指机体受到内外环境刺激所出现的

　　A.微循环障碍

　　B.非特异性全身性反应

　　C.肾素-血管紧张素系统活性增高

　　D.继发性甲状旁腺功能亢进

　　E.失控的全身炎症反应

2.在热应激时,将细胞新合成的一组蛋白质称为

　　A. C 反应蛋白　　　　　B.纤维连接蛋白　　　　　C.热休克蛋白

　　D.血浆铜蓝蛋白　　　　E.血清淀粉样 A 蛋白

3.多数应激反应在应激原消失后,机体会

　　A.发生休克　　　　　　B.恢复自稳态　　　　　　C.发生急性期反应

　　D.出现多器官功能衰竭　E.发生应激相关疾病

4.应激时机体最突出的反应是

　　A. 造血功能增强　　　　B. 免疫功能调节　　　　　C. 血压升高

　　D. 神经内分泌反应　　　E. 白细胞数量增多

5.应激时物质代谢变化特点

　　A. 分解代谢增强,合成代谢增强

　　B. 分解代谢降低,合成代谢增强

　　C. 分解代谢增强,合成代谢降低

　　D. 分解代谢降低,合成代谢降低

　　E. 不影响物质代谢

6.应激时,血浆中某些蛋白质浓度迅速升高,这些蛋白质被称为

　　A.热休克蛋白　　　　　B.急性期反应蛋白　　　　C.血浆铜蓝蛋白

　　D.纤维连接蛋白　　　　E. C 反应蛋白

7.下列哪一种蛋白质被称为"分子伴娘"

　　A.急性期反应蛋白　　　B.纤维连接蛋白　　　　　C. C 反应蛋白

D.热休克蛋白 　　　　　　　E.血红素结合蛋白

8.由应激引起的最常见的疾病是

A.原发性高血压 　　　　　　B.支气管哮喘 　　　　　　C.应激性溃疡

D.溃疡性结肠炎 　　　　　　E.类风湿关节炎

9.有关应激的神经内分泌反应,下列哪项是正确的

A.蓝斑-交感-肾上腺皮质系统

B.蓝斑-垂体-肾上腺髓质系统

C.下丘脑-垂体-肾上腺髓质系统

D.下丘脑-垂体-肾上腺皮质系统

E.下丘脑-垂体-促性腺系统

10.在应激时合成增多的激素中,与应激镇痛有关的是

A.β-内啡肽 　　　　　　　　B.内皮素 　　　　　　　　　C.心钠素

D.心房钠尿肽 　　　　　　　E.前列腺素

11.急性期反应蛋白主要是由下列哪种细胞合成的

A.中性粒细胞 　　　　　　　B.成纤维细胞 　　　　　　C.血管内皮细胞

D.单核巨噬细胞 　　　　　　E.肝细胞

12.急性期反应蛋白的生物学功能之一是

A.升高血压 　　　　　　　　B.降低血压 　　　　　　　C.提高肾素活性

D.清除自由基 　　　　　　　E.清除代谢废物

13.应激时交感-肾上腺髓质反应中,下列哪一项既是防御反应,又具不利影响

A. 支气管扩张 　　　　　　　B. 儿茶酚胺增多 　　　　　C. 血液重新分布

D. 心率加快,心收缩力加强 　E. 促进糖原分解,升高血糖

14.某人参加一项竞赛后金榜题名,他可能经受到

A.劣性应激 　　　　　　　　B.良性应激 　　　　　　　C.躯体应激

D.精神刺激 　　　　　　　　E.心理刺激

15.某少年因父母离异而长期处于心理应激状态,其

A.血压长期升高 　　　　　　B.血压长期降低 　　　　　C.免疫功能亢进

D.生长发育迟缓 　　　　　　E.生长发育迅速

16.一位日本老年女性是 1945 年关岛原子弹爆炸后的幸存者,她可能发生

A.精神病 　　　　　　　　　B.神经病 　　　　　　　　C.多器官衰竭

D.应激性溃疡 　　　　　　　E.创伤后应激病

17.某人夜间走山路时,发现有一黑影尾随而至,随即他心跳呼吸加快、拼命奔跑。此时其机体内主要发生

A.交感-肾上腺皮质兴奋

B.假性神经递质分泌增多

C.交感-肾上腺髓质兴奋

D.肾素-血管紧张素分泌增多

E.血管升压素分泌增多

18.应激时,糖皮质激素不具有下列哪一种作用

  A.稳定溶酶体膜   B.促进蛋白质的分解   C.促进脂肪动员

  D.减轻炎症反应   E.降低血糖

19.应激时,急性期反应蛋白不具有下列哪一种功能

  A.促进凝血   B.抑制纤溶   C.抑制蛋白酶的作用

  D.清除异物和坏死组织   E.抗感染和抗损伤

20.应激时,下列哪一项不是原发性高血压发生的影响因素

  A.交感-肾上腺髓质系统兴奋

  B.肾素-血管紧张素-醛固酮系统激活

  C.胰岛素分泌增加

  D.糖皮质激素分泌增加

  E.遗传易感性的激活

(二)B型题

  A. β-内啡肽   B. 儿茶酚胺   C. 抗利尿激素

  D. 胰岛素   E. 促性腺激素释放激素

1.应激时分泌减少,引起血糖升高的激素是

2.应激时分泌增多,具有镇痛作用的激素是

3.应激时分泌减少,引起发育不良的激素是

  A.缺氧   B.生活孤独   C.尿少

  D.贫血   E.性的压抑

4.属于应激原内环境因素的是

5.属于应激原外环境因素的是

6.属于应激原心理社会因素的是

  A.C反应蛋白

  B.蓝斑-交感-肾上腺皮质系统兴奋

  C.应激蛋白

  D.肌红蛋白

  E.蓝斑-交感-肾上腺髓质系统兴奋

7.应激时的神经内分泌反应是

8.应激时产生的急性期反应蛋白有

9.应激时的热休克蛋白又称

  A.肾上腺素   B.蓝斑   C.下丘脑

  D.去甲肾上腺素   E.室旁核

10.中枢神经系统对应激最敏感的脑区是

11.应激时,交感神经兴奋释放的主要激素是

12.应激时,肾上腺髓质兴奋释放的主要激素是

　　A.糖皮质激素分泌减少

　　B.交感-肾上腺髓质兴奋降低

　　C.胆汁逆流

　　D.胃腔内 H$^+$进入黏膜内

　　E.胃黏膜缺血

13.应激性溃疡发生的必要条件是

14.应激性溃疡发生的最基本条件是

15.促进应激性溃疡发生的其他条件是

(三)X 型题

1.蓝斑-交感-肾上腺髓质系统能促进下列哪些激素分泌

　　A.糖皮质激素　　　　　　　B.生长激素　　　　　　C.甲状腺素

　　D.胰岛素　　　　　　　　　E.促肾上腺皮质激素

2.蓝斑-交感-肾上腺髓质系统对机体的消极影响有

　　A.心肌耗氧量增加　　　　　B.器官组织自由基损伤　　C.血压下降

　　D.脂质过氧化增强　　　　　E.胃黏膜糜烂溃疡

3.应激时下丘脑-垂体-肾上腺皮质轴兴奋并释放

　　A.去甲肾上腺素　　　　　　B.促肾上腺皮质激素　　　C.肾上腺素

　　D.糖皮质激素　　　　　　　E.促肾上腺皮质激素释放激素

4.β-内啡肽在应激的调控中起下列哪些重要作用

　　A.避免垂体-肾上腺轴过度兴奋

　　B.应激镇痛

　　C.抑制免疫反应

　　D.促进糖原异生

　　E.避免心率过快、血管收缩过强

5.下列各项中属于急性期反应蛋白的是

　　A.纤维蛋白原　　　　　　　B.α$_1$ 蛋白酶抑制剂　　　C.补体 C5

　　D.血浆铜蓝蛋白　　　　　　E.血清淀粉样 A 蛋白

6.急性期反应蛋白的生物功能是

　　A.促进凝血与纤溶　　　　　B.应激镇痛　　　　　　　C.运输作用

　　D.清除自由基　　　　　　　E.提高抗感染能力

7.应激时,由交感-肾上腺髓质系统介导的心血管系统的基本变化是

　　A.心率加快　　　　　　　　B.心排血量增加　　　　　C.血压升高

　　D.冠状动脉血流量增加　　　E.心肌收缩力减弱

8.在已有冠状动脉病变的基础上,强烈的精神应激可能诱发

A.心肌缺血   B.心室纤颤   C.血容量下降

D.心律失常   E.猝死

二、非选择题

(一)名词解释

1.应激   2.应激原   3.急性期反应及急性期反应蛋白   4.热休克蛋白   5.应激性溃疡   6.精神创伤性应激障碍   7. 心身疾病   8. 创伤后应激障碍   9. 分子伴娘

(二)填空题

1.可将应激原分为_____①_____、_____②_____、_____③_____。

2.心理社会因素可引起____①____应激和____②____应激。

3.应激原的作用可以是____①____作用或____②____作用。

4. 应激时泌尿功能的主要变化表现为尿____①____,尿比重____②____,水钠排泄____③____。

5.参与应激神经-内分泌反应的两个系统是:____①____和____②____。

6.中枢神经系统对应激最敏感的脑区是____①____。

7.应激时,交感神经兴奋主要释放____①____,肾上腺髓质兴奋主要释放____②____。

8.去甲肾上腺素能神经元在应激时的主要效应是____①____和____②____。

9.应激时,下丘脑-垂体-肾上腺皮质系统的中枢位点在下丘脑的____①____和____②____,外周参与效应的是____③____。

10.应激时变化最明显的激素或神经递质为____①____和____②____,两者对免疫功能主要都显示____③____效应。

11.____①____应激和____②____应激时,体内生长激素增加。____③____应激和____④____应激时,体内生长激素减少。

12.急性期反应蛋白由____①____、____②____和____③____细胞合成。

13.急性期反应蛋白的种类主要有____①____、____②____、____③____、____④____、____⑤____等。

14.应激性溃疡发生的机制是____①____、____②____。

(三)问答题

1.为什么说应激是一个非特异性全身反应?它有何生物学意义?

2.简述应激原的分类与应激原的作用特点。

3.简述β-内啡肽在应激时的调控作用。

4.简述应激性溃疡的发生机制。

5.简述应激诱发致死性心律失常的主要机制。

6.简述应激引起原发性高血压的机制。

7.试述应激时的神经内分泌反应。

8.试述应激时的细胞体液反应。

9.试述蓝斑-交感-肾上腺髓质系统在应激时的积极意义。

10.试述下丘脑-垂体-肾上腺皮质系统在应激时的积极意义。

参考答案

一、选择题

(一)A 型题

1.B	2.C	3.B	4.D	5.C	6.B	7.D	8.C	9.D	10.A
11.E	12.D	13.B	14.B	15.D	16.E	17.C	18.E	19.B	20.C

(二)B 型题

1.D	2.A	3.E	4.E	5.A	6.B	7.E	8.A	9.C	10.B
11.D	12.A	13.D	14.E	15.C					

(三)X 型题

1.ABCE	2.ABDE	3.BDE	4.ABE	5.ABCDE	6.ACDE
7.ABCD	8.ABDE				

二、非选择题

(一)名词解释

1.机体受到各种强烈或有害刺激所出现的非特异性全身反应称为应激。

2.能引起机体出现应激反应的刺激因素称为应激原。

3.应激时,由于感染、大手术、创伤等原因使机体产生快速反应,如体温升高、血糖升高、分解代谢增强、负氮平衡及血浆中某些蛋白质浓度迅速升高,称为急性期反应,这些蛋白质称为急性期反应蛋白。

4.在热应激或其他应激时,将细胞新合成或合成增加的一组蛋白质称为热休克蛋白,又称为应激蛋白。

5.在严重疾病或创伤(包括大手术)及其他应激情况下出现的急性损伤,其主要表现为胃及十二指肠黏膜糜烂、浅溃疡、渗血或出血、穿孔等,称为应激性溃疡。

6.将经历了残酷的战争、严重的创伤和恐怖之后所出现的一系列心理精神障碍称为精神创伤性应激障碍。

7.泛指以心理社会因素为主要病因或诱因的一类躯体疾病。

8.一般在经历了重大的自然灾害、战争等严重创伤后所导致的个体延迟出现和持续存在的精神障碍。

9. 细胞中的某些蛋白质分子可以识别正在合成的多肽或部分折叠的多肽,并与多肽的某些部位相结合,帮助蛋白质正确折叠、移位、复性及降解,伴随蛋白质代谢的许多重要步骤,这一类分子本身并不参与最终产物的形成,称为分子伴娘,又称分子伴侣。

(二)填空题

1.①外环境因素　②内环境因素　③心理社会因素

2.①良性　②劣性

3.①躯体的　②心理的

4.①少　②升高　③减少

5.①蓝斑-交感-肾上腺髓质系统　②下丘脑-垂体-肾上腺皮质系统

6.①蓝斑

7.①去甲肾上腺素　②肾上腺素

8.①调控交感-肾上腺髓质的应激反应　②启动下丘脑-垂体-肾上腺皮质轴的应激反应

9.①室旁核　②腺垂体　③肾上腺皮质

10.①糖皮质激素　②儿茶酚胺　③抑制

11.①急性　②生理　③慢性　④心理

12.①肝细胞　②单核巨噬细胞　③成纤维

13.①蛋白酶抑制剂　②凝血蛋白　③运输蛋白　④补体　⑤C反应蛋白

14.①胃黏膜缺血　②胃腔内 H^+ 进入黏膜

(三)问答题

1.任何刺激只要能达到一定的强度,除引起刺激因素的直接效应外,还出现以交感-肾上腺髓质系统和下丘脑-垂体-肾上腺皮质轴兴奋为主的神经内分泌反应。这种神经内分泌反应所引起的一组变化为全身性反应,不管刺激因素的性质如何,这一组变化都大致相似;应激反应是一个相当泛化的反应,从神经内分泌、机能代谢、体液细胞直至基因水平都有广泛的激活,其整个反应既广泛且无显著的针对性,故应激是一种"非特异性全身反应"。

应激反应是机体整个适应、保护机制的一个重要组成部分,可提高机体的准备状态,有利于机体战斗或逃避,可提高机体对外环境的适应能力和维持内环境的相对稳定。生理情况下,应激反应持续时间短,因而对机体不致产生不利影响,但在病理情况下,如应激原过强、应激反应强且持续时间长,则可导致机体发生疾病,甚至死亡。

2.①应激原的种类有:外环境因素如感染、缺氧、中毒、过热、射线等;内环境因素如饥饿、失血、疼痛、高热、炎症、性压抑等;心理社会因素如工作压力、职业竞争、精神刺激、生活孤独、自然灾害等。②心理社会因素应激原的作用可以是躯体的或心理的;应激对机体的作用具有双重性,可以引起良性应激或劣性应激。

3.①抑制 ACTH 和糖皮质激素分泌,避免垂体-肾上腺皮质轴过度兴奋。②抑制交感-肾上腺髓质系统活性,避免心率过快、血管收缩过强。③使应激时痛阈增高,减少机体不良反应,称为应激镇痛。

4.①胃黏膜缺血:应激时儿茶酚胺增加,血液重新分布而使内脏血流减少,胃肠黏膜缺血,产生黏液减少,覆盖于胃黏膜表面的屏障受到破坏。这是应激性溃疡的最基本条件。②胃腔内 H^+ 进入黏膜:由于胃黏膜屏障受破坏,胃腔内的 H^+ 向黏膜内反向弥散,从而使黏膜内 pH 下降,造成黏膜细胞损害。胃黏膜内 H^+ 增多是应激性溃疡发生的必要条件。③糖皮质激素和前列腺素的作用:应激时糖皮质激素分泌增多,使蛋白质分解大于合成,胃上皮细胞更新减慢,再生能力降低;胃黏膜合成前列腺素减少,对胃黏膜的保护作用减弱。④其他机制:酸中毒时,血流对胃黏膜内 H^+ 的缓冲能力降低、胆汁逆流使胃黏膜屏障损害等,均可促进应激性溃疡的发生。

5.应激诱发的致死性心律失常主要是心室纤颤。其机制是交感-肾上腺髓质激活、儿茶酚胺升高后引起下列变化:①通过 β 受体兴奋使心室纤颤的阈值降低;②引起心肌电活动异常;③交感神经兴奋引起的急性期反应使血液黏度升高、凝固性增高,促进血栓形成,引起心肌缺血、心肌梗死。

6.①应激时,交感-肾上腺髓质兴奋和肾素-血管紧张素-醛固酮系统被激活,使外周血管收缩、阻力升高、血容量增加,导致原发性高血压。②应激时糖皮质激素持续升高,引起血胆固醇升高,并使血管平滑肌细胞内水钠潴留,导致平滑肌细胞对升压因素的敏感性增高。这些均促进原发性高血压与动脉粥样硬化的发生。③社会、心理因素所引发的应激反应可引起遗传易感性的激活,而遗传因素与环境因素长期作用的结果则导致原发性高血压。

7.①蓝斑-交感-肾上腺髓质系统:该系统的中枢整合部位在脑干蓝斑及相关的去甲肾上腺素能神经元,外周参与效应的是交感神经-肾上腺髓质系统。蓝斑与应激时的警觉、兴奋、紧张、焦虑的情绪反应密切相关。交感神经兴奋主要释放去甲肾上腺素,肾上腺髓质兴奋主要释放肾上腺素。应激时表现为血浆儿茶酚胺浓度迅速升高。②下丘脑-垂体-肾上腺皮质激素系统:该系统的中枢位点在下丘脑的室旁核和腺垂体,外周参与效应的是肾上腺皮质。应激原作用于机体后,主要位于室旁核的促肾上腺皮质激素释放激素神经元合成并释放促肾上腺皮质激素释放激素。该激素通过垂体门脉系统到达腺垂体,再刺激垂体合成、释放促肾上腺皮质激素。后者作用于肾上腺皮质,使其合成并释放糖皮质激素。糖皮质激素分泌增加是应激最重要的一个反应。

8.合成急性期反应蛋白:①蛋白酶抑制剂,有抑制蛋白酶的作用,避免蛋白酶对组织的过度损伤。②凝血与抗凝血蛋白,有促进凝血与纤溶的作用。③运输蛋白,起运输作用并清除自由基。④补体,可提高机体的抗感染能力。⑤其他种类蛋白质,有清除异物和坏死组织及提高机体抗感染能力的作用。

合成热休克蛋白:热休克蛋白是在热应激或其他应激时细胞新合成或合成增加的一组蛋白质。结构性热休克蛋白的功能包括细胞结构的维持、更新、修复和免疫,可增强机体对多种应激原的耐受能力和抵抗能力,又称"分子伴娘"。诱生性热休克蛋白主要与应激时受损蛋白质的修复或移除有关。

9.①提高中枢神经系统兴奋性,使机体警觉性提高;②心跳加快、心排血量增加,使组织器官血液供应改善;③收缩皮肤、内脏血管,扩张冠状动脉血管,使血液重新分布以保证重要生命器官血液供应;④扩张支气管,改善肺通气,使氧供满足应激时机体的需求;⑤促进糖原与脂肪的分解,使组织得到更多的能量;⑥抑制胰岛素分泌、促进促肾上腺皮质激素、糖皮质激素、生长激素和甲状腺素等的分泌,使各激素间的协同作用加强,以便更广泛地动员机体各方面的机制来应付应激时的各种变化。这些使机体在应激时紧急动员，处于唤起状态，有利于应付各种变化的环境。

10.①通过蛋白质分解和糖原异生，使血糖增高，保证能量供应，并对儿茶酚胺、胰高血糖素等的脂肪动员起允许作用；②提高循环系统对儿茶酚胺的敏感性；③通过稳定溶酶体膜，防止溶酶体外漏，使组织损伤减轻；④通过抑制炎症介质白三烯、前列腺素、5-羟色胺、致炎性细胞因子等的合成与释放，使炎症反应减轻、组织损伤减少。因此，应激时糖皮质激素增加对机体抵抗有害刺激起着广泛的极为重要的作用。

第二十章　缺血-再灌注损伤 ▷▷▷▷

一、选择题

(一)A型题

1.缺血-再灌注损伤是指
　A.缺血后引起的损伤
　B.再灌注后引起的损伤
　C.缺血后恢复血流灌注引起的损伤
　D.缺血后再灌注无钙液引起的损伤
　E.缺血-再灌注后,炎细胞浸润引起损伤

2.下列哪种情况不会发生缺血-再灌注损伤
　A.心脏骤停后心脑复苏　　B.体外循环后　　C.心肌梗死后
　D.器官移植后　　E.冠状动脉搭桥后

3.临床上最常发生缺血-再灌注损伤的脏器是
　A.肝　　B.脑　　C.肾
　D.心　　E.肠

4.缺血-再灌注导致钙超载发病机制中,直接激活 Na^+/Ca^{2+} 交换蛋白的因素是
　A.细胞内高 H^+
　B.细胞内高 Na^+
　C.内源性儿茶酚胺产生增加
　D.β 肾上腺素能受体兴奋
　E.α_1 肾上腺素能受体兴奋

5.缺血-再灌注时,白细胞增多与下列何种物质增多有关
　A.C3a 和 C5a　　B.白三烯　　C.组胺与激肽
　D.代谢产物　　E.前列腺素

6.缺血-再灌注损伤发生的主要机制是
　A.无复流现象　　B.组织缺血　　C.白细胞浸润
　D.高能磷酸化合物缺乏　　E.氧自由基损伤

7.下列哪种物质是能产生氧自由基的体液性因素
　A.内皮素　　B.前列腺素　　C.血管紧张素

D.儿茶酚胺　　　　　　　　E.腺苷

8.缺血再灌注时,氧自由基的原发来源一般认为是

　　A.内皮细胞　　　　　　B.白细胞　　　　　　C.肌细胞

　　D.巨噬细胞　　　　　　E.上皮细胞

9.影响缺血-再灌注损伤的因素不包括

　　A.缺血时间　　　　　　B.侧支循环的建立　　　　C.组织需氧程度

　　D.电解质浓度　　　　　E.组织的营养状态

10.缺血-再灌注时,生成的氧自由基可与细胞膜发生何种反应

　　A.氧化反应　　　　　　B.还原反应　　　　　　C.脂质过氧化反应

　　D.分解反应　　　　　　E.羟化反应

11.黄嘌呤氧化酶主要存在于

　　A.巨噬细胞内　　　　　B.内皮细胞内　　　　　C.上皮细胞内

　　D.中性粒细胞内　　　　E.肌细胞内

12.下列哪种灌流液易诱发和加重缺血-再灌注损伤

　　A.低压　　　　　　　　B.低温　　　　　　　　C.低 pH

　　D.低钙　　　　　　　　E.高钠

13.脑缺血-再灌注损伤的发生与下列哪项无关

　　A.钙超载　　　　　　　B.自由基生成增多　　　　C.ATP 生成减少

　　D.Ca^{2+} 敏感性增高　　E.细胞膜脂质过氧化增多

14.脑缺血-再灌注损伤时不会出现下列哪项变化

　　A.兴奋性神经递质减少　　B.抑制性神经递质增多　　C.脂质过氧化降低

　　D.cAMP 增高　　　　　　E.pH 改变

15.心肌缺血-再灌注损伤不包括

　　A.心肌舒缩功能下降　　B.心律失常　　　　　　C.心肌能量代谢变化

　　D.心肌超微结构改变　　E.磷酸肌酸增多

16.下列哪项与再灌注时钙超载的发生无关

　　A.Na^+-Ca^{2+} 交换加强　　B.Na^+-H^+ 交换加强　　C.儿茶酚胺增多

　　D.ATP 生成减少　　　　E.钙泵功能加强

17.肾缺血-再灌注损伤引起的最严重病变是

　　A.肾小管上皮细胞肿胀　　B.肾小管坏死　　　　C.线粒体肿胀

　　D.内质网损伤　　　　　E.基膜损伤

18.下列哪项是导致钙反常,出现细胞内钙超载的重要原因

　　A.ATP 减少使钙泵功能障碍

　　B.细胞膜上 Na^+-Ca^{2+} 交换增加

　　C.电压依赖性钙通道开放增加

　　D.线粒体膜流动性降低

E.细胞膜正常结构被破坏

19.缺血-再灌注损伤导致细胞不可逆损伤的共同原因

A.ATP 缺乏　　　　　　　　B.细胞内钙超载　　　　　　C.无复流现象

D.氧自由基作用　　　　　　E.白细胞浸润

20. 下述哪项是机体缺血-再灌注时机体的内源性保护机制

A.钙超载　　　　　　　　　B.无复流现象　　　　　　　C.预适应

D.心肌顿抑　　　　　　　　E.自由基产生过多

21. 缺血-再灌注时,心律失常发生的基本条件

A.再灌注区存在功能可恢复的心肌细胞

B.缺血时间长

C.缺血心肌数量多

D.缺血程度重

E.再灌注恢复速度快

22. 缺血-再灌注损伤时钙离子进入细胞的主要途径

A.细胞膜钙泵　　　　　　　B.Na^+/Ca^{2+} 交换蛋白　　C.电压依赖性钙通道

D.受体操纵性钙通道　　　　E.顺浓度差内流

23. 缺血-再灌注损伤时,黄嘌呤脱氢酶转变为黄嘌呤氧化酶,最需要下列哪种离子参与其中

A.Na^+　　　　　　　　　　B.Ca^{2+}　　　　　　　　　C.K^+

D.Mg^{2+}　　　　　　　　　E.Fe^{2+}

24. 缺血-再灌注损伤时,氧自由基生成增多,其重要来源是

A.损伤的线粒体电子传递链

B.儿茶酚胺自身氧化增加

C.细胞内钙超载

D.激活的中性粒细胞及血管内皮细胞

E.微血管血液流变学改变

25.缺血-再灌注导致钙超载发病机制中,间接激活 Na^+/Ca^{2+} 交换蛋白的因素

A.黄嘌呤氧化酶　　　　　　B.NADPH 氧化酶　　　　　　C.蛋白激酶 C

D.磷脂酶　　　　　　　　　E.超氧化物歧化酶

26. 在缺血-再灌注损伤时,出现 pH 反常通常指

A. 缺血细胞酸性产物生成增多,造成 pH 降低

B. 缺血组织酸性产物清除减少,造成 pH 降低

C. 再灌注时迅速纠正缺血组织的酸中毒,反而会加重细胞损伤

D. 因纠正酸中毒,使用过量碱性药,使缺血组织由酸中毒转变为碱中毒

E. 酸中毒和碱中毒交替出现

(二)B 型题

A.血细胞聚集阻塞微血管

B.黄嘌呤氧化酶增多

C.Na^+-Ca^{2+} 交换增加

D.有氧氧化转化为无氧酵解

E.细胞膜损伤产生多种趋化因子

1.引起钙超载的主要因素是

2.引起自由基生成增多的主要因素是

3.引起中性粒细胞激活的主要因素是

A.Na^+-Ca^{2+} 交换加强　　　B.Na^+-H^+ 交换加强　　　C.低钙低钠

D.高钙高钠　　　E.Na^+-K^+ 交换加强

4.对再灌注损伤有诱发作用的是

5.对再灌注损伤有保护作用的是

6.再灌注损伤时钙超载的主要机制是

A.是最初激发形成的氧自由基

B.是作用最强的氧自由基

C.是氧自由基与多价不饱和脂肪酸作用后生成的中间产物

D.是半衰期最长的氧自由基

E.本身不是自由基,但其氧化能力很强

7.OH·

8.H_2O_2

9.O_2^-

A.黄嘌呤氧化酶

B.NADPH 氧化酶

C.蛋白激酶 C

D.磷脂酶

E.超氧化物歧化酶

10.催化内皮细胞产生氧自由基的是

11.催化中性粒细胞产生氧自由基的是

12.可清除氧自由基的是

(三)X 型题

1.缺血时,氧自由基的来源有

A.黄嘌呤氧化酶　　　B.中性粒细胞　　　C.内质网

D.溶酶体　　　E.儿茶酚胺

2.引起钙超载的因素是

A.细胞膜通透性增加　　　B.Na^+-K^+ 交换加强　　　C.Na^+-Ca^{2+} 交换加强

D.K$^+$-Ca^{2+}交换加强　　　　E.线粒体功能障碍

3.大量白细胞浸润引起组织损伤的机制为

A.阻塞毛细血管

B.毛细血管壁通透性增加

C.释放蛋白溶解酶

D.产生大量氧自由基

E.白细胞内钙浓度下降

4.脑缺血-再灌注损伤时增多的神经递质有

A.谷氨酸　　　　　　　　B.天门冬氨酸　　　　　C.γ-氨基丁酸

D.丙氨酸　　　　　　　　E.乙酰胆碱

5.心肌缺血时,引起 ATP 减少的原因有

A.ATP 消耗过多　　　　　B.有氧氧化障碍　　　　C.氧化磷酸化受抑制

D.线粒体受损　　　　　　E.脂肪分解代谢增强

6.缺血-再灌注损伤可引起下列何种变化

A.心功能障碍　　　　　　B.钠-钾泵功能障碍　　　C.钙泵功能障碍

D.低钾血症　　　　　　　E.高钠血症

7.体内哪些酶参与清除自由基的作用

A.过氧化物酶　　　　　　B.超氧化物歧化酶　　　C.丙酮酸脱氢酶

D.黄嘌呤氧化酶　　　　　E.过氧化氢酶

8.缺血-再灌注损伤的发病环节主要包括

A.自由基的作用　　　　　B.白细胞的作用　　　　C.细胞内钙超载

D. ATP 的减少　　　　　　E.代谢性酸中毒

9.心脏缺血-再灌注损伤时,主要的功能变化为

A.心肌舒缩功能降低　　　B.冠状动脉扩张　　　　C.心排血量不变

D.心律失常　　　　　　　E.回心血量增多

10.决定再灌注损伤发生发展的主要因素有

A.缺血时间长短　　　　　B.侧支循环形成情况　　C.对氧的需求程度

D.对钙的需求程度　　　　E.细胞内钾超负荷程度

11.肠缺血-再灌注损伤可引起

A.肠黏膜溃疡、出血

B.毛细血管壁通透性增强,组织水肿

C.肠屏障功能减弱,内毒素血症

D.肠上皮化生

E.肠上皮非特异性增生

12.黄嘌呤氧化酶作用于下列哪些物质产生氧自由基

A.黄嘌呤　　　　　　　　B.腺嘌呤核苷　　　　　C.肌苷

D.次黄嘌呤　　　　　　　　E.核苷酸

13.自由基引起机体的损伤是通过

A.膜脂质过氧化反应　　　B.蛋白质交联　　　　C.葡萄糖交联

D.磷酸核糖交联　　　　　E.引起染色体畸变

14.脑缺血-再灌注损伤最明显的变化是

A.脑胶质细胞增生　　　　B.脑水肿　　　　　　C.脑充血、淤血

D.脑细胞坏死　　　　　　E.脑积水

15.缺血-再灌注损伤时线粒体损伤的机制是

A.线粒体内 Ca^{2+} 过多　　B.线粒体内 Na^+ 过多　　C. ATP 供应减少

D.氧自由基产生增多　　　E.氧自由基清除减少

二、非选择题

(一)名词解释

1.缺血-再灌注损伤　2.自由基　3.氧自由基　4.钙超载　5.呼吸爆发　6.无复流现象　7.活性氧　8.脂质过氧化　9. 氧反常　10. pH 反常

(二)填空题

1.在机体内,最常见发生缺血-再灌注损伤器官是　①　,对缺血缺氧最敏感的器官是　②　,最易引起内源性感染的器官是　③　。

2.自由基对细胞的毒性作用主要表现为　①　、　②　或　③　。

3.目前认为缺血-再灌注损伤的重要发病环节是　①　和　②　、　③　。

4.钙超载经以下途径引起缺血-再灌注损伤:　①　、　②　、　③　、　④　、　⑤　。

5.再灌注时,组织内白细胞浸润增强的主要机制是　①　、　②　。

6.脑缺血-再灌注损伤时,递质性氨基酸代谢发生改变,表现为　①　增多、脑细胞内第二信使的变化为　②　升高和　③　降低,最明显的组织变化为　④　。

7.影响缺血-再灌注损伤发生及程度的因素除了缺血时间长短外,还有　①　、　②　和　③　。

8.心肌顿抑的主要发病机制是　①　暴发性生成和　②　。

9.正常时,心肌细胞内钙主要储存在　①　和　②　,细胞膜上 Na^+/Ca^{2+} 交换蛋白的主要转运方向是将 Ca^{2+} 从　③　运到　④　。

10.缺血-再灌注损伤时出现心律失常,以　①　心律失常如　②　过速和　③　最为多见。

(三)问答题

1.简述影响缺血-再灌注损伤程度的常见条件。

2.缺血-再灌注时,自由基如何引起细胞损伤?

3.简述钙超载为什么会引起缺血-再灌注损伤?

4.试述自由基生成与钙超载的关系。

5.应如何控制再灌注条件才能减轻再灌注损伤?

参考答案

一、选择题

(一)A 型题

1.C　　2.C　　3.D　　4.B　　5.B　　6.E　　7.D　　8.A　　9.E　　10.C

11.B　　12.E　　13.D　　14.C　　15.E　　16.E　　17.B　　18.B　　19.B　　20.C

21.A　　22.B　　23.B　　24.A　　25.C　　26.C

(二)B 型题

1.C　　2.B　　3.E　　4.D　　5.C　　6.A　　7.B　　8.E　　9.A　　10.A

11.B　　12.E

(三)X 型题

1.ABE　　2.ACE　　3.ABCD　　4.AB　　5.BCD　　6.ABC　　7.ABE

8.ABC　　9.AD　　10.ABC　　11.ABC　　12.AD　　13.ABE　　14.BD

15.ACDE

二、非选择题

(一)名词解释

1.当组织、器官缺血时间较长,在恢复血液灌注时,器官组织反而出现比缺血时更明显、更严重甚至不可逆的损伤,称为缺血-再灌注损伤。

2.自由基是外层电子轨道上有单个不成对电子的原子、原子团和分子的总称。

3.由氧诱发的自由基称为氧自由基,包括超氧阴离子自由基($O_2^{\bar{}}$)、羟自由基(OH·)和单线态氧($^1O_2$)。

4.各种原因引起的细胞内钙含量明显增多并导致细胞结构损伤和功能代谢障碍的现象称为钙超载。

5.再灌注组织重新获得氧供应的短时间内,激活的中性粒细胞耗氧量显著增加,产生大量的氧自由基,称为呼吸爆发。

6.组织缺血时间较长后,再恢复血流灌注时,血液仍不能流过受累的器官或组织,称之为无复流现象。

7.活性氧是指由还原氧化反应产生的、并在分子组成上含有氧的一类化学性质非常活泼的物质的总称,包括氧自由基和 H_2O_2。

8.自由基与生物磷脂膜结合,导致膜不饱和脂肪酸减少而与蛋白质的比例失调,蛋白质与脂质等生物大分子之间因交联成为聚合体而失活,使膜的液态性、流动性、构型完整性降低,通透性增高;并可使膜蛋白的基本功能如离子转运泵、信号转导功能等发生障碍。

9. 指用缺氧溶液灌流组织器官或培养细胞造成损伤后,在恢复正常氧供应,组织及细胞的损伤不仅未能恢复,反而更趋严重的现象,叫氧反常。

10. 缺血再灌注时迅速纠正缺血组织酸中毒,反而会加重缺血再灌注损伤的现象,叫pH反常。

(二)填空题

1.①心脏 ②脑 ③肠

2.①生物膜脂质过氧化 ②细胞内蛋白质和染色体损伤 ③花生四烯酸代谢增强

3.①自由基的作用 ②钙超载 ③白细胞作用

4.①线粒体功能障碍 ②破坏细胞(器)膜 ③促进氧自由基生成 ④加重酸中毒 ⑤激活其他酶的活性

5.①黏附分子生成增多 ②趋化因子生成增多

6.①兴奋性氨基酸 ②cAMP ③cGMP ④脑水肿及脑细胞坏死

7.①侧支循环 ②对氧的需求程度 ③再灌注的理化条件

8.①自由基 ②钙超载

9.①线粒体 ②肌浆网 ③细胞内 ④细胞外。

10.①室性心律失常 ②室性心动过速 ③室颤。

(三)问答题

1.①缺血时间:缺血时间的长短与缺血-再灌注损伤的发生与否有关。组织器官对缺血有一定的耐受期,在耐受期内,常无缺血-再灌注损伤发生。进入可逆性损伤期,缺血-再灌注损伤的发生率较高。当进入不可逆性损伤期,再灌注无任何反应,损伤也不再恢复。因此,缺血时间过短或过长都不易发生缺血-再灌注损伤。②侧支循环:缺血-再灌注损伤的发生与缺血组织器官的血供形式,以及在缺血过程中是否易于建立有效的侧支循环有关。缺血后侧支循环容易形成者,因其可缩短缺血时间和减轻缺血程度,故不易发生缺血-再灌注损伤。③对氧的需求程度:不同组织器官对氧的需求量不同。需氧量较高的器官(如心、脑),对缺血的耐受时间较短,易发生缺血-再灌注损伤。④理化条件:采用适当的低温(25℃)、低压、低pH和类似细胞内液离子成分的灌流液(Na^+、Ca^{2+}浓度较低,K^+、Mg^{2+}浓度较高),可防止或减轻缺血-再灌注损伤。

2.自由基的主要作用为:①生物膜脂质过氧化:自由基可使生物磷脂膜发生脂质过氧化,导致膜蛋白与脂蛋白等生物大分子之间因交联成为聚合体而失活,使膜的液态流动性、构型完整性降低,通透性增高;并可使膜蛋白的基本功能如离子转运泵、信号转导功能等发生障碍。细胞器对过氧化作用更为敏感,如线粒体膜受损,可使细胞的ATP能量产生系统瘫痪;内质网上的核蛋白体脱落,抑制蛋白质合成;溶酶体膜受损,释放出溶酶体酶,使多种物质被水解,造成细胞自溶破坏。②细胞内蛋白质和染色体损伤:自由基可使氨基酸残基氧化,多肽链断裂和蛋白质交联,可抑制多种蛋白酶功能。同时核酸残基羟化,DNA链断裂,以及DNA修复酶和聚合酶活性降低,可引起染色体畸变,从而影响细胞的多种功能。③花生四烯酸代谢增加：自由基引起的膜损伤,导致细胞内 Ca^{2+} 浓度增高,同时激活环加氧酶、脂加氧酶,使细胞的花生四烯酸(AA)代谢增强,生成血栓素 A_2(TXA_2)、白三烯(LT)等生物活性物质增多,可进一步引起中性粒细胞的聚集活化,产生大量氧自由基;PGI_2-TXA_2 平衡失调,也参与缺血-再灌注时微循环障碍的发生。

3.①线粒体功能障碍,导致能量代谢障碍,ATP 生成减少。②激活磷脂酶,导致细胞膜及细胞器膜受损。③促进氧自由基生成。④加重酸中毒。⑤激活其他酶的活性。

4.①自由基增多引起钙超载:自由基可引起细胞膜脂质过氧化增强,膜通透性增加,细胞外钙离子内流;线粒体功能障碍,ATP 生成减少,Ca^{2+}-ATP 酶活性下降,细胞内钙离子浓度增加;抑制膜蛋白,使钙泵、钠泵功能降低,Na^+-Ca^{2+} 交换系统功能紊乱,胞浆内 Ca^{2+} 浓度升高而致钙超载。②钙超载促进自由基生成:钙超载使钙依赖性蛋白水解酶活性增高,促使黄嘌呤脱氢酶转变为黄嘌呤氧化酶,使自由基生成增加;钙依赖性磷脂酶 A_2 被激活,使花生四烯酸生成增加,进而产生自由基。两者形成恶性循环,加重细胞损伤。

5.再灌注时采用低压低流、低温、低 pH、低钠和低钙液可减轻再灌注损伤。其机制是:①低压低流液灌注可避免因灌注氧和液体量骤增而引起的自由基过量生成及组织水肿。②低温有助于降低组织代谢率,减少耗氧量和代谢产物聚集。③低 pH 可减轻细胞内碱化,抑制磷脂酶和蛋白酶对细胞的分解,减轻 Na^+/H^+ 交换的过度激活。④低钠有助于减少心肌内钠离子积聚,减轻细胞肿胀。⑤低钙可减轻钙超载所致的细胞损伤。

第二十一章 休 克 ▷▷▷▷

一、选择题

(一)A型题

1.以外周血管床容量扩大为始动环节的休克可由下列哪种原因引起

    A.严重脱水　　　　　　　　B.大面积心肌梗死　　　　　C.大量失血

    D.挤压伤　　　　　　　　　E.青霉素过敏

2.休克发生时交感-肾上腺髓质系统处于

    A.强烈兴奋　　　　　　　　B.强烈抑制　　　　　　　　C.先兴奋后抑制

    D.先抑制后兴奋　　　　　　E.无明显反应

3.目前认为休克发生的共同发病环节是

    A.血压下降　　　　　　　　B.微循环障碍　　　　　　　C.血管运动中枢麻痹

    D.神经调节障碍　　　　　　E.交感-肾上腺系统兴奋

4.休克时最早受影响的器官是

    A.心脏　　　　　　　　　　B.肝脏　　　　　　　　　　C.肺脏

    D.肾脏　　　　　　　　　　E.脑

5.休克的临床表现中,下列哪一项是错误的

    A.烦躁不安或表情淡漠甚至昏迷

    B.呼吸急促,脉搏细速

    C.血压均下降

    D.面色苍白或发绀

    E.尿少或无

6.休克缺血性缺氧期的选择性血管收缩可发生于

    A.心、脑、肾　　　　　　　B.肝、脑、肠　　　　　　　C.肺、皮肤、脑

    D.心、肺、肝　　　　　　　E.皮肤、肾、肠

7.休克缺血性缺氧期皮肤、内脏微血管持续痉挛的主要原因是

    A.血管升压素增多　　　　　B.儿茶酚胺增多　　　　　　C.血管紧张素Ⅱ增多

    D.醛固酮增多　　　　　　　E.前列腺素增多

8.休克缺血性缺氧期微循环的变化中,下列哪一项是错误的

    A.微动脉收缩　　　　　　　B.后微动脉收缩　　　　　　C.动静脉吻合支关闭

D.微静脉收缩　　　　　　　　E.毛细血管前括约肌收缩

9.休克淤血性缺氧期组织微循环灌流的特点是

A.少灌多流、流多于灌　　　　B.多灌多流、灌多于流　　　　C.少灌少流、灌少于流

D.多灌少流、灌多于流　　　　E.少灌少流、灌多于流

10.不同类型的休克,DIC 形成的早晚不一,在早期即可出现 DIC 的休克类型更可能是

A.失血性休克　　　　　　　　B.失液性休克　　　　　　　　C.过敏性休克

D.感染性休克　　　　　　　　E.心源性休克

11.休克时,细胞首先发生损伤的部位是

A.细胞膜　　　　　　　　　　B.溶酶体　　　　　　　　　　C.高尔基器

D.核仁　　　　　　　　　　　E.染色质

12.首选肾上腺素类血管收缩药治疗的休克为

A.失血性休克　　　　　　　　B.创伤性休克　　　　　　　　C.过敏性休克

D.感染性休克　　　　　　　　E.心源性休克

13.休克时急性肾功能衰竭的最主要诊断依据是

A.少尿　　　　　　　　　　　B.高血钾　　　　　　　　　　C.氮质血症

D.肾性贫血　　　　　　　　　E.代谢性酸中毒

14.休克缺血性缺氧期发生的急性肾功能衰竭属

A.肾前性肾功能衰竭　　　　　B.肾后性肾功能衰竭　　　　　C.肾性肾功能衰竭

D.肾性和肾前性肾功能衰竭　　E.器质性肾功能衰竭

15.下列哪一项不是休克肺主要的临床表现

A.进行性氧分压降低　　　　　B.进行性呼吸困难　　　　　　C.进行性高碳酸血症

D.肺部湿性啰音　　　　　　　E.进行性发绀

16.下列各项中,哪一项不是休克时肺功能障碍发生的主要机制

A.肺毛细血管通透性增强

B.肺泡表面活性物质减少

C.肺血管微血栓形成

D.肺毛细血管流体静压增高

E.炎症介质导致呼吸膜损伤

17.患者,男,46 岁。因消化性溃疡突然呕血而致失血性休克,面色苍白,四肢湿冷,血压 110/96mmHg ,少尿,这些临床表现产生的机制主要为

A.交感-肾上腺髓质系统兴奋

B.肾素-血管紧张素系统兴奋

C.血管升压素的释放

D.内皮素的释放

E.血栓素 A_2 的释放

18.患者,男,45岁。因外伤致血管破裂,失血约800mL,烦躁不安,面色苍白,四肢湿冷,血压100/84mmHg,现患者可能处于

    A.失血性休克代偿期　　　　B.失血性休克失代偿期　　　C.失血性休克晚期

    D.大失血未休克　　　　　　E.重度虚脱

19.患者,女,已婚,46岁。因胆道感染致感染性休克入院,现患者情况进一步恶化,血压进行性下降,神志淡漠,少尿,皮肤发绀,此时患者可能处于

    A.休克难治期　　　　　　　B.休克早期　　　　　　　　C.休克期

    D.血压下降期　　　　　　　E.临终期

20.患者,女,35岁,两下肢骨折,面色苍白,四肢湿冷,血压100/80mmHg。患者休克发生的始动环节为

    A.外周血管容量扩大　　　　B.心排血量急剧减少　　　　C.血容量减少

    D.有效循环血量减少　　　　E.微循环的灌流量减少

21.一男性患者,50岁。因足部坏疽致感染性休克入院,入院后患者情况进一步恶化,血压进行性下降,神志淡漠,少尿,皮肤发绀。此期血压进行性下降的机制为

    A.总血容量减少

    B.毛细血管容量减少,血浆外渗

    C.体液量减少

    D.毛细血管容量增加,血浆外渗

    E.容量血管收缩,毛细血管通透性增高

22.生理情况下,组织微循环的血液灌流主要由

    A.毛细血管前括约肌自律性收缩调节

    B.交感神经调节

    C.迷走神经调节

    D.全身体液因素调节

    E.局部体液因素调节

23.休克时机体物质代谢的变化为

    A.氧耗增加　　　　　　　　B.糖酵解加强　　　　　　　C.脂肪分解代谢减弱

    D.糖原合成代谢增强　　　　E.蛋白分解代谢减弱

24.休克时最常出现的酸碱失衡为

    A.呼吸性酸中毒

    B.代谢性碱中毒

    C.呼吸性碱中毒合并代谢性碱中毒

    D.代谢性酸中毒

    E.呼吸性酸中毒合并代谢性碱中毒

25.关于内毒素导致微循环障碍的机制,下列哪个说法不正确

    A.激活血液中白细胞产生释放扩血管物质

B.激活凝血因子XII

C.激活补体系统

D.直接扩张毛细血管

E.引起内毒素血症

26.与休克淤血性缺氧期血管扩张无关的是

A.腺苷　　　　　　　　　B.激肽　　　　　　　　　C.酸中毒

D.组胺　　　　　　　　　E.5-羟色胺

27.关于休克时血压的变化,下列描述正确的是

A.早期可升高,随后时高时低

B.早期可正常,随后降低

C.早期可降低,随后略升高

D.一直进行性降低

E.时高时低

28.关于休克早期脉压的变化,下列描述正确的是

A.增加　　　　　　　　　B.不变　　　　　　　　　C.减少

D.先增加后减少　　　　　E.先减少后时增加

29.休克早期血液重新分布,心、脑血液供应情况是

A.灌流量明显减少　　　　B.灌流量明显增加　　　　C.灌流量可增加

D.灌流量先增后减　　　　E.灌流量先减后增

30.关于休克时发生 DIC 的认识,下列观点错误的是

A.不是所有类型休克的晚期都会出现 DIC

B.不同类型的休克中,DIC 形成的早晚可不相同

C.休克微循环衰竭期易发生 DIC

D.一旦并发了 DIC,将使病情恶化

E.失血性休克时较早发生 DIC

(二)B 型题

A.毛细血管前阻力大于后阻力,少灌多流

B.毛细血管前阻力小于后阻力,多灌多流

C.毛细血管前阻力大于后阻力,灌少于流

D.毛细血管前阻力小于后阻力,多灌少流

E.毛细血管前后阻力血管麻痹,不灌不流

1.休克缺血性缺氧期微循环特点是

2.休克淤血性缺氧期微循环特点是

3.休克难治期微循环特点是

A.失血失液性休克　　　　B.创伤性休克　　　　　　C.感染性休克

D.神经源性休克　　　　　E.心源性休克

4.宫外孕可发生

5.中毒性菌痢可发生

6.大面积心肌梗死可发生

    A.失血性休克   B.创伤性休克   C.心源性休克

    D.感染性休克   E.神经源性休克

7.高位脊髓麻醉可发生

8.暴发型流脑可发生

9.急性心包填塞可发生

    A.血容量减少   B.心排血量急剧减少   C.外周血管阻力增高

    D.外周血管容量扩大   E.回心血量减少

10.失血失液性休克的始动环节为

11.心源性休克的始动环节为

12.过敏性休克的始动环节为

    A.收缩外周血管,增加心肌收缩力

    B.舒张后微动脉和毛细血管前括约肌,增加毛细血管壁通透性

    C.有很强的缩血管作用,除收缩外周血管外,还可收缩冠状动脉和脑动脉

    D.收缩冠状血管,降低心肌收缩力

    E.舒张血管,增加毛细血管壁通透性

13.儿茶酚胺可

14.激肽可

15.组胺可

16.内皮素可

17.血管紧张素Ⅱ可

    A.总外周血管阻力低,心排血量低

    B.总外周血管阻力低,心排血量高

    C.总外周血管阻力高,心排血量低

    D.总外周血管阻力正常,心排血量低

    E.总外周血管阻力高,心排血量正常

18.低排高阻型休克的特点是

19.高排低阻型休克的特点是

20.低排低阻型休克的特点是

(三)X型题

1.休克缺血性缺氧期主要临床表现是

    A.面色苍白,四肢冰凉   B.脉搏细速   C.脉压减小

    D.意识模糊   E.尿量减少

2.休克缺血性缺氧期患者面色苍白、四肢厥冷的原因有

    A.迷走神经强烈兴奋   B.交感-肾上腺髓质系统兴奋

    C.微循环痉挛缺血   D.回心血量增加

    E.微循环扩张,缺血改善

3.休克缺血性缺氧期机体通过哪些代偿可使回心血量增加

    A.动-静脉吻合支开放   B.肾小管对钠、水的重吸收增加

    C.容量血管收缩   D.吸收组织间隙的水分

    E.扩张外周血管,疏通微循环

4.休克缺血性缺氧期微循环的变化是

    A.微动脉收缩   B.后微动脉收缩   C.微静脉收缩

    D.毛细血管前括约肌收缩   E.动-静脉吻合支收缩

5.休克缺血性缺氧期微循环变化对机体有一定代偿意义,主要表现在

    A.选择性血管收缩   B."自身输血"   C.外周阻力增高

    D.汗腺分泌增加   E.回心血量增加

6.休克缺血性缺氧期代偿的结果是

    A.心、脑血流量均明显增加   B.血压正常或稍低   C.肾血流量减少

    D.肾血流量明显增加   E.心、脑血液供应暂时得到保证

7.休克难治期不可逆性损伤原因为

    A.产生 DIC   B.严重酸中毒和缺氧   C.细胞损伤与凋亡

    D.各重要器官功能代谢障碍   E.微循环缺血性缺氧

8.休克淤血性缺氧期血压下降的机理是

    A.毛细血管前阻力小于后阻力

    B.血液淤滞在真毛细血管内

    C.回心血量减少

    D.心排血量减少

    E.儿茶酚胺释放减少,外周动脉紧张度降低

9.休克淤血性缺氧期微循环淤血的原因有

    A.酸中毒   B.组胺释放   C.细菌内毒素的作用

    D.腺苷生成增多   E.血液流变学的改变

10.休克发生的始动环节包括

    A.血容量降低   B.血压下降   C.外周血管容量扩大

    D.毛细血管数目增加   E.心排血量急剧减少

11.休克难治期 DIC 发生的因素有

    A.血小板增加且黏附聚集   B.血液黏滞度增高   C.前列环素减少

    D.代谢性酸中毒   E.凝血因子的合成明显增加

12.休克时肺功能障碍的病理生理学变化有

    A.气体弥散障碍   B.气道阻塞,阻力增加   C.通气血流比例失调

    D.动脉氧分压降低   E.动脉二氧化碳分压增高

13.休克时肺功能障碍的主要形态学变化是

    A.肺水肿和淤血   B.肺透明膜形成   C.局部肺不张

    D.肺大泡形成   E.肺出血

14.休克淤血性缺氧期的主要临床表现是

    A.血压进行性降低   B.皮肤发绀并出现花纹   C.神志淡漠甚至昏迷

    D.尿量进一步减少甚至无尿   E.全身多部位出血

15.低排高阻型休克的特点有

    A.心排血量降低   B.外周阻力高   C.皮肤血管收缩

    D.静脉压高   E.回心血量减少

16.高排低阻型休克的特点有

    A.心排血量增加   B.总外周阻力低   C.皮肤血管扩张

    D.静脉压低   E.回心血量增加

17.休克淤血性缺氧期红细胞聚集的原因是

    A.红细胞破碎

    B.血液流速慢,切变率低

    C.红细胞表面负电荷降低

    D.血细胞比容增加

    E.纤维蛋白原增多

18.休克缺血性缺氧期机体通过哪些代偿可使回心血量增加

    A.容量血管收缩

    B.组织液反流入血

    C.肝脾储血库收缩

    D.淤滞在微循环中的血液回流入心

    E.部分微循环代偿性再通

19.休克时白细胞嵌塞的后果为

    A.阻塞微循环   B.增强局部防疫能力   C.释放自由基

    D.释放溶酶体酶   E.产生白三烯

20.休克时细胞损伤的表现为

    A.细胞膜变化   B.线粒体改变   C.溶酶体破裂

    D.细胞死亡   E.细胞核分裂

21.休克淤血性缺氧期血液流变学变化的特点

    A.白细胞贴壁黏附   B.血浆黏度增大   C.血小板黏附聚集

    D.红细胞聚集   E.血细胞压积增大

22.休克早期是如何维持动脉血压的

    A.自身输血

    B.自身输液

    C.外周阻力升高、心排出量增加

    D.血液重新分布

    E.激肽的作用

23.引起休克患者脉搏细速、脉压降低的原因是

    A.心率加快   B.心收缩力加强   C.心排出量增加

    D.外周阻力升高   E.皮肤小血管收缩

24.休克患者皮肤由苍白转为出现花斑的原因是

    A.微循环淤血   B.脱氧血红蛋白增多   C.外周阻力升高

    D.肾血流减少   E.心排出量增加

25.休克时引起高钾血症的机制是

    A.组织细胞破坏可释出大量 K^+

    B.抑制肌膜 Ca^{2+} 内流

    C.肾功能障碍致 K^+ 的排出减少

    D.细胞内 K^+ 增多

    E.细胞膜上钠泵运转失灵

二、非选择题

(一)名词解释

1.休克 2.自身输血 3.自身输液 4.血液重新分布 5.微循环 6.心源性休克 7.多器官功能障碍综合征 8.低血容量性休克 9.高动力型休克 10.低动力型休克 11.休克难治期 12.血管源性休克 13.缺血性缺氧期 14.淤血性缺氧期 15.内毒素休克

(二)填空题

1.休克引起微循环缺血的主要因素是____①____大量释放,使____②____持续痉挛收缩。

2.休克难治期促使 DIC 发生的主要因素有____①____、____②____、____③____、____④____、____⑤____。

3.失血性休克发病的始动环节是____①____,过敏性休克发病的始动环节是____②____,心源性休克发病的始动环节为____③____。

4.休克淤血性缺氧期微循环变化的主要机制是组织细胞长时间缺氧,导致____①____、____②____、____③____、____④____。

5.虽然引起休克的原因不同,但休克发生的起始环节主要是____①____、____②____ 和____③____。其中任何一个环节发生改变均可使____④____减少,从而直接引起____⑤____血液灌流量不足而导致休克。

6.休克早期动脉血压维持的机制是____①____、____②____、____③____。

7.休克发展过程按微循环的改变可分为____①____、____②____、____③____ 三期。

8.较容易诱发 DIC 的休克类型是 ___①___ 、 ___②___ 。

9.休克早期微循环变化的代偿意义表现在 ___①___ 和 ___②___ 。

10.休克早期的缩血管体液因子中,除儿茶酚胺外,还有 ___①___ 、 ___②___ 、 ___③___ 、 ___④___ 、 ___⑤___ 等。

11.休克时局部扩血管代谢产物有 ___①___ 、 ___②___ 、 ___③___ 、 ___④___ 等。

12.休克期微循环流出道阻力增加,使 ___①___ 大于 ___②___ 。

13.休克早期引起微循环缺血的主要机制是 ___①___ 强烈兴奋, ___②___ 分泌增多。

14.发生低排高阻型休克时,由于 ___①___ 收缩,血流量减少,使皮肤温度降低,故又称为 ___②___ 。

15.人注射某些药物(如青霉素)、血清制剂或疫苗后引起的休克类型是 ___①___ ,这种休克属于 ___②___ 型变态反应。

(三)问答题

1.休克早期微循环变化对机体有哪些代偿意义?

2.为什么治疗休克的同时必须纠正酸中毒?

3.休克缺血性缺氧期微循环变化的特点有哪些?

4.为什么休克晚期常并发 DIC?

5.休克的发展过程分几期?各期微循环变化有何特点?

6.试述休克早期微循环变化的机制。

7.试述休克期微循环淤血的机制。

8.试述休克晚期难治的机制。

9.你对"休克早期不能以血压下降判断是否有休克"这句话如何理解?

10.试述休克发生的细胞分子机制。

参考答案

一、选择题

(一)A 型题

1.E	2.A	3.B	4.D	5.C	6.E	7.B	8.C	9.D	10.D
11.A	12.C	13.C	14.A	15.C	16.D	17.A	18.A	19.C	20.C
21.D	22.E	23.B	24.D	25.D	26.E	27.B	28.C	29.C	30.E

(二)B 型题

1.C	2.D	3.E	4.A	5.C	6.E	7.E	8.D	9.C	10.A
11.B	12.D	13.A	14.E	15.B	16.C	17.D	18.C	19.B	20.A

(三)X 型题

1.ABCE	2.BC	3.ABCD	4.ABCD	5.ABCE

6.BCE　　7.ABCD　　8.ABCD　　9.ABCDE　　10.ACE

11.ABCDE　　12.ACD　　13.ABCE　　14.ABCD　　15.ABCE

16.ABCE　　17.BCDE　　18.ABC　　19.ACD　　20.ABCD

21.ABCDE　　22.ABC　　23.ABCD　　24.AB　　25.ACE

二、非选择题

(一)名词解释

1.休克是机体在受到各种强烈有害因子作用后所出现的以组织微循环灌流量急剧减少为主要特征的急性血液循环障碍,由此导致细胞和各重要器官功能代谢发生严重障碍和结构损害的一个全身性病理过程。

2.在休克缺血性缺氧期,体内有效循环血量减少时,通过神经体液机制使小静脉和肝脾储血库收缩,减少血管床内容纳的血量而增加回心血量,以维持动脉血压,称为"自身输血",是休克时增加回心血量的"第一道防线"。

3.休克缺血性缺氧期的微循环毛细血管前阻力大于后阻力,毛细血管中流体静压下降,使组织液进入血管,即所谓"自身输液"作用,是增加回心血量的"第二道防线"。

4.血液重新分布是指休克早期由于不同器官的血管对儿茶酚胺的反应不一,皮肤、腹腔内脏、骨骼肌和肾脏血管明显收缩,而脑血管收缩不明显、冠状动脉略有扩张,使全身血液重新分布,优先保证了重要生命器官心、脑的血液供应。

5.微循环是指微动脉和微静脉之间微血管的血液循环,是血液和组织进行物质代谢交换的基本结构和功能单位,主要受神经体液的调节。

6.各种心脏疾患引起急性心泵功能衰竭或严重的心律失常,导致心排血量急剧减少与有效循环血量严重不足,使组织有效灌流量严重不足而发生的休克,称为心源性休克。

7.患者在严重创伤、感染、大手术、休克复苏过程或复苏后,短时间内同时或相继出现两个或两个以上系统、器官功能障碍,抢救不及时,病情进一步加重,最终发展为多个器官的衰竭导致病人死亡。临床上出现的这种急性危重的并发症称为多器官功能障碍综合征。

8.急性大出血或大量液体丢失,造成血液、血浆或水分大量、迅速地丢失,又未能及时进行补充,造成血容量急剧减少,使有效循环血量、回心血量和心排血量减少,血压下降,组织有效灌流量急剧降低而发生的休克,称为低血容量性休克。

9.高动力型休克又称高排低阻型休克,特点是外周血管阻力低,心排出量高。此时,皮肤血管扩张,血流量增多,皮肤温度可增高,也称"暖休克"。部分感染性休克属此型。

10.低动力型休克又称低排高阻型休克,是临床最常见的类型,其特点是心排血量降低而外周血管阻力增高。由于皮肤血管收缩,皮肤温度降低,又称"冷休克"。失血失液性、心源性、创伤性和大多数感染性休克属此类型。

11.休克发展到 DIC 形成或重要生命器官功能衰竭时,给临床治疗带来了极大的困难,通常称此期为休克难治期。

12.由于广泛的小血管扩张和血管床容积增大,大量血液淤积在外周微血管中,使回心血量减少而导致的休克,称为血管源性休克。

13.又称休克早期、休克代偿期,表现为小动脉、静脉及微血管持续痉挛,尤以微动脉和毛细血管前括约肌更甚,引起组织器官微循环灌流量急剧减少,组织缺血缺氧。

14.又称为淤血性缺氧期、休克期、休克进展期或可逆性休克失代偿期,表现为组织微循环中毛细血管前阻力血管呈舒张状态,血流缓慢,细胞嵌塞,使微循环流出道阻力增加,毛细血管后阻力大于前阻力,导致血液淤滞于微循环中,加重缺氧。

15.严重感染特别是细菌、病毒、真菌、立克次体感染均可引起感染性休克。在革兰阴性菌引起的休克中,细菌内毒素起着重要的作用,亦称为内毒素休克。

(二)填空题

1.①儿茶酚胺　②微循环血管

2.①血液流变学变化　②启动内、外源性凝血系统　③TXA_2-PGI_2 平衡失调　④单核巨噬细胞系统功能降低　⑤促凝物质增多

3.①血容量减少　②外周血管容量的扩大　③心排血量急剧减少

4.①酸中毒　②扩血管物质增多　③内毒素作用　④血液流变学改变

5.①血容量减少　②心排血量急剧减少　③外周血管容量的扩大　④有效循环血量⑤微循环

6.①回心血流量增加　②心肌收缩力增强　③外周阻力增高

7.①微循环缺血性缺氧期　②微循环淤血性缺氧期　③微循环衰竭期(微循环凝血期)

8.①败血症休克　②严重的创伤性休克

9.①动脉血压的维持　②保证重要脏器的血供

10.①血管紧张素Ⅱ　②血管升压素　③内皮素　④血栓素 A_2　⑤白三烯

11.①组胺　②激肽　③腺苷　④K^+

12.①毛细血管后阻力　②前阻力

13.①交感-肾上腺髓质　②儿茶酚胺

14.①皮肤血管　②冷休克

15.①过敏性休克　②Ⅰ或速发

(三)问答题

1.①血液重新分布:休克早期,交感-肾上腺髓质系统兴奋,儿茶酚胺释放增多,引起全身血管痉挛。但脑血管交感缩血管纤维分布较稀少,α受体密度也低,故收缩不明显;冠状动脉虽受 α受体及 β受体的双重支配,但以 β受体为主,且在交感神经兴奋心脏活动增强时,代谢产物中扩血管物质(如腺苷)增多,故可不收缩反而扩张,从而使心、脑血液供应暂时得到保证。②动脉血压的维持:其机制是回心血流量增加,主要通过所谓"自身输血"和"自身输液"作用而实现。此时血液稀释、血细胞压积降低;心肌收缩力增强,心排血量增加;外周阻力增高。由此使休克早期动脉血压保持相对稳定,也是心、脑血供得到保证的代偿反应。

2.因为酸中毒时,可促进 DIC 发生,抑制心肌收缩性,导致高血钾,引起心律失常,从而促使休克恶化。因此,及时纠正酸中毒是抗休克治疗的重要措施。

3.皮肤与内脏的微动脉、后微动脉、毛细血管前括约肌和微静脉、小静脉都发生持续痉挛,其中微动脉、后微动脉和毛细血管前括约肌收缩更显著,毛细血管前阻力明显增加,大量真毛细血管网关闭,微循环内血流速度显著减慢;开放的毛细血管减少,血液经动-静脉吻合支直接流入小静脉,使微循环灌流量急剧减少,出现少灌少流、灌少于流或无灌的现象,致使组织缺血、缺氧。

4.①血流缓慢、血液淤滞,使血浆渗出,血液黏稠度加大,红细胞和血小板易于凝集而形成微血栓。②缺氧和酸中毒损伤毛细血管壁,使血管内皮损伤、内皮下胶原暴露,启动内源性凝血系统;大量组织破坏,组织因子释放入血,启动外源性凝血系统。③TXA_2-PGI_2 平衡失调。④单核吞噬细胞系统功能降低。⑤引起机体应激反应,使血液中血小板和凝血因子增加,促进 DIC 发生。这些病理生理过程构成了 DIC 发生的重要条件。

5.休克的发展过程依微循环变化的特征分为三期:①微循环缺血性缺氧期:也称休克早期,此期微循环处于缺血状态,由于微动脉收缩,毛细血管前阻力增加,微循环灌流量明显减少。②微循环淤血性缺氧期:即休克期,此期由于微动脉血管舒张而微静脉内白细胞嵌塞、血小板聚集及血流停滞,毛细血管后阻力增加,组织灌多而流少,造成微循环淤血。③微循环凝血期:即休克晚期,在微循环淤血的基础上,微循环内广泛微血栓形成,微循环处于衰竭状态。

6.主要机制是交感-肾上腺髓质系统强烈兴奋,儿茶酚胺分泌增多。不同类型休克通过不同机制引起交感-肾上腺髓质系统兴奋,使外周血管总阻力增高和心排血量增加。皮肤、腹腔内脏和肾脏血管具有丰富的交感缩血管纤维,且以 α 受体为主,因而在交感神经兴奋、儿茶酚胺增多时,这些部位的微循环血管都发生收缩,其中由于微动脉的交感缩血管纤维分布最密,毛细血管前括约肌对儿茶酚胺的反应性最强,因此收缩最为强烈,导致毛细血管前阻力明显升高,微循环灌流量急剧减少,毛细血管的平均血压明显降低,只有少量血液经直捷通路和少数真毛细血管流入微静脉、小静脉,组织因而发生严重的缺血性缺氧。此外,其他缩血管体液因子(血管紧张素Ⅱ、血管升压素、内皮素、血栓素 A_2、白三烯等)的释放,进一步加重微循环的缺血缺氧。

7.①酸中毒:组织长期缺血缺氧引起 CO_2 和乳酸等酸性代谢产物堆积,发生代谢性酸中毒,酸中毒导致血管平滑肌对儿茶酚胺的反应性降低。②局部扩血管代谢产物增多:缺血、缺氧使扩血管活性物质(组胺、激肽、腺苷、K^+ 等)增多。③内毒素的作用:内毒素休克产生的内毒素或其他类型休克时肠道菌群产生的肠源性毒素都可吸收入血引起内毒素血症,激活血液中白细胞产生释放扩血管的多肽类活性物质;内毒素还可激活凝血因子Ⅻ或补体系统,释放激肽类物质、组胺等,使毛细血管扩张,通透性升高。④血液流变学改变:休克期,白细胞在黏附分子作用下,滚动、贴壁、黏附于内皮细胞上,加大了毛细血管的后阻力,此外由于血管通透性增加引起血液浓缩、血细胞压积增大、红细胞与血小板聚集,血浆黏度增大,进一步使微循环血流变慢,血液"泥化"淤滞。

8.①DIC 形成:休克进入衰竭期后,由于血液进一步浓缩,血细胞压积和纤维蛋白原浓度增加,血细胞聚集、血液黏滞度增高,血液处于高凝状态,同时血流速度显著变慢,酸中毒越来越严重,可能产生 DIC。②重要器官功能衰竭:休克发生发展过程中产生的有毒物质如氧自由基、溶酶体酶和某些细胞因子等也可损伤细胞。随着血流动力学障碍和细胞损伤越来越重,各重要器官(包括心、脑、肝、肺、肾)功能代谢障碍越来越重,甚至发生不可逆损伤。

9.休克早期微循环缺血的主要机制是交感-肾上腺髓质系统强烈兴奋,儿茶酚胺分泌增多,皮肤、内脏、骨骼肌、肾脏血管收缩,使外周血管总阻力增高和心排血量增加,故休克早期血压可正常甚至略升(代偿),并不一定都下降。因此,休克早期不能以血压下降判断是否有休克。

10.(1)细胞损伤。①细胞膜变化:细胞膜是休克时最早发生损伤的部位。缺氧、酸中毒、ATP 减少、氧自由基及炎症介质等都可使细胞膜通透性增高,从而使细胞内 Na^+、水含量增加,细胞膜内外 Na^+、K^+ 分布的变化,跨膜电位明显下降,最终造成细胞内水肿。②线粒体改变:休克时线粒体最早出现的损害是其呼吸功能和 ATP 合成受抑制,线粒体ATP 酶活性降低。随后发生超微结构的改变,颗粒减少或嵴明显肿胀,终至消失。③溶酶体破裂:休克时溶酶体肿胀破坏,释放多种水解酶,造成组织细胞自溶。④细胞死亡:休克时的细胞死亡是细胞损伤的最终结果,包括凋亡和坏死两种形式。可由休克的原发致病因素直接引起,也可继发于微循环紊乱之后。

(2)体液因子变化。主要表现为收缩血管及舒张血管的体液因子释放,如儿茶酚胺、血管紧张素Ⅱ、血管升压素、内皮素、组胺、缓激肽等。

第二十二章　弥散性血管内凝血 ▷▷▷▷

一、选择题

(一)A 型题

1.DIC 的最主要特征是

　　A.广泛微血栓形成　　　　　　B.凝血因子大量消耗　　　　C.纤溶过程亢进

　　D.凝血功能紊乱　　　　　　　E.严重出血

2.DIC 时凝血功能障碍的特点是

　　A.先低凝后高凝　　　　　　　B.先高凝后低凝　　　　　　C.血液凝固性增高

　　D.血液凝固性降低　　　　　　E.血浆纤溶酶活性增强

3.妊娠末期的产科意外容易诱发 DIC,主要是由于

　　A.单核吞噬细胞系统功能低下

　　B.血液处于高凝状态

　　C.微循环血流淤滞

　　D.纤溶系统活性增高

　　E.血中促凝物质含量增加

4.激肽释放酶在 DIC 发生中的主要作用是

　　A.加速外源性凝血系统的活性

　　B.抑制纤溶系统的活性

　　C.加速内源性凝血系统的活性

　　D.促使血小板聚集

　　E.加速红细胞素释放

5.严重组织损伤引起 DIC 的主要机制是

　　A.凝血因子Ⅻ被激活　　　　　B.凝血因子Ⅲ大量入血

　　C.大量红细胞、血小板受损　　D.继发于创伤性休克

　　E.消除活化凝血因子功能受损

6.下列哪一项不是 DIC 的病因

　　A.细菌感染

　　B.恶性肿瘤转移

　　C.严重挤压伤

D.单核吞噬细胞系统功能抑制

E.白血病

7.下列哪一项不是 DIC 出血的直接原因

A.凝血因子被大量消耗

B.血小板大量消耗

C.继发性纤溶亢进

D.单核吞噬细胞系统功能抑制

E.FDP 形成

8.子宫、肺等脏器手术或损伤时,易出血的原因是该类脏器

A.能释放出抑制凝血酶的物质

B.血供特别丰富,不易形成血凝块

C.富含纤溶酶原激活物

D.能释放出大量链激酶

E.富含肝素类物质

9.内皮细胞受损,启动内源性凝血系统是通过活化

A.凝血酶原   B. Ⅻ因子   C.组织因子

D.纤维蛋白原   E.钙离子

10.下列哪项是导致 DIC 发病的共同关键环节

A.凝血因子Ⅻ被激活   B.组织因子大量入血   C.纤溶酶原激活和生成

D.凝血因子Ⅴ被激活   E.凝血酶生成增加

11.组织损伤释放出组织因子的作用是

A.激活凝血因子Ⅹ

B.和 Ca^{2+}、凝血因子Ⅶ共同激活凝血因子Ⅹ

C.和 Ca^{2+}、凝血因子Ⅴ、Ⅹa 共同激活凝血酶

D.激活凝血因子Ⅻ

E.和凝血因子Ⅺ共同激活凝血因子Ⅸ

12.DIC 患者早期出血与下列哪项因素关系最为密切

A.凝血因子大量消耗   B.肝脏合成凝血因子障碍   C.凝血因子Ⅻ被激活

D.抗凝血酶物质增加   E.血管壁通透性增高

13.下列哪项因素是 DIC 患者晚期出血的主要原因

A.纤维蛋白原减少   B.凝血酶减少   C.血小板减少

D.血管壁通透性增高   E.继发性纤溶功能亢进

14.红细胞大量破坏可释放下列哪项物质而引起 DIC

A. ADP 和红细胞素

B.凝血因子Ⅻ和凝血因子Ⅴ

C.组织因子

D.纤溶酶和激肽释放酶

E.弹力蛋白酶和糜蛋白酶

15.D-二聚体检查是反映下述哪项内容的指标

A.血小板的数量　　　　B.血小板的质量　　　　C.凝血因子的含量

D.FDP 的含量　　　　E.纤溶酶的活性

16.下列哪一项是 DIC 的直接原因

A.血液高凝状态　　　　B.肝功能障碍　　　　C.血管内皮细胞受损

D.单核吞噬细胞功能抑制　　　E.高脂血症

17.DIC 高凝期病理生理学特点表现为

A.出血　　　　B.纤溶活性增高　　　　C.纤溶过程亢进

D.血液凝固性增高　　　E.溶血性贫血

18.纤维蛋白(原)被纤溶酶水解后生成

A.FDP　　　　B.凝血酶　　　　C.纤维蛋白单体

D.MDF　　　　E.血小板激活因子

19.DIC 造成的贫血属于

A.缺铁性贫血　　　　B.中毒性贫血　　　　C.大细胞性贫血

D.溶血性贫血　　　　E.失血性贫血

20.一急性菌痢患者,腹泻每天十余次,伴呕吐,3 天后病情加重,血压迅速下降,神志不清,全身皮下见小出血点,针刺部位渗血不止,诊断为 DIC,其发生广泛出血的机制主要是

A.肝脏凝血酶原合成减少

B.大量血小板及纤维蛋白原消耗

C.血管壁广泛损伤

D.单核巨噬细胞系统功能下降

E.血浆中缓激肽浓度增高

(二)B 型题

A.激活凝血因子Ⅻ引起 DIC

B.大量组织因子入血引起 DIC

C.血小板聚集、释放引起 DIC

D.红细胞大量破坏引起 DIC

E.凝血酶原直接激活引起 DIC

1.宫内死胎主要是通过

2.重度休克主要是通过

3.出血性胰腺炎主要是通过

A.纤溶系统异常活跃,FDP 增多

B.继发性纤溶系统激活,血中凝血因子和血小板减少

C.纤溶系统异常活跃,血中凝血因子和血小板增多

D.凝血系统被激活,血中凝血酶增多

E.凝血系统被激活,FDP 增多

4.DIC 高凝期时

5.DIC 消耗性低凝期时

6.DIC 继发性纤溶亢进期时

　　A.促进凝血酶原转变为凝血酶

　　B.释放大量组织因子入血

　　C.直接激活凝血因子Ⅻ

　　D.释放大量 ADP 入血

　　E.血小板聚集

7.恶性肿瘤并发 DIC 的主要原因是

8.大量胰蛋白酶入血引起 DIC 的主要原因是

9.异型输血引起 DIC 的主要原因是

　　A.血管内皮广泛受损,激活因子Ⅻ导致 DIC

　　B.组织严重破坏,组织因子入血导致 DIC

　　C.红细胞大量破坏导致 DIC

　　D.白细胞大量破坏导致 DIC

　　E.其他促凝物质入血导致 DIC

10.急性早幼粒细胞白血病是通过

11.严重感染是通过

　　A.纤维蛋白原　　　　　　B.纤维蛋白单体　　　　　　C.纤维蛋白

　　D.纤维蛋白原降解产物　　E.纤维蛋白降解产物

12.在 3P 实验中见到的白色沉淀是

13.D-二聚体属于上述哪一项

14.上述哪一项既能被凝血酶作用,又能被纤溶酶作用

15.上述哪一项在产生过程中只有纤溶酶作用,没有凝血酶参与

(三)X 型题

1.红细胞大量破坏引起 DIC 的机制是

　　A.释放血红蛋白　　　　　　B.释放大量红细胞素　　　　C.溶酶体破裂

　　D.释放 ADP　　　　　　　　E.红细胞碎片形成

2.在 DIC 发病过程中,凝血因子Ⅻf 的作用有

　　A.加速内源性凝血系统的激活

　　B.激活外源性凝血系统

　　C.激活激肽、纤溶、补体系统

　　D.促使血小板聚集、释放

　　E.凝血酶原激活物的作用

3.微血管病性溶血性贫血的发生主要与下列哪些因素有关

　　A.微血管内皮细胞大量受损

　　B.缺氧使红细胞变形能力降低

　　C.纤维蛋白丝在微血管腔内形成细网

　　D.红细胞被挤压变形或黏着滞留在纤维网上

　　E.小血管强烈收缩

4.易发生 DIC 的产科意外有

　　A.宫内死胎　　　　　　　　B.宫内感染　　　　　　　　C.羊水栓塞

　　D.胎盘早剥　　　　　　　　E.人工流产

5.严重肝功障碍易诱发 DIC 是因为

　　A.肝脏清除内毒素的能力降低

　　B.肝脏产生抗凝物质生成减少

　　C.坏死肝组织释放组织因子入血

　　D.肝脏清除激活的凝血因子的能力降低

　　E.肝脏处理乳酸能力降低

6.FDP 大量形成而导致出血是由于

　　A.抗凝血酶作用

　　B.水解凝血因子

　　C.抑制纤维蛋白单体聚合

　　D.抑制血小板黏附聚集

　　E.水解蛋白 C

7.影响 DIC 发生发展的主要因素有

　　A.单核吞噬细胞系统功能受损

　　B.微循环障碍

　　C.血液的高凝状态

　　D.大量前列腺素的释放

　　E.肝功能严重障碍

8.单核吞噬细胞系统功能障碍容易引起 DIC 是由于

　　A.清除凝血酶功能减弱

　　B.清除纤溶酶功能减弱

　　C.清除纤维蛋白原功能减弱

　　D.清除 FDP 功能减弱

　　E.过度吞噬而功能受封闭

9.DIC 时脏器微血栓栓塞可以引起

　　A.呼吸衰竭　　　　　　　　B.肾功能衰竭　　　　　　　　C.心力衰竭

　　D.华-佛综合征　　　　　　E.垂体功能衰竭

10.DIC引起休克的主要原因有

　　A.心肌缺血缺氧

　　B.有效循环血量减少

　　C.回心血量减少

　　D.补体、激肽激活使毛细血管扩张,通透性增加

　　E.微血栓阻塞微循环通路

11.实验室检查FDP片段的指标有

　　A.凝血酶原时间缩短　　　　　B.凝血酶时间缩短　　　　　C.血小板计数减少

　　D.3P试验阳性　　　　　　　E.D-二聚体检查阳性

12.晚期恶性肿瘤患者容易并发DIC,与下列哪些因素有关

　　A.恶性肿瘤细胞本身有一定的凝血及纤溶活性

　　B.癌细胞坏死激活凝血系统

　　C.癌细胞可释放影响凝血及纤溶活性的酶

　　D.单核吞噬细胞系统功能降低

　　E.恶性肿瘤细胞含组织因子

13.DIC引起出血的主要原因有

　　A.凝血物质被消耗　　　　　B.继发性纤溶亢进　　　　　C.维生素K缺乏

　　D.毛细血管壁通透性增加　　E.FDP增多

14.内皮细胞受损引起DIC,与下述哪几项有关

　　A.激活内源性凝血系统

　　B.亦可启动外源性凝血系统

　　C.激活补体系统

　　D.激活纤溶系统

　　E.激活激肽系统

二、非选择题

(一)名词解释

1.DIC　2.FDP　3.继发性纤溶亢进期　4.微血管病性溶血性贫血　5.裂体细胞
6.高凝期　7.消耗性低凝期

(二)填空题

1.DIC是以___①___被激活、___②___为发病共同通路,以___③___为特征的病理过程。

2.出血开始于DIC的___①___期,而微血栓最早形成于___②___期。

3.按照病情进展速度可将DIC分为___①___性、___②___性和___③___性三种类型。

4.DIC高凝期由于___①___被激活,多数患者血中___②___增多,导致广泛___③___形成。

5.在DIC的继发性纤溶亢进期,纤维蛋白溶解系统异常活跃,大量___①___变成___②___,此时又有___③___出现,故患者___④___十分明显。

6.引起 DIC 的原因很多,常见的有　①　、　②　、　③　、　④　和　⑤　。

7.广泛内皮细胞受损可激活凝血因子　①　,启动　②　凝血系统,并相继激活　③　、
④　和　⑤　。

8.在外伤、大手术、恶性肿瘤时,因组织细胞破坏而释放出大量　①　入血,启动　②　
凝血系统,促进血液凝固和血栓形成。

9.DIC 最常见的临床表现有　①　、　②　、　③　和　④　。

10.DIC 形成的微血栓又称　①　,主要由　②　、　③　组成。

11.因子Ⅻ或Ⅻa 通过酶性水解而成为　①　,可使血浆　②　原激活成　③　,后者又
可反过来进一步活化因子　④　,从而加速　⑤　反应。

12.DIC 时,先引起微血管内　①　,随后由于　②　和　③　被消耗,同时继发　④　,
从而出现出血、器官功能衰竭、贫血甚至休克的病理过程。

13.细菌、内毒素等可致　①　损伤,暴露　②　,激活　③　,启动　④　凝血系统,
促进血液凝固和血栓形成。

(三)问答题

1.典型的 DIC 病程分为几期? 各期有何特点?

2.严重肝功能障碍的患者为什么容易出现 DIC?

3.产科意外患者为什么容易发生 DIC?

4.缺氧及酸中毒患者为什么容易发生 DIC?

5.试述 DIC 的发病机制。

6.试述革兰阴性细菌致感染性休克患者发生 DIC 的主要机制。

7.试述休克与 DIC 的关系。

8.DIC 时发生的贫血有何特点?

9.简述 DIC 患者发生出血、休克、脏器功能不全的机制。

10.简述恶性肿瘤患者发生 DIC 的原因。

11.简述 DIC 的发病机制与诱因的关系。

参考答案

一、选择题

(一)A 型题
1.D　2.B　3.B　4.C　5.B　6.D　7.D　8.C　9.B　10.E
11.B　12.A　13.E　14.A　15.E　16.C　17.D　18.A　19.D　20.B

(二)B 型题
1.B　2.A　3.E　4.D　5.B　6.A　7.B　8.A　9.D　10.D
11.A　12.C　13.E　14.A　15.D

(三)X型题

1. BD　　2. AC　　3. BCD　　4. ABCD　　5. ABCDE　　6. ACD
7. ABCE　8. ABCDE　9. ABCDE　10. ABCDE　11. DE　　12. ABCDE
13. ABDE　14. ABCDE

二、非选择题

(一)名词解释

1. DIC是弥散性血管内凝血的英文缩写,它是在多种原因作用下,凝血因子及血小板被激活,大量促凝物质入血,使凝血酶生成增多,从而在微循环中形成广泛的微血栓的病理过程。

2. FDP是纤维蛋白(原)降解产物的英文缩写,是纤维蛋白(原)在纤溶酶作用下生成的具有抗凝作用的多肽碎片。

3. DIC过程中,纤溶系统被激活,使大量纤溶酶原变成纤溶酶,继而有FDP的形成,它们均有很强的纤溶和抗凝作用,故此时出血更明显,严重者有多器官功能衰弱和休克的临床症状,此期称为继发性纤溶亢进期。

4. DIC时微血管内形成的纤维蛋白性微血栓,呈网状,将红细胞割裂成碎片而引起的贫血,称为微血管病性溶血性贫血。

5. DIC时,微血管内形成纤维蛋白性微血栓,呈网状,红细胞通过时受到机械性损伤,血涂片中出现各种形状的红细胞碎片,称为裂体细胞。

6. DIC时,由于促凝物质入血和凝血因子被激活,血液呈高凝状态,微循环中血液凝固形成微血栓,称为高凝期。

7. DIC时,由于微循环中大量微血栓形成,消耗了血小板和凝血因子,血液凝固性降低,临床出现出血症状,称为消耗性低凝期。

(二)填空题

1. ①凝血因子及血小板　②凝血酶生成增多　③凝血功能紊乱
2. ①消耗性低凝　②高凝
3. ①急　②亚急　③慢
4. ①凝血系统　②凝血酶　③微血栓
5. ①纤溶酶原　②纤溶酶　③FDP　④出血
6. ①急性感染　②产科意外　③恶性肿瘤　④大手术　⑤严重创伤
7. ①Ⅻ　②内源性　③激肽系统　④纤溶系统　⑤外源性凝血系统
8. ①组织因子　②外源性
9. ①出血　②休克　③器官功能衰竭　④微血管病性溶血性贫血
10. ①透明血栓　②纤维蛋白　③少量血小板
11. ①Ⅻf　②激肽释放酶　③激肽释放酶　④Ⅻ　⑤内源性凝血系统
12. ①微血栓形成　②大量凝血因子　③血小板　④纤溶亢进

13.①内皮细胞　②内皮下胶原　③凝血因子Ⅻ　④内源性

(三)问答题

1.分为三期:①高凝期:凝血系统被激活,血中凝血酶含量增多,导致微血栓形成。此期临床表现以高凝状态为主。②消耗性低凝期:由于凝血系统被激活和微血栓形成,凝血因子和血小板因消耗而减少,此时常伴有继发纤溶,所以有出血表现。③继发性纤溶亢进期:在凝血酶和Ⅻ碎片(Ⅻf)作用下,纤维蛋白溶解系统异常活跃;此时又有FDP形成,它具有很强的抗凝作用,所以此期出血明显。

2.严重的肝功能障碍,肝吞噬作用降低,激活的凝血因子、纤溶酶原激活物及FDP不能被及时灭活;解毒作用减弱,内毒素不能被充分解毒,可损伤内皮细胞;凝血因子及具有抗凝及促纤溶作用的物质合成减少,使血液凝血活性增高及纤溶活性降低;肝细胞坏死可释放组织因子等,都可以促进DIC的形成。所以严重肝功能障碍的患者容易出现DIC。

3.妊娠期凝血系统的功能发生重大改变。凝血因子及血小板增多;抗纤溶酶活性增强及纤溶酶原激活物活性降低,造成纤溶活性降低,凝血抑制物的活性也减弱。这些都使血液呈高凝状态,故孕妇发生产科意外时易发生DIC。

4.缺氧及酸中毒均可通过损伤血管内皮细胞、损伤血小板及红细胞,使肝素等凝血物质失活,破坏细胞使组织释放组织因子等方式导致凝血系统激活,诱发DIC。

5.DIC的发生始于凝血系统的被激活,各种病因可通过下述机制导致DIC:①血管内皮广泛损伤,激活Ⅻ因子,可触发内源性凝血过程;同时激活激肽释放酶,激活补体系统及纤溶系统,形成DIC。②组织严重破坏,导致组织因子入血触发外源性凝血过程,也可导致DIC。③血细胞大量损伤,释放各种促凝及使血小板聚集的物质。④其他促凝物质入血,也可引起DIC。

6.①通过损伤内皮细胞,直接激活Ⅻ因子,而使内源性凝血系统被激活,同时激活补体系统和促进激肽形成;②交感-肾上腺髓质系统兴奋,导致微循环障碍,引起细胞继发性损伤,促进DIC的形成;③使中性粒细胞释放组织因子;④激活血小板,促使血小板聚集。此外,内毒素还可封闭单核吞噬细胞系统,使之清除活化凝血因子的作用减弱而诱发DIC。

7.休克和DIC互为因果。①休克晚期由于微循环持续淤血,血流速度变慢,血液浓缩,血液处于高凝状态;酸中毒不断加重,易于形成血栓;败血症休克时病原微生物与毒素均可损伤内皮细胞,激活内源性凝血系统;严重创伤性休克,组织因子入血,可启动外源性凝血系统;异型输血引起红细胞损伤,更容易诱发DIC。②急性DIC时,广泛的微血栓形成,使回心血量减少;发生的出血使血容量减少;DIC时补体及激肽系统激活和FDP大量形成,造成微血管舒张及通透性增高。这些因素的共同作用引起休克并促进休克的发展。休克和DIC相互影响,使病情恶化。

8.①属于溶血性贫血,其发生机制是由于微血管内沉积的纤维蛋白网割裂红细胞所造成,故具备溶血性贫血的一般特征,严重病例还可出现溶血性尿毒症综合征。②血涂片中可见到称为裂体细胞的各种形状的红细胞碎片。

9.(1)DIC患者发生出血的机制:①凝血物质减少:凝血因子和血小板大量消耗,血液转入低凝状态。②纤溶系统激活:富含纤溶酶原激活物的器官变性坏死后激活物大量释放入血,内皮细胞损伤后释放纤溶酶原激活物,激肽系统激活,均可激活纤溶系统,引起纤溶酶增多。③FDP形成:纤溶酶使纤维蛋白(原)降解产物FDP增多,FDP具有强烈抗凝作用。④微血管壁受损,使通透性升高。

(2)DIC引起休克的机制:①DIC时由于广泛微血栓使回心血量减少,加上出血引起血容量减少,有效循环血量严重下降,再加上心肌损伤使心排血量减少,出现全身循环功能障碍;②DIC时,循环血中凝血因子、凝血酶和纤溶酶增多,激活补体和激肽系统,产生扩血管和血管壁通透性增高作用;③FDP能加强组胺和激肽作用;④心肌缺血缺氧使心肌收缩力降低、心排血量减少等。

(3)DIC引起脏器功能不全的机制:由于器官内广泛微血栓形成,使脏器发生缺血缺氧,严重时造成组织细胞坏死,使脏器功能衰竭,常以心、肺、肾、脑、肾上腺等脏器衰竭多见。

10.恶性肿瘤引起DIC的机制比较复杂,概括如下:①肿瘤组织的坏死、急性白血病患者大量异常的白细胞死亡,均可释放组织因子,激活外源性凝血系统。②转移的癌细胞进入血液可通过表面接触激活因子Ⅻ,启动内源性凝血系统。③某些恶性肿瘤能分泌促凝蛋白,可直接激活X因子。

11.引起DIC的发病机制有:血管内皮细胞损伤、组织严重破坏、血细胞被大量破坏、某些促凝物质入血等。诱因有:单核吞噬细胞系统功能受损、肝功能严重障碍、血液高凝状态、微循环障碍等。各种发病机制能直接启动内源性或(和)外源性凝血系统,或者直接作用于凝血酶原,使凝血酶生成增多,以致血液凝固性增高,这是DIC发病过程中的中心环节。而诱因则是能使上述作用增强,从而促进DIC发生发展的一些因素。诱因本身不能引起DIC,只能起到"诱发、催化、促进"的作用。

第二十三章　心功能不全 ▷▷▷

一、选择题

(一)A 型题

1.关于心力衰竭的概念,解释最恰当的一项是

  A.心排血量低于正常的一种病理过程

  B.心排血量绝对或相对减少,不能满足机体代谢需要的一种病理过程

  C.心舒缩功能障碍,心排血量绝对或相对减少,不能满足机体代谢需要的一种病理过程

  D.心舒缩功能障碍,不能满足机体代谢需要的一种病理过程

  E.心舒缩功能障碍,心排血量减少,不能满足机体代谢需要的一种病理过程

2.可致左心室压力负荷增加的疾病是

  A.肺动脉高压　　　　B.高血压病　　　　C.室间隔缺损

  D.病毒性心肌炎　　　E.甲状腺功能亢进

3.可致右心室压力负荷增加的疾病是

  A.肺动脉高压　　　　B.高血压病　　　　C.室间隔缺损

  D.病毒性心肌炎　　　E.甲状腺功能亢进

4.可致左心室容量负荷增加的疾病是

  A.肺动脉高压　　　　B.高血压病　　　　C.二尖瓣关闭不全

  D.三尖瓣关闭不全　　E.主动脉瓣狭窄

5.可致右心室容量负荷增加的疾病是

  A.肺动脉瓣狭窄　　　B.风湿性心肌炎　　C.二尖瓣关闭不全

  D.三尖瓣关闭不全　　E.主动脉瓣狭窄

6.引起低输出量性心力衰竭的疾病是

  A.冠心病　　　　　　B.维生素 B_1 缺乏　　C.严重贫血

  D.动-静脉瘘　　　　E.甲状腺功能亢进

7.引起高输出量性心力衰竭的疾病是

  A.冠心病　　　　　　B.高血压病　　　　C.病毒性心肌炎

  D.动-静脉瘘　　　　E.二尖瓣狭窄

8.高输出量性心力衰竭时,患者血流动力学特点是

  A.心排血量比心力衰竭前增加,稍高于正常水平

  B.心排血量比心力衰竭前增加,但是低于正常水平

  C.心排血量比心力衰竭前降低,但是高于或接近正常水平

  D.心排血量比心力衰竭前降低,并低于正常水平

  E.心排血量比心力衰竭前明显增加

9.引起心功能不全最常见的诱因是

  A.感染   B.心律失常   C.过度劳累

  D.情绪紧张   E.低钠血症

10.急性心力衰竭时,机体不易出现的代偿方式是

  A.血液重新分布   B.心室重塑   C.心率加快

  D.心肌收缩性增强   E.交感-肾上腺髓质系统激活

11.心功能不全时,心外的代偿反应是

  A.心脏紧张源性扩张   B.心室重塑   C.心率加快

  D.血液重新分布   E.心肌收缩性增强

12.发生心肌离心性肥大的主要机制是

  A.心排血量增加   B.心室收缩期阻力过大   C.心率加快

  D.冠脉血流增加   E.舒张末期心室内容量过多

13.引起心肌离心性肥大的常见疾病是

  A.高血压病   B.主动脉瓣狭窄   C.主动脉瓣关闭不全

  D.二尖瓣狭窄   E.肺动脉高压

14.酸中毒加重心功能不全的机制是

  A.引起低钾血症

  B.加速心肌细胞凋亡

  C.抑制心肌细胞静息电位

  D.加速 Ca^{2+} 复位

  E.抑制 Ca^{2+} 与肌钙蛋白结合

15.维生素 B_1 缺乏引起心力衰竭的机制是

  A.心肌收缩蛋白大量丢失   B.心肌舒张功能障碍   C.心肌能量生成减少

  D.心肌能量储存减少   E.心肌能量利用减少

16.左心衰竭患者出现呼吸困难的主要机制是

  A.肺淤血、肺水肿   B.肺通气量减少   C.回心血量减少

  D.支气管平滑肌痉挛   E.肺循环血流量减少

17.单位压力变化引起的心肌容积改变,称为

  A.心室收缩性   B.心室舒张性   C.心室顺应性

  D.心室僵硬度   E.心室自律性

18.下列疾病,最容易引起心脏各部分舒缩活动不协调的是

    A.心肌硬化   B.心律失常   C.高血压性心脏病

    D.风湿性心肌炎   E.冠心病

19.左心衰竭患者最常出现的酸碱平衡紊乱是

    A.呼吸性碱中毒   B.代谢性碱中毒   C.代谢性酸中毒

    D.呼吸性酸中毒   E.呼吸性酸中毒合并代谢性碱中毒

20.单纯左心衰竭患者不易出现的临床表现是

    A.体力活动受限,易疲乏   B.劳力性呼吸困难   C.发绀

    D.颈静脉充盈甚至怒张   E.少尿

21.单纯右心衰竭患者不易出现的临床表现是

    A.胃肠功能紊乱   B.心源性哮喘   C.下肢水肿

    D.颈静脉充盈甚至怒张   E.肝脏肿大

22.心脏紧张源性扩张转为肌源性扩张的机制是

    A.心肌细胞不平衡生长   B.心肌细胞凋亡   C.肌节过度拉长

    D.收缩蛋白减少   E.有效横桥数目增多

23.关于心功能不全时的心率加快,错误的一项是

    A.急性和慢性心力衰竭都发生心率加快

    B.可以增加心排血量

    C.与交感-肾上腺髓质系统激活有关

    D.是一种快速代偿反应

    E.心率越快代偿越有效

24.关于收缩性心力衰竭,最为恰当的是

    A.左室射血分数正常   B.心室顺应性降低   C.心肌舒张能力减弱

    D.左室射血分数减少   E.心肌收缩功能正常

25.严重贫血导致心力衰竭的主要机制是

    A.心肌收缩蛋白减少

    B.心肌细胞凋亡

    C.心肌细胞能量生成障碍

    D.心肌细胞能量利用障碍

    E.心肌细胞能量储存障碍

(二)B 型题

    A.右心室容量负荷过重

    B.左心室容量负荷过重

    C.右心室压力负荷过重

    D.左心室压力负荷过重

    E.左、右心室容量负荷过重

1.心室间隔缺损时主要导致

2.肺动脉瓣狭窄时主要导致

3.高血压病时主要导致

4.二尖瓣关闭不全时主要导致

    A.心肌收缩蛋白减少

    B.心肌细胞能量储存减少

    C.心肌细胞能量生成障碍

    D.心肌细胞能量利用障碍

    E.心肌兴奋-收缩耦联障碍

5.大面积心肌梗死导致心力衰竭的主要机制是

6.急性高钾血症导致心力衰竭的主要机制是

7.心肌细胞内储存的去甲肾上腺素减少导致心力衰竭的主要机制是

    A.左心室舒张末期压力　　　B.右心室舒张末期压力　　　C.心脏指数

    D.左室射血分数　　　　　　E.主动脉压

8.反映左心室前负荷的是

9.反映右心室前负荷的是

10.反映左心室后负荷的是

(三)X 型题

1.下列主要通过引起心肌结构损伤导致心力衰竭的病因有

    A.心肌梗死　　　　　　　　B.心肌病　　　　　　　　C.严重贫血

    D.心肌硬化　　　　　　　　E.病毒性心肌炎

2.下列主要通过引起心肌能量代谢障碍导致心力衰竭的病因有

    A.心肌病　　　　　　　　　B.严重维生素 B_1 缺乏　　　C.严重贫血

    D.心肌硬化　　　　　　　　E.病毒性心肌炎

3.下列可引起心脏容量负荷过重的病因有

    A.二尖瓣关闭不全　　　　　B.二尖瓣狭窄　　　　　　C.甲状腺功能亢进

    D.肺动脉瓣狭窄　　　　　　E.严重贫血

4.下列可引起心脏后负荷过重的病因有

    A.高血压病　　　　　　　　B.主动脉瓣狭窄　　　　　C.肺动脉高压

    D.二尖瓣狭窄　　　　　　　E.心肌纤维化

5.可引起高输出量性心力衰竭的疾病有

    A.动-静脉瘘　　　　　　　B.二尖瓣狭窄　　　　　　C.甲状腺功能亢进

    D.肺动脉瓣狭窄　　　　　　E.严重贫血

6.引起左心衰竭的病因有

    A.二尖瓣关闭不全　　　　　B.主动脉瓣关闭不全　　　C.高血压病

    D.肺动脉瓣狭窄　　　　　　E.房间隔缺损

7.左心衰竭患者出现呼吸困难的机制为

    A.肺淤血引起肺顺应性下降

    B.肺间质水肿

    C.二氧化碳潴留刺激呼吸中枢

    D.气道阻力增加

    E.中枢对传入刺激的敏感性增高

8.心肌兴奋-收缩耦联障碍的常见原因是

    A.心肌能量生成、利用障碍

    B.Ca^{2+}内流障碍

    C.肌动-肌球蛋白复合体解离障碍

    D.肌浆网对Ca^{2+}的转运障碍

    E.肌钙蛋白与Ca^{2+}结合障碍

9.与心肌舒张功能障碍相关的是

    A.心肌能量供应不足

    B.心率过快

    C.肌动-肌球蛋白复合体解离障碍

    D.心室顺应性下降

    E.心室舒张势能降低

10.可引起低输出量性心力衰竭的病因是

    A.高血压病   B.心肌炎   C.冠心病

    D.严重贫血   E.二尖瓣狭窄

二、非选择题

(一)名词解释

1.心力衰竭 2.容量负荷 3.压力负荷 4.心脏紧张源性扩张 5.心脏肌源性扩张
6.向心性肥大 7.离心性肥大 8.劳力性呼吸困难 9.心源性哮喘 10.端坐呼吸

(二)填空题

1.心功能不全的基本始动环节是 ① 、 ② 、 ③ 。

2.原发性心肌舒缩功能障碍包括 ① 、 ② 两种形式。

3.心脏负荷过重包括 ① 、 ② 两种形式。

4.按心力衰竭的发生部位可将其分为 ① 、 ② 、 ③ 三种类型。

5.按心排血量的高低部位可将心力衰竭分为 ① 、 ② 两种类型。

6.心功能不全时,心脏本身的代偿反应包括 ① 、 ② 、 ③ 、 ④ 。

7.心肌肥大可分为 ① 、 ② 两种类型。

8.心功能不全时,心外的代偿反应包括 ① 、 ② 、 ③ 、 ④ 。

9.心肌收缩功能降低的机制包括 ① 、 ② 、 ③ 三大方面。

10.导致心肌舒张功能障碍的机制主要包括　①　、　②　、　③　、　④　四个方面。

（三）问答题

1.简述心功能不全时,心率加快对机体的代偿意义。

2.简述感染容易诱发心力衰竭的机制。

3.简述劳力性呼吸困难的发生机制。

4.简述夜间阵发性呼吸困难的发生机制。

5.简述心力衰竭引起体循环淤血的主要临床表现。

（四）病例分析题

某女,45岁,因感冒发热,伴胸闷、咳嗽、咳痰、呼吸困难、尿少就诊入院。既往有风湿性心脏病及二尖瓣关闭不全病史,一年前开始于劳动时自觉心跳气短,近半年来症状加重。诊断为心力衰竭,收入院治疗。住院治疗期间,夜间患者突然从睡梦中憋醒,被迫坐起,咳嗽咳喘,烦躁不安,听诊双肺充满湿啰音。试分析:患者发生心力衰竭的原因是什么? 按照心力衰竭的发生部位,患者主要发生了哪种类型的心力衰竭? 患者先后出现了哪些形式的呼吸困难,说明其可能的发生机制。

参考答案

一、选择题

（一）A 型题

1.C　　2.B　　3.A　　4.C　　5.D　　6.A　　7.D　　8.C　　9.A　　10.B

11.D　12.E　13.C　14.E　15.C　16.A　17.C　18.B　19.C　20.D

21.B　22.C　23.E　24.D　25.C

（二）B 型题

1.A　　2.C　　3.D　　4.B　　5.A　　6.E　　7.E　　8.A　　9.B　　10.E

（三）X 型题

1.ABDE　　　2.BC　　　3.ACE　　　4.ABC　　　5.ACE

6.ABC　　　7.ABCD　　8.BDE　　　9.ACDE　　　10.ABCE

二、非选择题

（一）名词解释

1.在各种因素的作用下,心脏结构和(或)功能出现异常改变,心舒缩功能障碍,心排血量绝对或相对减少,不能满足机体代谢需要的一种病理过程。

2.亦称前负荷,是指心脏舒张末期心室容积。

3.亦称后负荷,是指心室射血时所承受的负荷。

4.心脏病尤其伴有前负荷增大时,机体增加心搏出量的一种重要代偿方式,表现为心室扩张、容量加大并伴有心收缩力增强的心脏扩张。

5.伴有心收缩力下降的心脏扩张,主要由于随心脏扩张,肌节长度超过 $2.2\mu m$,有效横桥数目减少造成。

6.不伴有心腔扩大的心肌肥大,多在压力负荷过重下发生。

7.伴有心腔扩大的心肌肥大,多在容量负荷过重下发生。

8.轻度左心衰竭患者仅在体力劳动时出现气短和呼吸费力,休息后消失。

9.左心衰竭患者夜间入睡后因突感气闷、气急而惊醒,被迫坐起,气促咳嗽时伴有哮鸣音。

10.左心衰竭平卧时呼吸困难加重,被迫采取端坐或半卧位以减轻呼吸困难的状态。

(二)填空题

1.①心肌舒缩功能受损　②心脏负荷过重　③心室舒张及充盈受损

2.①心肌结构损伤　②心肌能量代谢障碍

3.①容量负荷过重　②压力负荷过重

4.①左心衰竭　②右心衰竭　③全心衰竭

5.①低输出量性心力衰竭　②高输出量性心力衰竭

6.①心率加快　②心脏紧张源性扩张　③心肌肥大　④心室重塑

7.①向心性肥大　②离心性肥大

8.①血容量增加　②血流重新分布　③红细胞增多　④组织利用氧的能力增强

9.①心肌收缩相关的蛋白改变　②心肌能量代谢障碍　③心肌兴奋-收缩耦联障碍

10.①Ca^{2+}复位延迟　②肌球-肌动蛋白复合体解离障碍　③心室舒张势能降低④心室顺应性降低

(三)问答题

1.心率加快在一定范围内可以提高心排血量,并可以提高舒张压,有助于增强冠脉的血液灌流。

2.感染是心功能不全的最常见诱因,其机制:致病微生物及其产物直接损害心肌;发热导致心率加快,引起心肌耗氧量增加和舒张期缩短,后者又使冠状动脉供血和充盈不足;如为呼吸道感染,又会增加肺循环阻力,加重右心后负荷。

3.体力活动时出现呼吸困难的机制:①回心血量增加,肺淤血加重;②心率加快,舒张期缩短,使心室充盈压不足,加重肺淤血;③代谢水平增高,导致缺氧加剧和二氧化碳潴留,刺激呼吸中枢,产生"气急"的症状。

4.①患者入睡后由原来的坐位改为平卧位,下肢静脉回流和水肿液入血增多,肺淤血加重;②入睡后迷走神经紧张性增加,小支气管收缩,气道阻力加大;③熟睡后,中枢对传入刺激的敏感性降低,当缺氧严重时才能刺激呼吸中枢,使患者突感呼吸困难而惊醒。

5.体循环淤血使右心衰竭或者全心衰竭的结果,主要表现为静脉淤血及静脉压升高、水肿、肝大和肝功能损害、胃肠功能改变等。

(四)病例分析题

(1)风湿性心脏病包括风湿性心内膜炎,由此导致二尖瓣关闭不全,造成左心室容量负荷过重。

(2)左心衰竭。

(3)患者一年前出现劳力性呼吸困难,其发生机制:①回心血量增加,肺淤血加重;②心率加快,舒张期缩短,使心室充盈压不足,加重肺淤血;③代谢水平增高,导致缺氧加剧和二氧化碳潴留,刺激呼吸中枢,产生"气急"的症状。

患者入院治疗期间,出现夜间阵发性呼吸困难和心源性哮喘,其发生机制:①患者入睡后由原来的坐位改为平卧位,下肢静脉回流和水肿液入血增多,肺淤血加重;②入睡后迷走神经紧张性增加,小支气管收缩,气道阻力加大;③熟睡后,中枢对传入刺激的敏感性降低,当缺氧严重时才能刺激呼吸中枢,使患者突感呼吸困难而惊醒。气促咳嗽时伴有哮鸣音,即为心源性哮喘。

第二十四章　肺功能不全 ▷▷▷▷

一、选择题

(一)A 型题

1.限制性通气不足的产生是由于

　　A.中央气道阻塞　　　　　B.外周气道阻塞　　　　　C.肺泡扩张受限

　　D.肺泡通气血流比例失调　　E.肺泡膜面积减少、厚度增加

2.脑血管意外引起呼吸衰竭的机制为

　　A.肺顺应性降低　　　　　B.胸廓顺应性降低　　　　C.呼吸肌收缩减弱

　　D.肺泡回缩力降低　　　　E.肺泡膨胀稳定性增强

3.限制性或阻塞性通气不足发生呼吸衰竭的中心环节是

　　A.肺顺应性降低　　　　　B.小气道阻塞　　　　　　C.肺组织弹性下降

　　D.总肺泡通气量不足　　　E.气道阻力增加

4.二氧化碳潴留,$PaCO_2$ 超过以下哪项可引起"二氧化碳麻醉"症状

　　A.40mmHg　　　　　　　B.50mmHg　　　　　　　C.60mmHg

　　D.70mmHg　　　　　　　E.80mmHg

5.Ⅱ型呼吸衰竭引起的酸碱平衡紊乱是

　　A.呼吸性酸中毒　　　　　B.代谢性酸中毒　　　　　C.呼吸性碱中毒

　　D.代谢性碱中毒　　　　　E.呼吸性酸中毒合并代谢性碱中毒

6.血气分析判断呼吸衰竭的标准是

　　A.$PaO_2<50mmHg,PaCO_2>50mmHg$

　　B.$PaO_2<60mmHg,PaCO_2>50mmHg$

　　C.$PaO_2<80mmHg,PaCO_2>60mmHg$

　　D.$PaO_2<60mmHg,PaCO_2>60mmHg$

　　E.$PaO_2<50mmHg,PaCO_2>70mmHg$

7.慢性阻塞性肺疾病发生呼吸衰竭的中心环节是

　　A.肺顺应性下降　　　　　B.支气管黏膜水肿　　　　C.有效肺泡通气量减少

　　D.小气道阻塞　　　　　　E.肺组织弹性下降

8.造成限制性通气不足的原因是

　　A.呼吸中枢抑制　　　　　B.肺泡壁厚度增加　　　　C.气道阻力增高

D.肺内膜 V/Q 比例失调　　　　E.肺泡膜面积减少

9.造成阻塞性通气不足的原因是

A.呼吸肌活动障碍　　　　　B.胸廓顺应性降低　　　　C.肺顺应性降低

D.气道阻塞或狭窄　　　　　E.弥散障碍

10.肺内功能性分流是指

A.部分肺泡通气不足

B.部分肺泡血流不足

C.肺动-静脉吻合支开放

D.肺泡血流不足而通气正常

E.肺泡通气不足而血流正常

11.死腔样通气是指

A.部分肺泡血流不足

B.部分肺泡通气不足

C.肺泡通气不足而血流正常

D.肺泡血流不足而通气正常

E.肺 A-V 短路开放

12.患者,男,45 岁,20 年吸烟史。5 年前每当气候转凉即开始咳嗽,咯白色黏痰,直至天气转暖后好转;近 1 年来咳嗽发作频繁,但干咳少痰,其可能原因为

A.支气管扩张

B.支气管哮喘

C.长期慢支引起支气管黏膜和腺体萎缩

D.肺癌广泛转移

E.肺气肿合并慢性肺心病

13.下列哪项是反映肺通气功能是否良好的最佳指标

A. PaO_2　　　　　　　　　B. P_AO_2　　　　　　　　C. $PaCO_2$

D. PaO_2 与 P_AO_2 的差值　　　E.潮气量

14.阻塞性肺气肿患者发生呼吸衰竭需要氧疗时

A.应该将患者送入高压氧舱进行治疗

B.鼻导管法吸入纯氧

C.先吸 30% 左右的氧气

D.吸入 95% 的氧加 5% 的 CO_2

E.呼吸末正压给 65% 的氧气

15.下列关于呼吸衰竭的描述,不正确的是

A.呼吸衰竭是由于外呼吸功能严重障碍致使 PaO_2 低于正常,伴有或不伴有 $PaCO_2$ 增加的病理过程

B.判断呼吸衰竭的血气标准通常是 $PaO_2 < 60mmHg$,伴有或不伴有 $PaCO_2$

>50mmHg

C.呼吸衰竭可分为低氧血症型和低氧血症伴高碳酸血症型

D.呼吸衰竭患者(未经治疗时)可只有 $PaCO_2$ 升高而没有 PaO_2 降低

E.根据病程经过不同可将其分为急性和慢性两种

16.下列与"功能性分流"不符的是

A.又称"静脉血掺杂"

B.因部分肺泡通气量降低而其血流未相应减少所致

C.机体在正常状态也有功能性分流

D.功能性分流也可由肺血管收缩引起

E.因功能性分流部分的静脉血不能充分动脉化而导致 PaO_2 降低

17.下列与"死腔样通气"不符的是

A.死腔样通气明显增多时可引起呼吸衰竭

B.因部分肺泡血流不足而其通气量未相应减少所致

C.可见于肺内 DIC

D.正常情况下肺内没有死腔样通气

E.由于大量肺泡为死腔样通气,其余肺泡的血流多而通气量相对减少,因此 PaO_2 降低

18.下列与"真性分流"相符的是

A.部分肺泡血流不足

B.部分肺泡通气不足

C.肺泡完全不通气但仍有血流

D.肺泡完全无血流但仍有通气

E.部分肺泡通气与血流均不足

19.胸内中央型气道阻塞时,患者可出现

A.呼气性呼吸困难　　　B.吸气性呼吸困难　　　C.呼气吸气同等困难

D.呼气吸气均无困难　　E.阵发性呼吸困难

20.下列可引起限制性通气不足的原因是

A.喉头水肿　　　　　　B.气管异物　　　　　　C.支气管哮喘

D.多发性肋骨骨折　　　E.肺水肿

21.有关肺泡通气/血流比例失调,下列不正确的是

A.部分肺泡通气不足

B.部分肺泡血流不足

C.是肺部病变引起呼吸衰竭的最重要机制,此时肺总通气量可不减少

D.可见于气道阻塞,总肺泡通气量降低而肺血流量未减少时

E.患者 $PaCO_2$ 没有升高而 PaO_2 降低

22.吸入纯氧 15～20 分钟后 PaO_2 可达 550mmHg,如果达不到 350mmHg,肺内可能

发生了

    A.真性分流增加   B.气体弥散障碍   C.功能性分流增加

    D.气道阻塞   E.肺泡死腔样通气增加

23.ARDS引起Ⅰ型呼衰的主要机制为

    A.通气/血流比例失调   B.气体弥散障碍   C.肺不张

    D.严重肺水肿   E.肺内短路增加

24.小叶性肺炎导致低氧血症的主要机制是

    A.限制性通气不足   B.阻塞性通气不足   C.通气/血流比值失调

    D.弥散障碍   E.肺内短路增加

25.表现为呼气性呼吸困难的患者有

    A.白喉患者   B.声带麻痹患者   C.支气管异物患者

    D.气胸   E.肺纤维化

(二)B型题

    A. $PaO_2 < 60mmHg$

    B. $PaO_2 < 50mmHg$

    C. $PaO_2 < 60mmHg, PaCO_2 > 50mmHg$

    D. $PaCO_2 > 60mmHg$

    E. $PaCO_2 > 50mmHg$

1.Ⅰ型呼吸衰竭的血气诊断标准是

2.Ⅱ型呼吸衰竭的血气诊断标准是

    A. PaO_2 下降

    B. $PaCO_2$ 升高

    C. PaO_2 下降, $PaCO_2$ 升高

    D. PaO_2 正常, $PaCO_2$ 升高

    E. PaO_2 下降, $PaCO_2$ 正常

3.通气障碍时的血气变化是

4.换气障碍时的血气变化是

    A. PaO_2 与 $PaCO_2$ 按比例降低和升高

    B. PaO_2 与 $PaCO_2$ 不按比例降低和升高

    C. PaO_2 降低, $PaCO_2$ 明显降低

    D. PaO_2 降低, $PaCO_2$ 变化不明显

    E. PaO_2 升高, $PaCO_2$ 变化不明显

5.COPD患者(通气反应减弱时)

6.肺广泛纤维化

7.ARDS早期

8.呼吸肌麻痹时

A. PaO_2 8.0kpa(60mmHg)

B. PaO_2 6.7kpa(50mmHg)

C. PaO_2 5.3kpa(40mmHg)

D. PaO_2 4.0kpa(30mmHg)

E. PaO_2 2.70kpa(20mmHg)

9.中枢神经系统出现智力和视力轻度减退的 PaO_2 值是

10.中枢神经系统出现不可逆性损害的 PaO_2 值是

(三)X 型题

1.呼吸衰竭导致机体各系统代谢和功能变化的始动因素是

A.低氧血症　　　　　B.高碳酸血症　　　　C.呼吸性酸中毒

D.代谢性酸中毒　　　E.高钾低氯血症

2.呼吸衰竭引起肺性脑病的发病机制是

A.缺氧与酸中毒使脑血管扩张

B.缺氧和酸中毒损伤脑血管内皮细胞,引起脑间质水肿

C.缺氧致细胞 ATP 生成减少,影响 Na^+-K^+ 泵功能而形成脑细胞水肿

D. $PaCO_2$ 升高使脑血流量增加

E.脑脊液 pH 降低,神经细胞发生酸中毒

3.以下哪些为慢性阻塞性肺疾病引起肺动脉高压的机制

A.肺小动脉痉挛　　　B.肺无效腔增大　　　C.肺毛细血管床减少

D.肺小动脉中膜增厚　E.胸膜腔为正压环境

4.由于气体弥散障碍导致呼吸衰竭的原因是

A.中央气道阻塞　　　B.外周气道阻塞　　　C.呼吸膜面积减少

D.呼吸膜厚度增加　　E.血液与肺泡接触时间过短

5.Ⅱ型呼吸衰竭常见的病因有

A.呼吸中枢抑制　　　B.呼吸肌麻痹　　　　C.中央气道阻塞

D.慢性阻塞性肺疾病　E.弥散功能障碍

6.限制性通气不足可见于

A.慢性阻塞性肺疾病　B.肺动脉栓塞　　　　C.重症肌无力

D.胸腔积液　　　　　E.巴比妥中毒

7.呼吸衰竭的发病机制有

A.肺通气功能严重障碍　B.肺泡通气/血流比例失调　C.弥散障碍

D.组织利用氧障碍　　E.肺内的真性分流增加

8.肺气肿患者用力呼气时呼气性呼吸困难加重机制是

A.胸膜腔内压增高　　　B.等压点移向中央气道

C.气道内压低于胸膜腔内压　D.等压点移向小气道

E.小气道壁张力升高,顺应性降低

9. Ⅱ型呼吸衰竭造成机体损害的始动环节是

A.低氧血症　　　　　　　B.酸碱平衡紊乱　　　　　　C.高碳酸血症

D.血氯降低　　　　　　　E.血钾升高

10. 患者呼吸衰竭时,发生胃溃疡、胃出血的机制有

A.胃的黏膜屏障作用下降

B.胃壁血管收缩

C.胃壁细胞碳酸酐酶活性减弱

D.胃的黏液屏障功能减弱

E.合并 DIC

11. 肺纤维化患者的血气不可能出现

A. PaO_2 正常, $PaCO_2$ 正常

B. PaO_2 降低, $PaCO_2$ 降低

C. PaO_2 降低, $PaCO_2$ 升高

D. PaO_2 正常, $PaCO_2$ 升高

E. PaO_2 升高, $PaCO_2$ 升高

二、非选择题

(一)名词解释

1.呼吸衰竭　2.肺性脑病　3.二氧化碳麻醉　4.死腔样通气　5.限制性通气不足
6.阻塞性通气不足　7.功能性分流　8.解剖分流　9.弥散障碍　10. ARDS

(二)填空题

1.限制性通气不足是指吸气时＿＿①＿＿所引起的＿＿②＿＿。其发生原因是＿＿③＿＿、＿＿④＿＿。

2.呼吸性酸中毒是由于＿＿①＿＿排出受阻所造成的。此时血液电解质变化为＿＿②＿＿和＿＿③＿＿。

3.严重缺氧和二氧化碳潴留可直接抑制心血管运动中枢,导致＿＿①＿＿、＿＿②＿＿、＿＿③＿＿,甚至＿＿④＿＿等严重后果。

4.根据血气变化的特点,可将呼吸衰竭分为＿＿①＿＿和＿＿②＿＿。

5.气体弥散障碍的原因有＿＿①＿＿、＿＿②＿＿和＿＿③＿＿。

6.肺部病变引起呼吸衰竭的最重要机制是＿＿①＿＿。

7.呼吸衰竭发生的根本原因是＿＿①＿＿。

8.严重肺水肿的患者可发生呼吸衰竭,机制为＿＿①＿＿和＿＿②＿＿。

9.呼吸衰竭引起右心心力衰竭的主要机制有＿＿①＿＿和＿＿②＿＿。

10.呼吸衰竭引起呼吸性酸中毒时,血清钾浓度＿＿①＿＿。

(三)问答题

1.简述呼吸衰竭患者发生代谢性酸中毒的机制。

2.引起肺顺应性降低的原因和发生机制。

3.试述导致弥散障碍的原因和机制。

4.简述肺性脑病发病机制。

5.肺泡通气血流比例失调产生血气改变的特点有哪些?

(四)病案分析题

患者周某,男,68 岁。反复咳喘 18 年,双下肢水肿 3 年。近 3 天因感冒、发热、黄痰、咳喘加重来院就诊。

患者于 18 年前因感冒、发热,出现咳喘,开始少量白色痰,后变黄痰,经治疗好转,但每于冬春季节或气候寒冷时反复发作,天气暖和时较轻。近 3 年来,有劳累后心悸、气促,休息后好转;常于清晨 3~4 点因气喘而惊醒;双下肢水肿。上述症状逐年加重。

体格检查:体温 38℃,脉搏 116 次/分,呼吸 26 次/分,神志清楚,口唇发绀,呼吸较急促,呼气明显延长,舌质淡、苔厚腻干,颈静脉怒张,肝-颈静脉回流征(+)。桶状胸,双肺可闻及湿啰音。心尖搏动不明显,剑突下可见心脏搏动,心界无明显增大,心音遥远。心率 116 次/分。腹平软,右上腹压痛明显,肝大肋下 2.5cm,脾未触及。双下肢凹陷性水肿。

实验室检查:RBC 5.3×10^{12}/L,Hb 15.7g/L,WBC 10.8×10^9/L,中性粒细胞 79%,淋巴细胞 21%。PaO_2 50mmHg,$PaCO_2$ 56mmHg,pH 值 7.28。血清 K^+ 5.8mmol/L。

辅助检查:心电图示 P 波高尖,顺钟向转位,右室肥厚。X 线示肺动脉段突出,右室弓增大,肺野透过度增强,肺纹理增粗。

入院后经抗感染、祛痰、利尿、强心等治疗,病情好转。

讨论:(1)分析该患者有哪些疾病,并找出诊断依据。

(2)分析病程演变过程。

参考答案

一、选择题

(一)A 型题

1.C	2.C	3.D	4.E	5.A	6.B	7.C	8.A	9.D	10.E
11.D	12.C	13.C	14.C	15.D	16.D	17.D	18.C	19.A	20.D
21.D	22.A	23.B	24.C	25.C					

(二)B 型题

1.A	2.C	3.C	4.E	5.B	6.C	7.D	8.A	9.A	10.E

(三)X 型题

1.AB	2.ABCDE	3.ACD	4.CDE	5.ABCD	6.CDE
7.ABCE	8.ACD	9.AC	10.ABDE	11.DE	

二、非选择题

(一)名词解释

1.呼吸衰竭:是指由于各种原因引起外呼吸功能严重障碍,导致肺吸入氧气和(或)排出 CO_2 功能不足,出现动脉血氧分压降低,伴有或不伴有 CO_2 分压升高的病理过程。

2.肺性脑病:是指由呼吸衰竭引起的以中枢神经系统功能障碍为主要表现的综合征。临床上出现头痛、惊厥和昏迷等症状。

3.二氧化碳麻醉:指呼吸衰竭时,当 $PaCO_2>10.7kPa(80mmHg)$ 时,可引起头痛、头昏、烦躁不安、言语不清、精神错乱、扑翼样震颤、嗜睡、昏迷等表现,临床上称为"二氧化碳麻醉"。

4.死腔样通气:指呼吸衰竭时肺动脉栓塞、肺动脉炎症、肺毛细血管床大量破坏等可使流经该部分肺泡的血液量减少,而通气相对良好,通气/血流可显著大于正常,患部肺泡血流少而通气多,肺泡通气不能充分被利用,称为死腔样通气。

5.限制性通气不足:指吸气时由于肺泡扩张受限而引起的肺泡通气不足。

6.阻塞性通气不足:指气道狭窄或阻塞所致的通气障碍。

7.功能性分流:部分肺泡通气明显减少,而血流未相应减少,使通气血流比例显著降低,以致流经这部分肺泡的静脉血未经充分动脉化便掺入动脉血内,这种情况类似动-静脉短路,故称功能性分流,又称静脉血掺杂。

8.解剖分流:指一部分静脉血经支气管静脉和极少的肺内动静脉交通支直接流入肺静脉。解剖分流的血液完全未经气体交换过程,故称为真性分流。

9.弥散障碍:指由肺泡膜面积减少或肺泡膜异常增厚和弥散时间缩短引起的气体交换障碍。

10.ARDS:急性呼吸窘迫综合征,是由急性肺损伤引起的一种急性呼吸衰竭。

(二)填空题

1.①肺泡的扩张受限制　②肺泡通气不足　③呼吸肌活动障碍　④胸廓和肺的顺应性降低

2.① CO_2 　②高钾血症　③低氯血症

3.①血压下降　②心收缩力减弱　③心律失常　④心搏骤停

4.① Ⅰ 型呼衰　② Ⅱ 型呼衰

5.①呼吸膜面积减少　②呼吸膜厚度增加　③气体与血液接触时间过短

6.通气/血流比值失调

7.外呼吸障碍

8.①肺通气功能障碍　②肺换气功能障碍

9.①肺动脉高压　②心肌损伤

10.升高

(三)问答题

1.呼吸衰竭时,由于严重缺氧使无氧酵解加强,乳酸等酸性代谢产物增多,可引起代谢性酸中毒。另外,呼吸衰竭时可发生功能性肾功能不全,致肾小管排酸保碱功能降低,亦可导致代谢性酸中毒。

2.能降低肺顺应性的因素有:①严重的肺纤维化。②肺泡表面活性物质减少,其原因有:Ⅱ型肺泡上皮细胞发育不全或急性受损,可使表面活性物质合成与分泌不足;肺过度通气或肺水肿可致表面活性物质过度消耗、稀释和破坏。

3.①弥散面积减少:原因有肺实变、肺不张、肺气肿和肺叶切除。当以上病变造成其面积减少一半以上时,可引起换气功能障碍。②弥散膜增厚:原因有肺水肿、肺透明膜形成、肺纤维化、间质性肺炎。以上病变使肺泡膜厚度增加、膜通透性降低、弥散距离增宽,使弥散速度减慢,导致气体弥散障碍。③弥散时间缩短:当体力负荷增加等使心输出增加和肺血流加快,血液流经肺泡毛细血管的时间过短时,气体弥散量将下降,气体交换不充分可发生低氧血症。

4.①缺氧和酸中毒:二氧化碳对中枢有抑制作用,还可引起脑血管扩张,增加脑血流量。缺氧也扩张脑血管,缺氧和酸中毒损伤血管内皮细胞,使内皮通透性增高,引起脑间质水肿。缺氧可致细胞 ATP 生成减少,影响 Na^+-K^+ 泵功能,形成脑细胞水肿。脑充血水肿,使颅内压升高,可导致脑疝形成。②脑脊液 pH 值降低,神经细胞酸中毒:一方面可增加脑谷氨酸脱羧酶活性,使 γ-氨基丁酸生成增多,导致中枢抑制;另一方面可增强磷脂酶活性,使溶酶体水解酶释放,引起神经细胞和组织的损伤。

5.无论是部分肺泡通气不足引起的功能性分流增加,还是部分肺泡血流不足引起的功能性死腔增加,其造成的通气与血流比例失调的血气变化特征是 PaO_2 降低,而 $PaCO_2$ 可正常或降低,严重时也可升高。

(四)病案分析题

(1)诊断:①肺源性心脏病;②慢性支气管炎急性发作;③肺气肿;④呼吸性酸中毒。

诊断依据:①有慢性支气管炎病史;临床特点:颈静脉怒张,肝颈静脉回流征(+)。心尖搏动不明显,剑突下可见心脏搏动,心界无明显增大,心音遥远。心率116 次/分。腹平软,右上腹压痛明显,肝大肋下 2.5cm。双下肢凹陷性水肿。心电图:P 波高尖,顺钟向转位,右室肥厚。X线:肺动脉段突出,右室弓增大。②患者于 18 年前因感冒、发热,出现咳喘,开始少量白色痰,后变黄痰,经治疗好转,但每于冬春季节或气候寒冷时反复发作,天气暖和时较轻。近 3年,有劳累后心悸、气促,休息后好转;常有清晨 3～4 点因气喘而惊醒;双下肢水肿。上述症状逐年加重。因感冒、发热、黄痰、咳喘加重而入院。查体肺部有湿啰音。X线:肺纹理增粗。③桶状胸,肺野透过度增强。④$PaCO_2$56mmHg,pH7.28。血清 K^+5.8mmol/L。

(2)患者主要是由于支气管炎伴肺气肿导致的肺通气障碍而致呼吸衰竭。

①急性支气管炎:于 18 年前因感冒、发热,出现咳喘,开始少量白色痰,后变黄痰,经治疗好转。②慢性支气管炎:每于冬春季节或天气寒冷时反复发作,天气暖和时较轻。上述症状逐年加重。③慢性支气管炎伴肺气肿急性发作:因感冒、发热、黄痰、咳喘加重而入院。

第二十五章 肝功能不全 ▷▷▷

一、选择题

（一）A 型题

1.肝性脑病是指

　　A.严重肝病所继发的脑水肿

　　B.严重肝病所继发的昏迷

　　C.严重肝病所继发的精神症状

　　D.严重肝病所继发的神经症状

　　E.严重肝病所继发的神经精神综合征

2.具有 2 条血管供应的器官是

　　A.心脏　　　　　　　　B.胰脏　　　　　　　　C.肝脏

　　D.肾脏　　　　　　　　E.脾脏

3.肝实质细胞是指

　　A.枯否细胞　　　　　　B.星形细胞　　　　　　C.肝细胞

　　D.内皮细胞　　　　　　E.Pit 细胞

4.肝脏激素灭活功能减弱时与出现小动脉扩张有关的是

　　A.甲状腺激素灭活减少　　B.胰岛素灭活减少　　　C.雌激素灭活减少

　　D.抗利尿激素灭活减少　　E.醛固酮灭活减少

5.肝内氨清除不足引起血氨水平升高的主要原因是

　　A.上消化道出血

　　B.消化道吸收和排空障碍,氨的生成增多

　　C.严重肝病合并肾功能衰竭而致尿素排出减少

　　D.鸟氨酸循环障碍

　　E.肌肉收缩加剧,腺苷酸分解使产氨增加

6.肝性脑病时血氨生成过多的最常见原因是

　　A.肠道产氨增多　　　　B.肌肉产氨增多　　　　C.脑产氨增多

　　D.氨从肾重吸收增多　　E.血中 NH_4^+ 向 NH_3 转化增多

7.血氨增高引起肝性脑病的主要机制是

　　A.影响大脑皮质的兴奋传导过程

B.使乙酰胆碱产生过多

C.干扰脑细胞能量代谢

D.使脑干网状结构活动增强

E.使去甲肾上腺素作用增强

8.氨中毒患者脑内能量产生减少的主要机制是

A.糖酵解过程障碍   B.三羧酸循环障碍   C.磷酸肌酸分解障碍

D.脂肪酸氧化障碍   E.酮体利用障碍

9.上消化道出血诱发肝性脑病的主要机制是

A.引起失血性休克

B.肠内血液中蛋白质经细菌作用产生大量氨

C.脑组织缺血缺氧

D.血液苯乙胺和酪胺增加

E.破坏血脑屏障

10.导致肝性脑病的假性神经递质有

A.苯乙胺和酪胺   B.苯乙胺和苯乙醇胺   C.酪胺和羟苯乙醇胺

D.苯乙胺和羟苯乙醇胺   E.苯乙醇胺和羟苯乙醇胺

11.假性神经递质的毒性作用是

A.对抗乙酰胆碱

B.阻碍三羧酸循环

C.抑制糖酵解

D.降低谷氨酸和天门冬氨酸

E.干扰去甲肾上腺素和多巴胺的功能

12.肝性脑病患者血中支链氨基酸浓度降低的机制是

A.支链氨基酸合成大量蛋白质

B.支链氨基酸经肠道排出增多

C.支链氨基酸经肾脏排出增多

D.支链氨基酸过多进入中枢神经系统

E.骨骼肌对支链氨基酸的利用和分解增强

13.肝性脑病患者血液中芳香族氨基酸含量增多的毒性影响是

A.支链氨基酸浓度减少   B.能量物质减少   C.引起酸中毒

D.羟苯乙醇胺形成增多   E.二羟苯乙醇胺增多

14.部分肝功能不全患者糖代谢障碍常表现为

A.低血糖症   B.血糖正常   C.一时性低血糖症

D.血糖增高   E.先低血糖后高血糖

15.下列哪一种是中枢神经系统内的抑制性神经递质

A.去甲肾上腺素   B.多巴胺   C.谷氨酸

D.肾上腺素　　　　　　　　E. γ-氨基丁酸

16.假性神经递质的作用部位在

A.大脑皮质　　　　　　　B.小脑　　　　　　　C.丘脑

D.间脑　　　　　　　　　E.脑干网状结构

17.5-羟色胺在肝性脑病发病中的作用之一是

A.对抗乙酰胆碱　　　　　B.对抗多巴胺　　　　C.代替多巴胺

D.对抗去甲肾上腺素　　　E.代替去甲肾上腺素

18.肝性脑病时芳香族氨基酸入脑增多的机制是

A.血氨浓度增加　　　　　B.血硫醇含量增多　　C.血短链脂肪酸增加

D.血支链氨基酸减少　　　E.血脑屏障破坏

19.正常人血浆中支链氨基酸/芳香族氨基酸的比值接近

A.1～1.5　　　　　　　　B.2～2.5　　　　　　C.3～3.5

D.4～4.5　　　　　　　　E.5～5.5

20.肝性脑病患者血浆支链氨基酸减少的原因

A.血浆胰高血糖素浓度升高所致

B.血浆高胰岛素血症所致

C.肝对支链氨基酸灭活减少

D.支链氨基酸合成来源减少

E.血浆芳香族氨基酸增多引起

21.使正常递质生成增多、加强正常递质竞争作用的药物是

A.谷氨酸　　　　　　　　B.精氨酸　　　　　　C.谷氨酸钠

D.乳果糖　　　　　　　　E.左旋多巴

22.氨进入脑内可引起

A.α-酮戊二酸增多　　　　B. NADH 增多　　　　C.谷氨酰胺增多

D.乙酰辅酶 A 增多　　　　E. ATP 产生增多

23.γ-氨基丁酸发挥突触后抑制作用的机制是由于

A.K$^+$ 由细胞内流向细胞外　　B. K$^+$ 由细胞外流向细胞内

C.Cl$^-$ 由细胞内流向细胞外　　D. Cl$^-$ 由细胞外流向细胞内

E.Na$^+$ 由细胞内流向细胞外

24.肝性脑病患者服用肠道抗生素的目的是

A.防治胃肠道感染　　　　B.预防肝胆系统感染　　C.抑制肠道对氨的吸收

D.防止腹水感染　　　　　E.抑制肠道细菌,减少毒性物质产生和吸收

25.下列治疗肝性脑病措施中哪一项不妥当

A.输入谷氨酸钠　　　　　B.给予碱性药物　　　　C.输入葡萄糖

D.补充钾盐　　　　　　　E.给予左旋多巴

(二)B型题

  A.原发性纤维蛋白溶解　 B.肠源性内毒素血症　 C.低血糖症

  D.高胆红素血症　 E.血中药物半衰期延长

1.肝功能衰竭时糖代谢障碍的表现是

2.肝功能衰竭时胆汁分泌和排泄障碍的表现是

3.肝功能衰竭时免疫功能障碍的表现是

  A.羟苯乙醇胺　 B.酪氨酸　 C.氨

  D.5-羟色胺　 E.苯乙胺

4.苯丙氨酸在肠道细菌作用下可产生

5.酪胺经脑组织 β-羟化作用可产生

6.色氨酸在脑内经羟化和脱羧可产生

  A.干扰脑的能量代谢

  B.导致脑细胞形态变化

  C.取代正常神经递质功能

  D.阻碍正常神经递质生成

  E.与脑内 GABA 受体结合

7.苯乙醇胺对脑的毒性作用是

8.氨对脑的毒性作用是

  A.复方氨基酸溶液　 B.谷氨酸　 C.精氨酸

  D.乳果糖　 E.左旋多巴

9.能酸化肠道,减少肠道产氨的药物是

10.能增强鸟氨酸循环,促进尿素合成的药物是

(三)X型题

1.肝硬化时对雌激素灭活减少,可出现

  A.睾丸萎缩　 B.男性乳腺发育症　 C.蜘蛛痣

  D.月经失调　 E.肝掌

2.肝性脑病患者可出现

  A.反应迟缓　 B.行为失常　 C.睡眠障碍

  D.扑翼样震颤　 E.烦躁不安

3.肝性脑病患者血氨含量增多的机制主要是

  A.氨生成增多　 B.谷氨酸生成增多

  C.氨绕过肝脏直接进入体循环　 D.氨排出障碍

  E.氨清除不足

4.肝功能不全时物质代谢障碍可出现

  A.高血糖症　 B.高胆固醇血症　 C.低白蛋白血症

  D.低血糖症　 E.低胆固醇血症

5.下列能引起肝性脑病的原因有

A.脂肪肝

B.肝硬化伴门脉高压

C.急性普通型病毒性肝炎

D.肝门静脉血栓栓塞

E.急性暴发性病毒性肝炎

6.血浆氨基酸失衡学说中的支链氨基酸是

A.酪氨酸　　　　　　B.异亮氨酸　　　　　　C.缬氨酸

D.色氨酸　　　　　　E.亮氨酸

7.血浆氨基酸失衡学说中的芳香族氨基酸是

A.酪氨酸　　　　　　B.谷氨酸　　　　　　C.缬氨酸

D.色氨酸　　　　　　E.苯丙氨酸

8.肝性脑病的诱发因素包括

A.消化道出血　　　　B.酸中毒　　　　　　C.便秘

D.感染　　　　　　　E.摄入维生素增多

9.上消化道出血诱发肝性脑病的机制在于

A.使 γ-氨基丁酸作用增强

B.血中蛋白质在肠道细菌作用下产氨增加

C.血液中苯乙胺和酪胺增加

D.急性严重出血使脑组织缺血、缺氧

E.破坏血脑屏障使假性神经递质入脑

10.下列药物能降低血氨的有

A.精氨酸　　　　　　B.谷氨酸　　　　　　C.乳果糖

D.左旋多巴　　　　　E.支链氨基酸混合液

二、非选择题

(一)名词解释

1.肝功能不全　2.肝功能衰竭　3.肝性水肿　4.肝性脑病　5.假性神经递质　6.血浆氨基酸失衡

(二)填空题

1.肝功能衰竭时,糖代谢障碍可表现为＿＿①＿＿;蛋白质代谢障碍可引起＿＿②＿＿。

2.肝性脑病是继发于＿＿①＿＿而出现的＿＿②＿＿综合征。

3.解释肝性脑病发生机制的主要学说有＿＿①＿＿、＿＿②＿＿、＿＿③＿＿、＿＿④＿＿。

4.肝性脑病时,血氨升高的主要原因是＿＿①＿＿、＿＿②＿＿。

5.血氨升高对脑的毒性作用为＿＿①＿＿、＿＿②＿＿、＿＿③＿＿、＿＿④＿＿。

6.引起肝性脑病的假性神经递质主要是指＿＿①＿＿和＿＿②＿＿。

7.假性神经递质的 ① 与正常神经递质相似,但其 ② 远较正常神经递质为弱。

8.苯丙氨酸和酪氨酸经肠道细菌脱羧酶作用转变为 ① 和 ② ,这些胺类在脑细胞非特异性 β-羟化酶作用下形成 ③ 和 ④ 。

9.肝性脑病患者血浆中氨基酸比值异常,表现在 ① 减少,而 ② 增加。

10.肝性脑病的诱因大多通过增加 ① 、 ② 和 ③ 这三个环节起作用。

(三)问答题

1.试述肝性脑病患者血氨升高的原因。

2.简述血氨升高对脑的毒性作用。

3.假性神经递质是如何形成的? 它们在引起肝性脑病的发生中有何作用?

4.简述血浆氨基酸失衡学说。

5.简述肝性脑病的常见诱因。

(四)病案分析题

患者,男,52 岁,门脉性肝硬化 8 年,平素状态尚可。5 天前进食多量不洁肉食后,出现高热,体温 39.2℃,频繁呕吐,继之胡言乱语,并出现扑翼样震颤。试分析该患者发生肝性脑病的诱发因素和机制。

参考答案

一、选择题

(一)A 型题

1.E 2.C 3.C 4.C 5.D 6.A 7.C 8.B 9.B 10.E
11.E 12.E 13.D 14.A 15.E 16.E 17.E 18.D 19.C 20.B
21.E 22.C 23.D 24.E 25.B

(二)B 型题

1.C 2.D 3.B 4.E 5.A 6.D 7.C 8.A 9.D 10.C

(三)X 型题

1.ABCDE 2.ABCDE 3.ACE 4.BCD 5.BDE
6.BCE 7.ADE 8.ACD 9.BD 10.ABC

二、非选择题

(一)名词解释

1.各种原因导致肝脏结构和功能的改变,出现黄疸、出血、感染、肾功能障碍及肝性脑病等一系列临床综合征,称为肝功能不全。

2.肝功能不全晚期阶段称为肝功能衰竭,临床表现主要是肝性脑病和肝肾综合征。

3.肝功能严重障碍患者体液的异常积聚,称为肝性水肿。

4.肝性脑病是指在排除其他已知脑疾病的前提下,继发于肝功能严重障碍的一系列严重神经、精神症状。

5.苯乙醇胺和羟苯乙醇胺的化学结构与正常神经递质去甲肾上腺素和多巴胺相似,但其生理效应远较正常神经递质弱,故称为假性神经递质。

6.血浆氨基酸失衡:肝性脑病患者或门-体分流术后动物,血浆中氨基酸含量明显改变,表现为芳香族氨基酸(AAA)增多,支链氨基酸(BCAA)减少,BCAA/AAA 比值明显降低。

(二)填空题

1.①低血糖症　②低蛋白血症

2.①肝功能严重障碍　②神经、精神

3.①氨中毒学说　②假性神经递质学说　③血浆氨基酸失衡学说　④γ-氨基丁酸学说

4.①氨清除不足　②氨产生过多

5.①干扰脑组织的能量代谢　②使脑内神经递质发生改变　③对神经细胞膜的抑制作用

6.①苯乙醇胺　②羟苯乙醇胺

7.①化学结构　②生理功能

8.①苯乙胺　②酪胺　③苯乙醇胺　④羟苯乙醇胺

9.①支链氨基酸　②芳香族氨基酸

10.①氨的负荷增加　②血脑屏障通透性增加　③脑的敏感性增强

(三)问答题

1.血氨升高的机制:①氨清除不足:肝功能严重障碍时,肝内能量不足、鸟氨酸循环酶系统严重受损、鸟氨酸循环各种底物缺失,导致鸟氨酸循环障碍,尿素合成减少,氨清除不足;门-体侧支循环建立时,部分血氨绕过肝脏直接进入体循环。②血氨生成增多:a.肠道产氨增多:肝硬化门静脉高压,胃肠道淤血,细菌活跃,氨基酸氧化酶和尿素酶增加。肝硬化时食物消化障碍,蛋白在肠道残留;或者消化道出血,血中蛋白质进入肠道;肠道蛋白分解的氨基酸在氨基酸氧化酶的作用下分解产生氨;肾衰,尿素排出减少,肠道尿素增加,在尿素酶作用下分解产生氨。b.肌肉活动增强腺苷酸分解产氨。c.肾泌氨减少:肾功能衰竭伴碱中毒时肾小管泌胺减少,氨入血增加。

2.肝性脑病时氨对脑的毒性作用:①使脑内神经递质改变:脑内氨增加可使兴奋性递质改变,谷氨酸早期升高、晚期降低,乙酰胆碱减少;抑制性递质谷氨酰胺、氨基丁酸增多。神经递质之间的失衡导致中枢神经系统功能紊乱。②干扰脑细胞能量代谢:脑内氨增加可抑制丙酮酸脱氢酶的活性,使乙酰辅酶 A 生成不足;抑制 α-酮戊二酸脱氢酶,使三羧酸循环停滞;α-酮戊二酸生成谷氨酸的过程,消耗 NADH,影响细胞呼吸链中氢的传递;氨与谷氨酸结合生成谷氨酰胺,消耗大量 ATP。③氨对神经细胞膜的影响:氨干扰神经细胞膜上 Na^+-K^+-ATP 酶活性,NH_4^+ 与 K^+ 竞争进入细胞,影响 Na^+、K^+ 在神经细胞内外的正常分布,影响膜电位,干扰神经的兴奋和传导活动。

3.蛋白质饮食消化后可分解为多种氨基酸,包括苯丙氨酸和酪氨酸,它们可在肠道细菌脱羧酶作用下转变为苯乙胺和酪胺,当肝功能受损时,经肠道吸收进入门脉血液中的生物胺增多且在通过肝脏时不能被充分解毒;或者由于门-体分流的形成而使生物胺直接进入到体循环中。苯乙胺和酪胺继而由血液进入脑组织,再经脑神经细胞内非特异性 β-羟化酶的作用形成羟苯乙醇胺和苯乙醇胺。这是两个在化学结构上与去甲肾上腺素和多巴胺等正常神经递质相似的生物胺,但生理效能远较正常神经递质为弱,故称为假性神经递质。当脑干网状结构中假性神经递质增多时,则竞争性地取代正常神经递质而被神经元所摄取和贮存,每当发生神经冲动时再释放出来。因假性神经递质作用效能远不及正常神经递质强,致使网状结构上行激动系统功能失常,传至大脑皮质的兴奋冲动受阻,以致大脑的唤醒功能不能维持,出现意识障碍甚至昏迷。

4.①由于肝功能严重障碍或门-体侧支循环形成,致使胰高血糖素和胰岛素在肝内灭活减弱,后者可增强骨骼肌对支链氨基酸的摄取和分解,故血浆支链氨基酸水平下降。②胰高血糖素增多使肝和肌肉组织蛋白分解加强,大量芳香族氨基酸释放入血;芳香族氨基酸的分解代谢只能在肝内进行,当肝功能严重受损时血浆中芳香族氨基酸水平便明显升高。因血中芳香族氨基酸过多而进入脑内,在芳香族氨基酸脱羧酶作用下生成苯乙醇胺和羟苯乙醇胺,致使脑内假性神经递质生成增多并抑制去甲肾上腺素等正常神经递质的合成,最终导致肝性脑病的发生。

5.肝性脑病的常见诱因:①氮负荷增加:是诱发肝性脑病最常见的原因。上消化道出血、高蛋白饮食、输陈旧血等途径使肠道蛋白增多,肾功能障碍过多时尿素排出减少,均可促进氨产生增多;碱中毒可促进氨的生成与吸收,引起血氨增高。②血脑屏障通透性增高:细胞因子水平增高、能量代谢障碍、高碳酸血症、脂肪酸过多以及饮酒等可使血脑屏障的通透性增高,神经毒性物质入脑增多。③脑敏感性增高:感染,缺氧,电解质紊乱,以及使用镇静、止痛、麻醉剂、氯化铵等药物等均可增强脑对毒性物质的敏感性,诱发肝性脑病。

(四)病案分析题

①本案为肝硬化患者,因胃肠道淤血,消化吸收不良及蠕动障碍,加上进食不洁肉食后高热,提示发生了感染,细菌大量繁殖。②患者进食不洁肉食,蛋白摄入过多,可导致肠道产氨过多。③患者高热,呼吸加深加快,可导致呼吸性碱中毒;频繁呕吐时丢失大量K^+,同时血容量减少,继发性醛固酮增多,引起低钾性碱中毒;呕吐时丢失大量 H^+ 和 Cl^-,可造成代谢性碱中毒。碱中毒可导致肠道、肾脏吸收氨增多,而致血氨升高。④肝硬化患者常有腹水,加上频繁呕吐丢失大量细胞外液,故易合并肝肾综合征,肾脏排泄尿素减少,大量尿素弥散至胃肠道,使肠道产氨增加。

第二十六章　肾功能不全 ▷▷▷▷

一、选择题

(一)A 型题

1.引起肾前性 ARF 的病因是

　　A.磺胺中毒　　　　　　　B.膀胱肿瘤　　　　　　　C.肾中毒

　　D.休克早期　　　　　　　E.肾持续缺血

2.肾前性急性肾功能衰竭时少尿是由于

　　A.肾小管重吸收增强　　　B.肾血液灌流量不足　　　C.肾囊内压升高

　　D.肾小管内管型阻塞　　　E.原尿回漏入肾间质

3.原尿回漏入肾间质是由于

　　A.肾小管上皮细胞坏死,基膜断裂

　　B.肾小球囊内压升高

　　C.原尿流速减慢

　　D.肾血流量增加

　　E.肾间质水肿

4.少尿型 ARF 最严重的并发症是

　　A.酸中毒　　　　　　　　B.水中毒　　　　　　　　C.碱中毒

　　D.高钾血症　　　　　　　E.高钠血症

5.关于多尿期叙述不正确的是

　　A.尿量每日增加到 400mL 以上

　　B.肾小球滤过功能恢复

　　C.肾间质水肿消退

　　D.新生肾小管上皮重吸收功能完全恢复

　　E.早期仍为高血钾,晚期可发生低血钾

6.慢性肾功能衰竭时,评价肾功能的重要指标是

　　A.血清非蛋白氮　　　　　B.血液酸碱度　　　　　　C.血压高低

　　D.贫血程度　　　　　　　E.内生肌酐清除率

7.慢性肾功能衰竭最常见的原因是

　　A.慢性肾小球肾炎　　　　B.前列腺肥大　　　　　　C.慢性肾盂肾炎

　　D.肾结核　　　　　　　　　　　E.肾肿瘤

8.慢性肾功能衰竭时,等渗尿反映

　　A.肾浓缩功能障碍　　　　　B.肾稀释功能障碍　　　　　C.肾血流量减少

　　D.肾浓缩、稀释功能均丧失　　E.肾小球滤过功能受损

9.慢性肾功能衰竭晚期,钙磷代谢障碍表现为

　　A.血钙升高、血磷升高　　　　B.血钙降低、血磷降低　　　C.血钙升高、血磷正常

　　D.血钙升高、血磷降低　　　　E.血钙降低、血磷升高

10.尿毒症时,呼吸加深加快是由于

　　A.代谢性酸中毒　　　　　　　B.代谢性碱中毒　　　　　　C.高钾血症

　　D.呼吸性酸中毒　　　　　　　E.呼吸性碱中毒

11.慢性肾功能衰竭时,发生肾性骨营养不良是由于下列哪项激素分泌过多

　　A.抗利尿激素　　　　　　　　B.甲状腺素　　　　　　　　C.甲状旁腺激素

　　D.胰岛素　　　　　　　　　　E.胰高血糖素

12.慢性肾功能衰竭出血的主要原因是

　　A.凝血因子合成障碍　　　　　B.血小板功能被抑制　　　　C.毛细血管脆性增加

　　D.血液高凝状态　　　　　　　E.维生素 K 吸收障碍

13.慢性肾功能衰竭发生贫血的原因主要是

　　A.促红细胞生成素分泌增多

　　B.促红细胞生成素分泌减少

　　C.骨髓对促红细胞生成素反应性增加

　　D.骨髓对促红细胞生成素反应性降低

　　E.微血管病性溶血性贫血

14.患者,男,82 岁,因前列腺肥大反复发生尿潴留而致急性肾功能衰竭。该患者发生的肾功能衰竭属于

　　A.肾性　　　　　　　　　　　B.少尿型　　　　　　　　　C.肾后性

　　D.非少尿型　　　　　　　　　E.肾前性

15.某患者于急性肾功能衰竭少尿期的第 5 天发生心室纤颤并很快死亡。该患者很可能死于

　　A.氮质血症　　　　　　　　　B.高钾血症　　　　　　　　C.水中毒

　　D.代谢性酸中毒　　　　　　　E.少尿、无尿

16.某患者因建筑物倒塌被压住下肢及躯干 10 小时,营救出来后发生急性肾功能衰竭。其主要发病机制是

　　A.原尿回漏　　　　　　　　　B.肾血管收缩　　　　　　　C.肾灌注压下降

　　D.肾小管阻塞　　　　　　　　E.血液流变学改变

17.某患者被蛇咬伤 1 天后发生急性肾功能衰竭。该患者发生的肾功能衰竭属于

　　A.肾性　　　　　　　　　　　B.少尿型　　　　　　　　　C.肾后性

D.非少尿型　　　　　　　　　E.肾前性

18.急性肾功能衰竭少尿期,严格控制液体输入量是为了防止

A.酸中毒　　　　　　　　B.水中毒　　　　　　　C.高钾血症

D.血肌酐水平增加　　　　E.黏液性水肿

19.持续性肾缺血和肾毒物导致的急性肾衰竭,其肾脏损害的突出表现是

A.肾脏血液循环障碍　　　　B.肾小球病变　　　　　C.肾小管阻塞

D.肾小管坏死　　　　　　　E.肾间质纤维化

20.输尿管结石引起急性肾衰竭,其 GFR 下降的原因是

A.肾小球滤过面积下降　　　B.肾小球毛细血管血压下降

C.肾小管坏死　　　　　　　D.原尿反流　　　　　　E.肾小球囊内压升高

21.慢性肾功能衰竭时发生氮质血症最主要的原因是

A.肾小球滤过膜通透性增加　B.肾血流减少　　　　　C.肾小球滤过率降低

D.肾小管阻塞　　　　　　　E.肾血管收缩

22.各种慢性肾脏疾病产生慢性肾衰竭的共同发病环节是

A.肾缺血　　　　　　　　B.肾单位广泛破坏　　　　C.肾血管梗死

D.肾小管阻塞　　　　　　E.肾小管坏死

23.尿毒症的常见毒素不包括

A.尿素　　　　　　　　　B.甲状腺素　　　　　　　C.肌酐

D.PTH　　　　　　　　　E.多胺

24.治疗尿毒症最根本的方法是

A.治疗原发病

B.避免使用肾毒性药物

C.纠正水、电解质和酸碱平衡紊乱

D.透析疗法

E.肾移植

25.患者,男性,50 岁。反复蛋白尿病史 6 年。近期头晕、头痛、乏力、恶心、食欲减退及皮肤瘙痒加重。实验室检查:血肌酐 502.1 μmol/L,血尿素氮 26.4 mmol/L,甲状旁腺激素 89.22 pg/mL。该患者血中甲状旁腺激素水平变化的主要原因是

A.低血磷　　　　　　　　B.高血钙　　　　　　　　C.低血钙

D.高血钾　　　　　　　　E.低血钾

26.失血性休克引起急性肾功能衰竭的最主要发病机制是

A.肾血流量减少和肾内血流分布异常

B.儿茶酚胺增多

C.白细胞流变特性改变

D.肾小管阻塞

E.肾小管坏死

27.下述哪项可以用作判定功能性肾功能衰竭或是器质性肾功能衰竭的指标

    A.肾小球滤过率   B.肾小管稀释功能   C.尿比重

    D.尿钾含量   E.尿量

28.慢性肾功能衰竭患者较早出现的症状是

    A.少尿   B.夜尿   C.高钾血症

    D.肾性骨营养不良   E.肾性贫血

29.慢性肾功能衰竭患者不易出现下列哪项并发症

    A.贫血   B.出血   C.心搏骤停

    D.高血压   E.骨营养不良

30.尿毒症患者最早出现和最突出的症状是

    A.尿毒症心包炎   B.外周神经感觉异常   C.消化系统症状

    D.心力衰竭   E.尿毒症性脑病

(二)B型题

    A.休克   B.代谢性酸中毒   C.重金属中毒

    D.输尿管结石   E.胆囊结石

1.肾性 ARF 的发病原因是

2.肾后性 ARF 的发病原因是

    A.水钠潴留

    B.前列腺素分泌减少

    C.甲状旁腺激素分泌增多

    D.肾素-血管紧张素分泌增多

    E.促红细胞生成素分泌减少

3.肾素依赖性高血压的发病机制是

4.钠依赖性高血压的发病机制是

5.肾功能衰竭时的贫血发病机制是

    A.中分子毒性物质作用   B.氨基酸代谢失衡   C.健存肾单位减少

    D.原尿回漏至肾间质   E.假性神经介质作用

6.属于急性肾功能衰竭发病机制的是

7.属于慢性肾功能衰竭发病机制的是

8.属于尿毒症发病机制的是

    A.皮肤尿素霜

    B.交感肾上腺髓质系统兴奋

    C.水中毒、高钾血症

    D.假性神经递质增多

    E.肾性骨营养不良

9.急性肾功能衰竭有

10. 慢性肾功能衰竭有

11. 尿毒症有

 A. 无氮质血症 B. 严重氮质血症 C. 氮质血症时轻时重

 D. 氮质血症时有时无 E. 氮质血症从重到轻

12. 慢性肾功能衰竭失代偿期

13. 慢性肾功能衰竭代偿期

14. 尿毒症期

(三) X 型题

1. ARF 的发病机制是

 A. 肾血管收缩 B. 肾血液灌流减少 C. 肾小管阻塞

 D. 原尿回漏入肾间质 E. 肾小球滤过率下降

2. ARF 多尿期可能发生

 A. 高钾血症 B. 低钾血症 C. 氮质血症

 D. 低钠血症 E. 水中毒

3. 急性肾功能衰竭多尿期发生多尿的机制是

 A. 肾小管阻塞消除

 B. 肾小球滤过功能开始恢复

 C. 肾间质水肿消退

 D. 新生的肾小管上皮细胞重吸收功能尚未恢复

 E. 尿素排出时引起渗透性利尿

4. 非少尿型急性肾功能衰竭是

 A. 肾损害较少尿型轻 B. 尿量接近正常 C. 血浆非蛋白氮增高

 D. 肾小管浓缩功能障碍 E. 24 小时尿量大于 2500mL

5. 慢性肾功能衰竭时,水、电解质、酸碱平衡失调可能表现为

 A. 低磷高钙 B. 低钾血症 C. 高钾血症

 D. 低钠血症 E. 代谢性酸中毒

6. 慢性肾功能衰竭,发生代谢性酸中毒的机制是

 A. 肾小球滤过率下降

 B. 酸性代谢产物排出减少

 C. 硫酸根、磷酸根蓄积

 D. 肾小管泌 H^+ 排 NH_4^+ 减少

 E. $NaHCO_3$ 重吸收减少

7. 肾性骨营养不良的原因有

 A. 高磷低钙 B. 低磷高钙 C. 氮质血症

 D. 继发性甲状旁腺功能亢进 E. 1,25-二羟维生素 D_3 减少

8.慢性肾功能衰竭时,发生贫血的机制是

　　A.出血　　　　　　　　B.红细胞脆性增加　　　　C.血中毒物可引起溶血

　　D.促红细胞生成素减少　　E.骨髓造血受抑制

9.急性肾功能衰竭时,发生少尿的机制是

　　A.输尿管结石　　　　　　B.肾小管阻塞　　　　　　C.肾缺血致灌注压下降

　　D.原尿回漏　　　　　　　E.肾小管坏死

10.急性肾功能衰竭时,发生水中毒的机制是

　　A.内生水增多　　　　　　B.高钾血症　　　　　　　C.输液过多

　　D.肾排尿减少　　　　　　E.低钾血症

11.尿毒症患者发生神经系统症状是由于

　　A.脑水肿　　　　　　　　B.毒素蓄积　　　　　　　C.周围神经损害

　　D.脑血栓　　　　　　　　E.肾性高血压致脑血管痉挛

12.肾性高血压的发生机制是

　　A.前列腺素 A_2 增多　　　B.水钠潴留　　　　　　　C.儿茶酚胺增多

　　D.前列腺素 A_2 减少　　　E.肾素-血管紧张素活性增强

13.慢性肾功能衰竭发病机制的学说有

　　A.氨中毒学说　　　　　　B.健存肾单位学说　　　　C.矫枉失衡学说

　　D.假性神经递质学说　　　E.肾小球过度滤过学说

14.根据病因可将急性肾功能衰竭分为

　　A.少尿型 ARF　　　　　　B.肾前性 ARF　　　　　　C.肾性 ARF

　　D.多尿型 ARF　　　　　　E.肾后性 ARF

15.根据肾脏是否发生器质性损害可将急性肾功能衰竭分为

　　A.肾性 ARF　　　　　　　B.肾前性 ARF　　　　　　C.肾后性 ARF

　　D.功能性 ARF　　　　　　E.器质性 ARF

16.肾缺血导致肾小球滤过率下降而发生 ARF 的主要机制是

　　A.血液流变学改变　　　　B.肾小动脉硬化　　　　　C.肾血管收缩

　　D.结节性动脉周围炎　　　E.肾灌注压下降

二、非选择题

(一)名词解释

1.急性肾功能衰竭　2.慢性肾功能衰竭　3.尿毒症　4.肾性高血压　5.肾前性急性肾功能衰竭　6.肾性急性肾功能衰竭　7.肾后性急性肾功能衰竭　8.氮质血症　9.非少尿型 ARF　10.肾性骨营养不良　11.肾性高血压

(二)填空题

1.按发病过程,少尿型急性肾功能衰竭可分为___①___、___②___、___③___和___④___四个阶段。

2.根据病变的发展可将慢性肾功能衰竭分为　①　、　②　、　③　和　④　四期。

3.急性肾功能衰竭少尿期的功能代谢变化有　①　、　②　、　③　、　④　和　⑤　。

4.肾性高血压的发病机制是　①　、　②　和　③　。

5.急性肾功能衰竭的主要发病机制是　①　、　②　和　③　。

6.慢性肾功能衰竭的发病机制与　①　、　②　和　③　有关。

7.慢性肾功能衰竭时发生的氮质血症实际上是血中　①　、　②　和　③　三种非蛋白含氮物质增多。

8.ARF少尿期最危险的并发症是　①　,其对生命的主要危害是造成对　②　功能的损害。

9.慢性肾功能衰竭患者,肾浓缩功能减退稀释功能正常则出现　①　尿,随病情发展,肾浓缩和稀释功能均丧失,则出现　②　尿。

10.慢性肾功能衰竭时,　①　升高,　②　降低,并继发　③　和　④　。

(三)问答题

1.某患者因失血性休克发生急性肾功能衰竭,连续12天每日尿量少于400mL。经过医生积极抢救后,近几日尿量开始增多,达到每日2000mL以上。请简述该患者发生多尿的机制。

2.简述非少尿型急性肾功能衰竭的特点。

3.简述慢性肾功能衰竭时,代谢性酸中毒的发生机制。

4.简述慢性肾功能衰竭的分期及各期特点。

5.某患者患慢性肾功能衰竭6年,其血压增高并常波动在165/110mmHg左右。请简述其发生肾性高血压的机制。

6.简述肾性贫血的发生机制。

7.简述慢性肾功能衰竭时血钙降低的原因。

8.简述急性肾功能衰竭的病因。

9.试述急性肾功能衰竭的发病机制。

10.试述急性肾功能衰竭少尿期的功能代谢变化。

(四)病案分析题

某患者,女,32岁,患慢性肾小球肾炎10余年。近年来,尿量增多,夜间尤甚。本次因妊娠反应严重,呕吐频繁,进食困难而急诊入院。入院检查,血清[K^+]3.6 mmol/L,内生肌酐清除率为正常值的24%,pH 7.39,$PaCO_2$ 5.9kPa(43.8mmHg),血清[HCO_3^-]26.3 mmol/L,血清[Na^+]142 mmol/L,血清[Cl^-]96.5 mmol/L。试分析:该患者有无肾功能衰竭、酸碱平衡和钾代谢紊乱? 判断依据是什么?

参考答案

一、选择题

(一)A 型题

1.D　　2.B　　3.A　　4.D　　5.D　　6.E　　7.A　　8.D　　9.E　　10.A

11.C　　12.B　　13.B　　14.C　　15.B　　16.D　　17.A　　18.B　　19.D　　20.E

21.C　　22.B　　23.B　　24.E　　25.C　　26.A　　27.C　　28.B　　29.C　　30.C

(二)B 型题

1.C　　2.D　　3.D　　4.A　　5.E　　6.D　　7.C　　8.A　　9.C　　10.E

11.A　　12.C　　13.A　　14.B

(三)X 型题

1.ABCDE　　2.ABCD　　3.ABCDE　　4.ABCD　　5.BCDE　　6.ABCDE

7.ADE　　8.ACDE　　9.BCDE　　10.ACD　　11.ABCE　　12.BDE

13.BCE　　14.BCE　　15.DE　　16.ACE

二、非选择题

(一)名词解释

1.急性肾功能衰竭是指各种原因导致肾泌尿功能在短期内急剧降低,并引起内环境严重紊乱的急性病理过程,主要表现为少尿或无尿、氮质血症、高钾血症及代谢性酸中毒等。

2.慢性肾功能衰竭是指各种肾脏疾病的晚期,由于肾单位进行性破坏,残存肾单位不能充分排出代谢废物和维持内环境稳定,使体内发生代谢产物蓄积,水、电解质和酸碱平衡紊乱,以及肾脏内分泌功能障碍等一系列临床综合征的病理过程。

3.尿毒症是急性和慢性肾功能衰竭发展到最严重的阶段,由于肾单位大量破坏,使终末代谢产物和内源性毒物在体内蓄积、水和电解质及酸碱平衡紊乱、内分泌功能失调,从而引起一系列自体中毒症状。

4.因肾实质病变引起的高血压称为肾性高血压。可分为钠依赖性高血压和肾素依赖性高血压。

5.肾前性急性肾功能衰竭指由于肾脏血液灌流量急剧减少,使肾小球滤过率显著下降引起的急性肾功能衰竭。

6.肾性急性肾功能衰竭指由于肾脏的器质性损害引起的急性肾功能衰竭。

7.肾后性急性肾功能衰竭指由肾盂至尿道口任何部位的尿路梗阻所引起的急性肾功能衰竭。

8.血中尿素、肌酐、尿酸等非蛋白氮含量显著升高,称为氮质血症。

9.非少尿型 ARF 系指在进行性氮质血症的同时，每日尿量持续在 400mL 以上，甚至可达到 1000～2000mL。

10.肾性骨营养不良是指慢性肾功能衰竭时，由于钙磷及维生素 D 代谢障碍、继发性甲状旁腺功能亢进、酸中毒和铝积聚等所引起的骨病，包括儿童的肾性佝偻病和成人的骨质软化、纤维性骨炎、骨质疏松和骨囊性纤维化等。

11.因肾实质病变引起的高血压称为肾性高血压，为继发性高血压最常见的一种类型。

(二)填空题

1.①少尿期　②移行期　③多尿期　④恢复期

2.①代偿期　②肾功能不全　③肾功能衰竭期　④尿毒症期

3.①尿变化　②高钾血症　③氮质血症　④水中毒　⑤代谢性酸中毒

4.①水钠潴留　②肾素-血管紧张素系统活性增强　③肾分泌降压物质减少

5.①肾缺血　②原尿回漏　③肾小管阻塞

6.①健存肾单位日益减少　②矫枉失衡　③肾小球过度滤过

7.①尿素　②尿酸　③肌酐

8.①高钾血症　②心脏

9.①低渗　②等渗

10.①血磷　②血钙　③甲状旁腺功能亢进　④肾性骨营养不良

(三)问答题

1.①肾血流量及肾小球滤过功能恢复。②肾间质水肿消退、肾小管阻塞解除。③少尿期潴留在体内的尿素等代谢产物排出增多，产生渗透性利尿。④新生的肾小管上皮细胞重吸收水、钠功能尚未完全恢复，故原尿未能充分浓缩。

2.临床上尿量无明显减少，每日 400～1000mL。但是，尿比重降低，尿钠含量较低，体内存在氮质血症及水、电解质和酸碱平衡紊乱。此型肾功能衰竭症状较轻，病程较短，预后较好，并发症少。

3.①肾小球滤过率下降，使硫酸、磷酸等酸性代谢产物滤过减少，体内酸性物质潴留。②肾小管上皮细胞泌 H^+、泌 NH_3 减少，重吸收 $NaHCO_3$ 的功能降低。③机体分解代谢增强使酸性代谢产物生成增多。

4.根据病变的发展可将 CRF 分为四期：①肾功能不全代偿期：肾脏的储备能力明显下降，未出现氮质血症，无明显临床表现，内生肌酐清除率降至每分钟50～80mL。②肾功能不全失代偿期：肾脏的储备能力进一步下降，已出现轻度或中度氮质血症、酸中毒、贫血，并常有多尿和夜尿，内生肌酐清除率降至每分钟 20～50mL。③肾功能衰竭期：出现较重的氮质血症、贫血、中度代谢性酸中毒、低钠血症、低钙高磷血症，内生肌酐清除率降至每分钟 10～20mL。④尿毒症期：出现全身严重中毒症状，氮质血症更加严重，水、电解质和酸碱平衡明显紊乱，内生肌酐清除率降至每分钟 10mL 以下。

5.①水钠潴留：CRF 时肾排钠排水减少，体内水钠潴留，引起血容量增加、心排血量增多,导致血压升高。②肾素-血管紧张素系统活性增强:CRF 时肾血流量减少,刺激肾球旁细胞分泌肾素,并激活肾素-血管紧张素系统,使血管收缩、外周血管阻力增加,引起高血压。③肾分泌扩血管物质减少:CRF 时肾实质破坏,肾髓质的间质细胞分泌降压物质前列腺素 E_2、前列腺素 A_2 和降压脂质减少,使扩血管、排钠、降低交感神经活性的作用减弱,引起血压升高。

6.①肾实质破坏使肾脏生成促红细胞生成素减少,骨髓干细胞生成红细胞减少。②CRF 时,红细胞膜上的 ATP 酶受抑制或血液中的毒性物质可引起溶血、抑制红细胞生成。③由于 CRF 时,胃肠功能减退,铁和叶酸吸收减少,丢失过多,影响红细胞生成。④出血会加重贫血;⑤体内蓄积的毒性物质抑制骨髓造血。

7.①肾实质破坏时,肾小管生成 1,25-二羟维生素 D_3 减少,使小肠对钙的吸收减少。②血磷增高时,肠道内磷酸根增多,与食物中的钙形成不溶性的磷酸钙,从而影响钙的吸收。③钙、磷的乘积是一个常数,血磷增高时血钙必然降低。

8.①肾前因素:由于肾脏血液灌流量急剧减少,使肾小球滤过率显著下降所致,见于失血、失液、感染等引起的休克以及急性心力衰竭、血管床容量扩大、肾血管阻塞等。②肾性因素:由于肾脏的器质性损害所致,见于由持续性肾缺血和肾毒物所致急性肾小管坏死、肾实质性损害。③肾后因素:由肾盏至尿道口任何部位的尿路梗阻所致,见于双侧输尿管阻塞和尿道梗阻。

9.①肾缺血:肾灌注压下降使肾脏缺血、肾小球滤过率降低。因交感-肾上腺髓质系统兴奋、儿茶酚胺分泌增多,肾素-血管紧张素系统活性增强,肾间质细胞合成前列腺素减少,内皮素和血管升压素增多、一氧化氮和激肽减少等,使肾血管收缩,而致肾缺血;因血黏度增高、白细胞黏附于血管壁并阻塞微血管,肾微血管口径缩小,自动调节功能丧失,使肾缺血加重。②原尿回漏:持续性肾缺血和肾中毒使肾小管上皮细胞坏死、基膜断裂,导致肾小管腔内的原尿经断裂的基膜扩散到肾间质,其结果不但使尿量减少,而且引起肾间质水肿,压迫肾小管使肾小球囊内压升高、肾小球滤过率进一步下降。③肾小管阻塞:肾小管管腔被肾小管坏死时脱落的细胞碎片或挤压综合征时的血红蛋白、肌红蛋白、磺胺结晶等阻塞。其结果不但因管腔阻塞妨碍尿液排出,而且使囊内压升高导致肾小球滤过率降低。

10.①少尿或无尿:24 小时尿量少于 400mL(少尿)或少于 100mL(无尿)。尿相对密度降低,尿钠升高。尿中可含有蛋白质、红细胞、白细胞、上皮细胞及管型。②高钾血症:是少尿期最严重的并发症,可发生心室纤颤、心搏骤停而致死亡。③氮质血症:严重氮质血症可引起机体自身中毒发生尿毒症而危及生命。④水中毒:水在体内潴留可导致细胞水肿,严重时可发生肺水肿、脑水肿、心力衰竭以及稀释性低钠血症。⑤代谢性酸中毒:酸中毒可使心收缩力减弱,降低心肌和外周血管对儿茶酚胺的反应性,从而使心排血量下降、血管扩张、血压下降。

(四)病案分析题

(1)该患者有肾功能衰竭:根据其有长期慢性肾炎病史,近年又出现多尿和夜尿等慢性肾衰的临床表现,尤其患者的内生肌酐消除率仅为正常值的 24%,可见已发生肾功能衰竭。

(2)该患者发生混合型酸碱平衡紊乱:表面上看,该患似乎没有酸碱平衡紊乱,因为其 pH 值在正常范围。但根据其有慢性肾炎病史,已发生肾功能衰竭,可导致体内有机酸的排泄减少而发生代谢性酸中毒。该患者 $AG=[Na^+]-([HCO_3^-]+[Cl^-])=142-(26.3+96.5)=17.2(mmol/L)$。$AG>14mmol/L$,提示发生了 AG 增大型代谢性酸中毒。该患者又有呕吐病史,加之有 $PaCO_2$ 的继发性升高,可考虑有代谢性碱中毒。由于这两种酸碱平衡紊乱其 pH 值变化的趋势相反,互相抵消,故 pH 值处在正常范围,但确是发生了混合型酸碱平衡紊乱。

(3)该患者发生钾代谢紊乱(缺钾):粗看该患者似乎没有钾代谢紊乱,因为血清$[K^+]$ 3.6mmol/L,在正常值范围内。但是,患者进食困难导致钾的摄入减少,频繁呕吐又导致钾的丢失过多,碱中毒又可加重低钾血症的发生。之所以,血钾浓度降低不明显,是由于同时发生的酸中毒造成的假象。

附录　病理学常用技术 ▷▷▷

一、选择题

(一)A 型题

1.下列哪种方法在疾病的诊断和研究中最为常用

　A.免疫组织化学技术

　B.电子显微镜技术

　C.原位杂交技术

　D.石蜡切片 HE 染色技术

　E.原位多聚酶链式反应技术

2.如需观察细胞膜及各种细胞器的微细结构变化,可应用下列哪项实验技术

　　A.大体观察

　　B.免疫组织化学技术

　　C.电子显微镜技术

　　D.原位杂交技术

　　E.原位多聚酶链式反应技术

3.与石蜡切片比较,冰冻切片的优势不包括下列哪一项

　　A.步骤简单

　　B.可以保存酶活性

　　C.能很好地保存脂肪、类脂等成分

　　D.适用于临床快速病理诊断

　　E.可以制作较薄的切片,组织结构比石蜡切片清晰

4.生物芯片技术的最大优势在于

　　A.步骤简单

　　B.高通量检测

　　C.高精度

　　D.费用较低

　　E.仪器设备要求较低

5.制作石蜡切片时不需要下列哪一种试剂

　　A.酒精　　　　　　　　　　B.二甲苯　　　　　　　　　C.OCT

D.石蜡　　　　　　　　　　E.甲醛

(二)X 型题

1.激光扫描共聚焦显微术的功能主要有

　　A.组织、细胞光学切片观察

　　B.三维图像重建

　　C.对活细胞的长时间动态观察

　　D.细胞间通信的研究

　　E.细胞膜流动性定性和定量测定

2.免疫组织化学技术的特点主要有

　　A.是利用抗原与抗体特异性结合的原理

　　B.可以对组织细胞内的抗原进行定位、定性及定量检测

　　C.显色剂主要有荧光素、酶、金属离子、同位素等

　　D.有较高的敏感性和特异性

　　E.能将形态学改变与功能、代谢变化相结合

3.动物活体成像技术的优势在于

　　A.可减少实验动物的数量

　　B.可对同一动物体进行连续观察

　　C.无放射性

　　D.可同时进行多个小动物成像

　　E.操作简单

4.下列关于电子显微镜技术的描述,正确的是

　　A.是利用电子束和电子透镜观察经特殊制备样本的微细结构与形态的技术

　　B.可以观察到细胞膜、细胞器和细胞核的微细结构及其病理变化

　　C.可分为透射电镜和扫描电镜

　　D.标本制备较为简单

　　E.操作简便

5.原位杂交技术可以应用于

　　A.细胞特异性 mRNA 转录的定位

　　B.感染组织中病毒 DNA/RNA 的检测和定位

　　C.功能基因在转录水平的表达及其变化的检测

　　D.基因在染色体上的定位

　　E.分裂间期细胞遗传学的研究

二、非选择题

(一)名词解释

1.激光扫描共聚焦显微镜　　　2.流式细胞术

(二)填空题

1.免疫组化的呈色深浅可反映抗原存在的数量,可作为　①　、　②　和　③　的依据。

2.生物芯片可分为　①　、　②　、　③　和　④　。

3.显微切割的主要方法有　①　、　②　、　③　和　④　。

参考答案

一、选择题

(一)A型题

1.D	2.C	3.E	4.B	5.C

(三)X型题

1.ABCDE	2.ABCDE	3.ABCDE	4.ABC	5.ABCDE

二、非选择题

(一)名词解释

1.激光扫描共聚焦显微镜又称黏附式细胞仪,是采用激光作为光源,在普通光学显微镜基础上采用共轭聚焦原理和装置,并利用计算机对所观测的对象进行数字图像处理的一套观察、分析和输出系统。可以对较厚样品进行连续光学切片及三维重建。

2.流式细胞术是一种在功能水平上对单细胞或其他生物粒子进行定量分析和分选的技术,主要特点是测量速度快,可进行多参数测量,具有独特的高分辨率。

(二)填空题

1.①定性　②定位　③定量

2.①基因芯片　②蛋白质芯片　③细胞芯片　④组织芯片

3.①手动直接显微切割　②机械辅助显微切割　③液压控制显微切割　④激光捕获显微切割法

本科生模拟试卷（A卷） ▷▷▷▷

一、选择题(本大题共 40 小题,每小题 1 分,共 40 分),请将正确选项的代码填写在题后的括号内

A 型题(20 分):在备选答案中只有一个最佳答案

1.支气管柱状上皮被鳞状上皮替代的过程称为　　　　　　　[　　]
  A.鳞状上皮化生　　　　B.腺上皮化生
  C.鳞状上皮不典型增生　　D.支气管上皮变性

2.组织坏死后,组织细胞结构消失,原有组织结构轮廓依然隐约可见,此病灶属于　　　　　　　[　　]
  A.干酪样坏死　　　　B.凝固性坏死
  C.液化性坏死　　　　D.坏疽

3.损伤后伴细胞丧失,下列哪一种可能完全再生　　　　[　　]
  A.肝实质细胞　　　　B.神经节细胞
  C.横纹肌　　　　　　D.心肌

4.心肌梗死的肉眼形态常为　　　　　　　　[　　]
  A.锥体形　　　　　　B.地图形
  C.节段状　　　　　　D.楔形

5.变性、坏死的组织及异物有钙盐沉积是属于　　　　[　　]
  A.再生　　　　　　　B.转移性钙化
  C.营养不良性钙化　　D.坏疽

6.炎症时血流动力学变化顺序是　　　　　　　[　　]
  A.细动脉扩张→血管收缩+血流加快→血流变慢
  B.细动脉收缩→血管扩张+血流加快→血流变慢
  C.血管扩张→血流加快
  D.血管收缩→血流变慢

7.淋巴结转移性肿瘤首先出现于　　　　　　　[　　]
  A.中央窦　　　　　　B.边缘窦
  C.淋巴结门区　　　　D.滤泡旁区

8.影响血管内外液体交换的因素中下列哪一因素不存在　　[　　]
  A.毛细血管流体静压　　B.血浆晶体渗透压

C.血浆胶体渗透压　　　　D.微血管壁通透性

9.冠状动脉粥样硬化最常累及的动脉分支是　　　　[　　]

A.左冠状动脉主干　　　　B.右冠状动脉主干

C.左冠状动脉前降支　　　　D.右冠状动脉回旋支

10.心源性哮喘发生的主要机制是　　　　[　　]

A.神经反射敏感性增高

B.夜间周围血管紧张性增高

C.迷走神经紧张性降低

D.平卧时回心血量增多

11.关于大叶性肺炎的叙述正确的是　　　　[　　]

A.大多由肺炎杆菌引起

B.常见于单侧肺,以左肺下叶多见

C.病程 10～20 天

D.以小儿、老年人及体质衰弱或久病卧床者多见

12.十二指肠球部溃疡最常见的并发症是　　　　[　　]

A.出血　　　　B.穿孔

C.癌变　　　　D.粘连

13.急性普通型肝炎的病变特点是　　　　[　　]

A.以肝细胞变性为主的炎症

B.以肝细胞坏死为主的炎症

C.以汇管区渗出为主的炎症

D.以汇管区小胆管增生为主的炎症

14.假性神经递质系指　　　　[　　]

A.苯乙醇和酪胺　　　　B.多巴胺和去甲肾上腺素

C.苯乙醇胺和羟苯乙醇胺　　D.苯乙胺和苯乙醇胺

15.引起成人肾病综合征的疾病是　　　　[　　]

A.快速进行性肾小球肾炎

B.膜性肾小球肾炎

C.急性链球菌感染后肾小球肾炎

D.微小病变肾病

16.快速进行性肾小球肾炎的病变特点为　　　　[　　]

A.大量新月体形成　　　　B.系膜细胞增生

C.基膜增厚　　　　D.系膜细胞上皮细胞增生

17.伤寒病的病变性质为　　　　[　　]

A.急性增生性炎　　　　B.慢性增生性炎

C.化脓性炎　　　　D.浆液性炎

18.流行性出血热的基本病变是 [　　]

    A.小血管扩张充血

    B.毛细血管内血栓形成

    C.毛细血管内皮受损、管壁脆性增加及通透性增加

    D.心肌变性、坏死

19.心性水肿最先出现于身体的下垂部位是由于该部位的 [　　]

    A.毛细血管内压最高

    B.血管内血浆胶体渗透压最低

    C.毛细血管壁通透性最高

    D.皮下组织间隙流体静压最低

20.树胶肿镜下炎症细胞以何种细胞最多见 [　　]

    A.肥大细胞   B.中性粒细胞

    C.嗜酸性粒细胞   D.淋巴细胞、浆细胞

B 型题(15 分):每题只有一个最佳答案。每个备选答案可用一次或几次或一次也不用

    A.溃疡直径多在 2cm 以内,溃疡边缘整齐,周围黏膜皱襞向溃疡集中

    B.溃疡一般较小而浅,直径多在 1cm 以内,但易发生穿孔

    C.溃疡大且不规则,常呈火山口状,周围皱襞中断,呈结节状肥厚

    D.溃疡呈环状与肠的长轴平行

    E.溃疡呈环状与肠的长轴垂直

21.胃溃疡病 [　　]

22.溃疡型胃癌 [　　]

23.十二指肠溃疡 [　　]

    A.白色血栓   B.红色血栓   C.混合血栓

    D.微血栓   E.脂肪栓塞

24.延续性血栓的头部为 [　　]

25.延续性血栓的体部为 [　　]

26.DIC 时可发生 [　　]

27.延续性血栓的尾部为 [　　]

    A.局灶性大量中性白细胞浸润及该处组织坏死液化

    B.疏松组织的弥漫性化脓性炎症

    C.体腔内蓄积大量脓液

    D.黏膜的浆液渗出

    E.急性杆菌痢疾的典型结肠病变

28.卡他性炎 [　　]

29.蜂窝组织炎 [　　]

30.脓肿 [　　]

31.纤维素性炎　　　　　　　　　　　　　　　　　　　[　　]

32.渗出性炎　　　　　　　　　　　　　　　　　　　　[　　]

  A.X线检查可见边缘模糊、密度不均、云絮状阴影

  B.X线呈哑铃状

  C.X线显示有单个或多个结节状病灶

  D.X线可见边缘清楚、密度增高的条索状阴影

  E.X线可见双肺散在分布、密度均匀、粟粒大小细点状阴影

33.原发综合征　　　　　　　　　　　　　　　　　　　[　　]

34.局灶型肺结核　　　　　　　　　　　　　　　　　　[　　]

35.浸润型肺结核　　　　　　　　　　　　　　　　　　[　　]

X型题(5分):在备选答案中,至少有两项以上是正确的

36.坏死细胞的标志是(形态学指标)　　　　　　　　　　[　　]

  A.核碎裂　　　　　　　　B.核固缩　　　　　　　C.核溶解

  D.核异型性　　　　　　　E.核分裂

37.肾病综合征的临床表现有　　　　　　　　　　　　　[　　]

  A.蛋白尿　　　　　　　　B.低蛋白血症　　　　　C.血尿

  D.水肿　　　　　　　　　E.高脂血症

38.慢性支气管炎常见的病理变化　　　　　　　　　　　[　　]

  A.上皮杯状细胞增生　　　B.黏液腺增生肥大　　　C.软骨萎缩、纤维化

  D.周围肺泡腔中纤维蛋白渗出

  E.管壁淋巴细胞浸润

39.属于病理状态的是　　　　　　　　　　　　　　　　[　　]

  A.瘢痕　　　　　　　　　B.关节强直　　　　　　C.发热

  D.缺氧　　　　　　　　　E.休克

40.坏疽时黑色污绿色外观形成的机理不是　　　　　　　[　　]

  A.黑色素的过多产生　　　B.含铁血黄素的沉积　　C.脂褐素的堆积

  D.腐败菌感染的结果　　　E.黑色硫化铁的形成

二、填空题(本大题共 5 小题,每空 1 分,共 10 分)请在每小题的空格中填上正确答案

1.只发生在间质的变性有_____①_____和_____②_____等类型。

2.纤维素性炎可见于黏膜、_____①_____和_____②_____。

3.肉芽组织成分包括_____①_____、_____②_____、炎细胞三部分。

4.小叶性肺炎是发生于_____①_____和_____②_____的急性化脓性炎症。

5.休克早期的微循环特点是_____①_____,休克晚期的微循环特点是_____②_____。

三、名词解释(本大题共 5 小题,每小题 2 分,共 10 分)

1.渗出
2.绒毛心
3.凋亡
4.原位癌
5.呼吸衰竭

四、简答题(本大题共 4 小题,每小题 5 分,共 20 分)

1.简述肝硬化时腹水形成的机理。
2.简述肺动脉栓塞对机体的影响。
3.简述慢性肾小球肾炎的镜下改变。
4.简述劳力性呼吸困难的发生机制。

五、论述题(本大题共 1 题,共 10 分)

试述腺瘤和腺癌的区别。

六、病例分析题(本大题共 1 题,共 10 分)

患者,男,65 岁。死者生前患高血压 20 多年,半年前开始双下肢发凉、发麻,走路时常出现阵发性疼痛,休息后缓解。近 1 个月右足剧痛,感觉渐消失,足趾发黑渐坏死,左下肢逐渐变细,3 天前生气后,突然昏迷,失语,右半身瘫,渐出现抽泣样呼吸。今晨四时二十五分呼吸心跳停止。

尸检摘要:老年男尸,心脏明显增大,重 950g,左心室明显增厚,心腔扩张。主动脉、下肢动脉及冠状动脉等内膜不光滑,有散在大小不等黄白色斑块。右胫前动脉及足背动脉,管壁不规则增厚,有处管腔阻塞。左股动脉及胫前动脉有不规则黄白色斑块。右足趾变黑、坏死。左下肢肌肉萎缩明显变细。左大脑内囊有大片状出血。试分析:

1.有哪些病变?(2 分)
2.右足发黑坏死的原因是什么?(3 分)
3.左心室肥大、扩张及左下肢萎缩的原因类型是什么?(4 分)
4.死亡原因是什么?(1 分)

参考答案

一、选择题

1.A 2.B 3.A 4.B 5.C 6.B 7.B 8.B

9.C   10.D   11.B   12.A   13.A   14.C   15.B   16.A
17.A   18.C   19.A   20.D   21.A   22.C   23.B   24.A
25.C   26.D   27.B   28.D   29.B   30.A   31.E   32.C
33.B   34.C   35.A   36.ABC   37.ABDE   38.ABCE   39.AB   40.DE

二、填空题

1.①黏液样变性　②淀粉样变性

2.①浆膜　②肺

3.①新生毛细血管　②成纤维细胞

4.①细支气管　②肺泡

5.①少灌少流,灌少于流　②不灌不流

三、名词解释

1.渗出:炎区血管内的液体成分和细胞成分通过血管壁进入组织间隙的过程。

2.绒毛心:心包炎发生纤维素性炎时,纤维素沉积在脏层和壁层心包膜上,随心脏搏动,被拉成绒毛状,称为绒毛心。

3.凋亡:基因控制的细胞自主性的程序化死亡。

4.原位癌:是指癌细胞仅限于上皮层而未突破基底膜者。

5.呼吸衰竭:是指由于外呼吸功能严重障碍,导致肺吸入氧气和(或)排出二氧化碳功能不足,出现动脉血氧分压降低,伴有或不伴有二氧化碳分压升高的病理过程。

四、简答题

1.①门静脉压升高,使肠壁、肠系膜等处的毛细血管内压升高,以致液体滤出增多。②肝硬化的结节压迫小叶下静脉,使肝窦内压力升高,液体自窦壁漏出,Disse 腔淋巴液形成过多,可经肝表面漏入腹腔。③肝功能低下使白蛋白的生成减少,以及消化吸收不良使白蛋白吸收减少,导致低蛋白血症,使血浆胶体渗透压降低而致腹水生成。④肝功能低下使醛固酮及抗利尿激素灭活减弱,以及腹水生成后使有效循环血量降低也反射性地使这两种激素生成增多,以致水钠潴留。

2.与肺动脉栓塞栓子的大小、数量及栓塞的部位有关。

①较小的栓子可不发生任何临床症状。②较大的栓子可发生急性肺循环功能。③大栓子可导致呼吸衰竭猝死。

3.可见大量肾小球纤维化及玻璃样变,这些肾小球所属的肾小管也萎缩、纤维化、消失。纤维组织收缩,使纤维化、玻璃样变的肾小球相互靠近集中,呈"肾小球集中现象"。残留的肾单位常发生代偿性肥大,肾小球体积增大,肾小管扩张。有些肾小管明显扩大呈小囊状,间质纤维组织明显增生,并有多数淋巴细胞和浆细胞浸润。

4.体力活动时出现呼吸困难的机制:①回心血量增加,肺淤血加重;②心率加快,舒张期缩短,使心室充盈压不足,加重肺淤血;③代谢水平增高,导致缺氧加剧和二氧化碳潴留,刺激呼吸中枢,产生"气急"的症状。

五、论述题

腺瘤是发生于腺上皮的良性肿瘤,多见于甲状腺、卵巢、乳腺、涎腺和肠等处。黏膜腺的腺瘤多呈息肉状,腺器官内的腺瘤则多呈结节状,且常有包膜,与周围正常组织分界清楚。腺瘤的腺体与其起源腺体不仅在结构上十分相似,而且常具有一定的分泌功能。不同之处仅在于腺瘤的腺体大小、形态较不规则,排列也比较密集。发生于有小叶和导管结构的器官的腺瘤,其小叶结构往往缺如或不明显,亦无导管形成,故不能将其分泌物排出。

腺癌较多见于胃肠、胆囊、子宫体等。外观上常呈息肉状、蕈伞状,发生在器官内的常为不规则的结节状,癌细胞形成大小不等、形状不一、排列不规则的腺样结构,细胞常不规则地排列成多层,核大小不一,核分裂象多见。当腺癌伴有大量乳头状结构时称为乳头状腺癌;腺腔高度扩张呈囊状的腺癌称为囊腺癌;伴乳头状生长的囊腺癌称为乳头状囊腺癌。

	良性肿瘤	恶性肿瘤
分化程度	分化好,异型性小,与原有组织的形态相似,无间变	分化不好,异型性大,与原有组织的形态差别大,细胞有间变
核分裂象	无或稀少,不见病理核分裂	多见,可见病理核分裂
生长速度	缓慢	较快
生长方式	膨胀性或外生性生长,前者常有包膜形成,与周围组织一般分界清楚,故通常可推动包膜形成	浸润性或外生性生长,前者无包膜,一般与周围组织分界不清楚,通常不能推动,后者常伴有浸润性生长
转移	不转移	常有转移
继发改变	很少发生坏死、出血	常发生坏死、出血、继发感染
复发	手术切除后很少复发	手术切除等治疗后较多复发
对机体影响	较小,主要为局部压迫或阻塞作用。如发生在重要器官也可引起严重后果	较大,除压迫、阻塞外,还可以破坏原发处和转移处的组织,引起坏死、出血,合并感染,甚至造成恶病质

六、病例分析题

1.①心脏增大,左心室增厚,心腔扩张(高血压心脏)。②主动脉、下肢动脉及冠状动脉等内膜不光滑,散在大小不等黄白色斑块,右胫前动脉及足背动脉壁不规则增厚,左股动脉及胫前动脉有不规则黄白色斑块(动脉粥样硬化)。③右胫前动脉及足背动脉管壁不规则增厚,有处管腔阻塞(动脉粥样硬化伴血栓形成),右足趾变黑、坏死(梗死、坏疽)。左下肢肌肉变细(缺血性萎缩)。左大脑内囊大片出血(脑出血)。

2.动脉粥样硬化→血栓形成→梗死→继发腐败菌感染→坏疽。

3.①高血压→左心室克服外周阻力→代偿肥大扩张;②缺血性萎缩。

4.脑出血。

本科生模拟试卷（B卷）▷▷▷▷

一、选择题(本大题共 40 小题,每小题 1 分,共 40 分),请将正确选项的代码填写在题后的括号内

A 型题(20 分):在备选答案中只有一个最佳答案

1.支气管柱状上皮被鳞状上皮替代的过程称为 [　　]
  A.鳞状上皮化生　　　　　B.腺上皮化生
  C.鳞状上皮不典型增生　　D.支气管上皮变性

2.组织坏死后,组织细胞结构消失,原有组织结构轮廓依然隐约可见,此病灶属于 [　　]
  A.干酪样坏死　　　　　　B.凝固性坏死
  C.液化性坏死　　　　　　D.坏疽

3.下列哪种细胞再生能力最强 [　　]
  A.横纹肌细胞　　　　　　B.平滑肌细胞
  C.表皮细胞　　　　　　　D.软骨细胞

4.肠梗死的肉眼形态常为 [　　]
  A.锥体形　　　　　　　　B.地图形
  C.节段形　　　　　　　　D.楔形

5.变性、坏死的组织及异物有钙盐沉积是属于 [　　]
  A.再生　　　　　　　　　B.转移性钙化
  C.营养不良性钙化　　　　D.坏疽

6.炎症时血流动力学变化顺序是 [　　]
  A.细动脉扩张→血管收缩＋血流加快→血流变慢
  B.细动脉收缩→血管扩张＋血流加快→血流变慢
  C.血管扩张→血流加快
  D.血管收缩→血流变慢

7.一患者有明显全身中毒症状,还出现皮肤黏膜的多发性出血斑点和脾及全身淋巴结肿大,血中查到病原菌,应考虑为 [　　]
  A.败血症　　　　　　　　B.菌血症
  C.脓毒败血症　　　　　　D.毒血症

8.关于恶性肿瘤的说法正确的是 [　　]

A.组织结构具有高度异型性而细胞无

B.组织结构和细胞都具有高度异型性

C.细胞具有高度异型性而组织结构无

D.没浸润性，也不转移

9.冠状动脉粥样硬化最常累及的动脉分支是　　　　　　　[　　]

    A.左冠状动脉主干　　　　　　B.右冠状动脉主干

    C.左冠状动脉前降支　　　　　D.右冠状动脉回旋支

10.心性水肿最先出现于身体的下垂部位是由于该部位的　　[　　]

    A.毛细血管内压最高

    B.血管内血浆胶体渗透压最低

    C.毛细血管壁通透性最高

    D.皮下组织最疏松

11.关于大叶性肺炎的叙述正确的是　　　　　　　　　　　[　　]

    A.大多数由肺炎杆菌引起

    B.常见于单侧肺,以左肺下叶多见

    C.病程 10~20 天

    D.以小儿、老年人及体质衰弱或久病卧床者多见

12.十二指肠球部溃疡最常见的并发症是　　　　　　　　　[　　]

    A.出血　　　　　　　　　　　B.穿孔

    C.癌变　　　　　　　　　　　D.粘连

13.急性普通型肝炎的病变特点是　　　　　　　　　　　　[　　]

    A.以肝细胞变性为主的炎症

    B.以肝细胞坏死为主的炎症

    C.以汇管区渗出为主的炎症

    D.以汇管区小胆管增生为主的炎症

14.流行性乙型脑炎主要累及　　　　　　　　　　　　　　[　　]

    A.中枢神经系统灰质

    B.中枢神经系统白质

    C.不是中枢神经系统

    D.脊髓脑段

15.临床上一产妇在分娩中突然呼吸困难,休克后死亡。尸检见肺淤血、肺水肿、肺泡壁毛细血管腔内可见柳条状的红染物质及褐黄色物质:试考虑其死亡的原因为　　[　　]

    A.吸入胜肺炎　　　　　　　　B.羊水栓塞

    C.血栓栓塞　　　　　　　　　D.脂肪栓塞

16.快速进行性肾小球肾炎的病变特点为　　　　　　　　　[　　]

    A.大量新月体形成

B.系膜细胞增生

C.基膜增厚

D.系膜细胞上皮细胞增生

17.伤寒病的病变性质为 [　　]

    A.急性增生性炎　　　　　　　B.慢性增生性炎

    C.化脓性炎　　　　　　　　　D.浆液性炎

18.萎缩的心脏,其心肌纤维内沉着的色素是 [　　]

    A.脂褐素　　　　　　　　　　B.含铁血黄素

    C.黑色素　　　　　　　　　　D.炭末

19.酒精中毒时内可见 Mallory 小体的是 [　　]

    A.心肌细胞　　　　　　　　　B.肝细胞

    C.肾小管上皮细胞　　　　　　D.浆细胞

20.树胶肿镜下炎症细胞以何种细胞为最多见 [　　]

    A.肥大细胞　　　　　　　　　B.中性粒细胞

    C.嗜酸性粒细胞　　　　　　　D.淋巴细胞、浆细胞

B 型题(15 分):每题只有一个最佳答案。每个备选答案可用一次或几次或一次也不用

    A.EBV　　　　　　　　　　B.亚硝胺类　　　　　　　　C.黄曲霉毒素

    D.遗传因素　　　　　　　　E.吸烟

21.与肺癌的发生关系最密切的因素是 [　　]

22.与肝癌的发生关系较密切的因素是 [　　]

23.与鼻咽癌关系最密切的因素是 [　　]

    A.白色血栓　　　　　　　　B.红色血栓　　　　　　　　C.混合血栓

    D.微血栓　　　　　　　　　E.脂肪栓塞

24.延续性血栓的头部是 [　　]

25.延续性血栓的体部是 [　　]

26.延续性血栓的尾部是 [　　]

27.DIC 时可发生 [　　]

  A.局灶性大量中性白细胞浸润及该处组织坏死液化

  B.疏松组织的弥漫性化脓性炎症

  C.体腔内蓄积大量脓液

  D.黏膜的浆液渗出

  E.急性杆菌痢疾的典型结肠病变

28.卡他性炎 [　　]

29.蜂窝组织炎 [　　]

30.脓肿 [　　]

31.纤维素性炎 [　　]

32.渗出性炎 [   ]

   A.X线检查可见边缘模糊、密度不均、云絮状阴影

   B.X线呈哑铃状

   C.X线显示有单个或多个结节状病灶

   D.X线可见边缘清楚,密度增高的条索状阴影

   E.X线可见双肺散在分布、密度均匀、粟粒大小细点状阴影

33.原发综合征 [   ]

34.肺粟粒型肺结核 [   ]

35.浸润型肺结核 [   ]

X型题(5分):在备选答案中,至少有两项以上是正确的

36.坏死细胞的标志是(形态学指标) [   ]

   A.核碎裂   B.核固缩   C.核溶解

   D.核异型性   E.核分裂

37.肝淤血的镜下病变有 [   ]

   A.肝窦高度扩张,肝细胞索受压变窄

   B.扩张肝窦内充满红细胞

   C.中央静脉扩张淤血

   D.淤血周围的肝细胞脂肪变性

   E.肝细胞大量坏死

38.慢性支气管炎常见的病理变化 [   ]

   A.上皮杯状细胞增生

   B.黏液腺增生肥大

   C.软骨萎缩、纤维化

   D.周围肺泡腔中纤维蛋白渗出

   E.管壁淋巴细胞浸润

39.良性高血压的病理变化有 [   ]

   A.细动脉玻璃样变

   B.原发性颗粒性固缩肾

   C.细动脉纤维蛋白样坏死

   D.向心性肥大

   E.增生性动脉内膜炎

40.慢性纤维空洞型肺结核的并发症包括 [   ]

   A.咯血   B.窒息   C.喉结核

   D.肠结核   E.肺心病

二、填空题(本大题共 5 小题,每空 1 分,共 10 分)请在每小题的空格中填上正确答案

1. 血栓形成的条件有＿＿＿＿① ＿＿＿＿、＿＿＿② ＿＿＿＿、血液凝固性增加。
2. 肿瘤扩散包括＿＿＿＿① ＿＿＿＿和＿＿＿＿② ＿＿＿＿。
3. 肉芽组织成分包括＿＿＿＿① ＿＿＿＿、＿＿＿② ＿＿＿＿、炎细胞三部分。
4. 小叶性肺炎是以＿＿＿① ＿＿＿为中心的肺组织＿＿＿② ＿＿＿炎症。
5. 肝性脑病的发病机制最主要的学说是＿＿＿＿＿＿＿① ＿＿＿＿＿＿＿,其最常见的诱发因素是＿＿＿＿＿＿② ＿＿＿＿＿＿。

三、名词解释(本大题共 5 小题,每小题 2 分,共 10 分)

1. 心衰细胞
2. 假膜性炎
3. 机化
4. 原位癌
5. 桥接坏死

四、简答题(本大题共 4 小题,每小题 5 分,共 20 分)

1. 简述病理性萎缩的分类,试举两例。
2. 简述休克早期微循环变化的代偿意义。
3. 简述急性肾小球肾炎尿液发生哪些变化,其机制是什么?
4. 简述夜间阵发性呼吸困难的发生机制。

五、论述题(本大题共 1 题,共 10 分)

试述二尖瓣狭窄时血流动力学和心脏的改变。

六、病例分析题(本大题共 1 题,共 10 分)

患者,杨某,男,20 岁,学生。酗酒后遭雨淋,于当天晚上突然起病,寒战、高热、呼吸困难、胸痛,继而咳嗽,咳铁锈色痰,其家属急送当地医院就诊。听诊:左肺下叶有大量湿性啰音;触诊语颤增强;血常规:WBC17×10⁹/L;X 线检查:左肺下叶有大片致密阴影。入院经抗生素治疗,病情好转,各种症状逐渐消失;X 线检查:左肺下叶的大片致密阴影缩小 2/3 面积。患者于入院后第 7 天自感无症状出院。冬季征兵体检,X 线检查显示左肺下叶有约 3cm×2cm 大小不规则阴影,周围边界不清,怀疑为"支气管肺癌"。在当地医院即做左肺下叶切除术。病理检查:肺部肿块肉眼为红褐色肉样,镜下为肉芽组织。试分析:

1. 患者发生了什么疾病?
2. 简述该病变的镜下病理变化。

3.患者为什么会出现咳铁锈色痰?

4.左肺下叶为什么会出现大片致密阴影?

5.怀疑左肺下叶的"支气管肺癌"在病理检查后确诊为什么病变?

参考答案

一、选择题

1.A	2.B	3.C	4.C	5.C	6.B	7.A	8.B
9.C	10.A	11.B	12.A	13.A	14.A	15.B	16.A
17.A	18.A	19.B	20.D	21.E	22.C	23.A	24.A
25.C	26.B	27.D	28.D	29.B	30.A	31.E	32.C
33.B	34.E	35.A	36.ABC	37.ABCD	38.ABCE	39.ABD	40.ABCDE

二、填空题

1.①血管内膜损伤　②血流动力学变化

2.①直接蔓延　②转移

3.①新生毛细血管　②成纤维细胞

4.①细支气管　②化脓性

5.①氨中毒学说　②感染

三、名词解释

1.心衰细胞:慢性肺淤血时,肺泡腔内有少量漏出的红细胞,巨噬细胞吞噬了红细胞并将其分解成含铁血黄素,这种含有含铁血黄素的巨噬细胞称为心衰细胞。

2.假膜性炎:发生在黏膜的纤维素性炎,在黏膜的表面会形成由纤维素、坏死组织和中性粒细胞共同组成的灰白色的膜状物,即假膜性炎。

3.机化:肉芽组织取代坏死组织、血凝块和异物的过程。

4.原位癌:是指癌细胞仅限于上皮层而未突破基底膜者。

5.桥接坏死:指中央静脉与汇管区之间,两个汇管区之间,或两个中央静脉之间出现的互相连接的坏死带,常见于中度与重度慢性肝炎。

四、简答题

1.(1)营养不良性萎缩:脑动脉粥样硬化后血管狭窄引起的脑萎缩;高血压时肾入球小动脉硬化引起的肾萎缩。

(2)压迫性萎缩:尿路梗阻时肾盂积水引起肾萎缩;脑积水引起脑萎缩。

(3)失用性萎缩:骨折后肌肉萎缩;久卧不动后的肌肉萎缩和骨质疏松。

(4)去神经性萎缩:颈椎病肱二头肌、肱三头肌萎缩;小儿麻痹患侧下肢肌肉萎缩。

(5)内分泌性萎缩:腺垂体肿瘤或缺血坏死引起促肾上腺激素、促性腺激素释放减少所致的肾上腺、性腺萎缩(西蒙综合征)。

(6)老化和损伤性萎缩。

2.(1)有利于心、脑重要器官的血液供应。①脑血管:交感缩血管纤维分布稀疏;α受体密度低;②冠状动脉:β受体兴奋→扩血管效应强于α受体兴奋→缩血管效应。

(2)有利于维持动脉BP。①回心血量增加:一是自身输血,静脉收缩,动静脉短路开放。二是自身输液,组织间液进入毛细血管增加。三是醛固酮和ADH增加,肾小管重吸收水钠增加。②心排血量增加(心源性休克除外)。心率增快,收缩力增强,回心血量增加。③外周阻力增加。

3.(1)少尿或无尿、蛋白尿、血尿、管型尿。

(2)少尿或无尿:由于肾小球毛细血管内皮细胞和系膜细胞增生、肿胀,使毛细血管管腔受压、狭窄或阻塞,导致肾小球缺血,肾小球滤过率下降而肾小管重吸收正常。血尿、蛋白尿:由于肾小球基底膜受损导致滤过膜通透性增加,红细胞、血浆蛋白漏出。管型尿:漏出道球囊腔的蛋白质、红细胞、白细胞等成分,随原尿在肾小管内浓缩、凝集而形成管型尿,随尿液排出称为管型尿。

4.(1)患者入睡后由原来的坐位改为平卧位,下肢静脉回流和水肿液入血增多,肺淤血加重。

(2)入睡后迷走神经紧张性增加,小支气管收缩,气道阻力加大。

(3)熟睡后,中枢对传入刺激的敏感性降低,当缺氧严重时才能刺激呼吸中枢,使患者突感呼吸困难而惊醒。

五、论述题

二尖瓣狭窄时血流动力学变化和心脏变化的特点为:①左心房血液增多,导致左心房扩张。由于二尖瓣口狭窄,在心脏舒张期,左心房内的血液流入左心室受阻,部分血液滞留在左心房内,加上来自肺静脉的血液,使左心房的血液比正常增多,导致左心房扩张。②左心房收缩力增强,代偿性肥大。左心房必须加大收缩力才能把增多的血液排入左心室,从而导致左心房代偿性肥大。③左心房失代偿,形成肺淤血、肺水肿。左心房壁薄,代偿能力有限,久之引起左心房代偿失调,左心房淤血,肺静脉回流受阻,形成肺淤血、肺水肿。④右心室负担加重,导致右心室肥大、扩张。持久的肺循环压力增高,增加了右心室的负担,导致右心室肥大和扩张。⑤右心室失代偿,右心房肥大扩张。当右心室代偿失调时,右心室扩张,右心室瓣膜环随之扩大,引起三尖瓣相对关闭不全,导致右心房肥大扩张。⑥右心衰竭,体循环淤血。⑦左心室血量减少,左心室轻度缩小。

六、病例分析题

1.大叶性肺炎。

2.镜下病理变化:①充血水肿期:肺泡间隔内毛细血管扩张充血,肺泡腔有大量浆液渗出);②红色肝样变期:肺泡壁毛细血管扩张充血,肺泡腔有纤维素、大量红细胞渗出;③灰色肝样变期:大量纤维素、中性粒细胞渗出,肺泡壁毛细血管受压,呈贫血状;④溶解消散期:中性粒细胞变性坏死→溶解酶→纤维素溶解,由淋巴管吸收或经气道咳出。

3.肺泡腔内渗出的红细胞被巨噬细胞吞噬,崩解后形成含铁血黄素混入痰中,使痰液呈铁锈色。

4.肺泡腔内渗出大量纤维素、大量红细胞或大量中性粒细胞等,使病变肺叶实变。

5.是大叶性肺炎的并发症:肺肉质变。肺泡腔内渗出的嗜中性粒细胞过少,渗出纤维蛋白过多,肉芽组织长入病变肺组织,发生机化,病变肺组织呈褐色肉样。